大是文化

修復身體的超級食物

Food Can Fix It :
The Superfood Switch to Fight Fat, Defy Aging, and Eat Your Way Healthy

全美知名醫學博士、健康權威教你，
吃什麼可以不藥而癒，修復失衡的身體。

《紐約時報》暢銷書作者、醫學博士

梅默特‧奧茲（Dr. Mehmet Oz）◎著

李宛蓉◎譯

CONTENTS

🍽 第一部 · **食物的基礎**

🍽 第二部 · **超級食物可以修復身體**

第三部・執行你的超級食物計畫

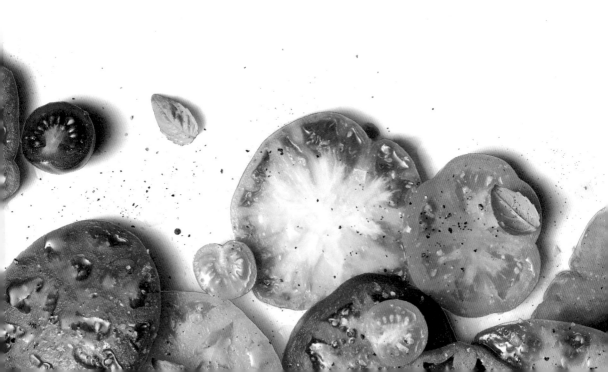

推薦序

超級食物的營養，你我健康很可以！

臺北醫學大學食品安全學系副教授／楊惠婷

在保健食品充斥的時代，超級食物彷彿是漫威動畫中的英雄！我想這些超級英雄應該也是因為這些超級食物，才能有滿滿正能量！消除惡勢力！

現代社會速食文化興盛，大多數人都認為所有事皆可速戰速決，包含健康，也可以透過簡單的幾顆錠劑、膠囊解決問題！真正嘗試了，才發現其實並沒有那麼容易。當然坊間也有許多書籍慢慢返璞歸真，介紹並推薦原態食物的好，但是針對不同問題的食物選擇，少有著墨。而這些書籍，大部分只能讓你我處於行為改變的暫時沉思期，什麼意思呢？

行為改變有五個主要階段：沉思前期、沉思期、準備期、行動期、維持期。大部分的我們，具備充足健康飲食的知識，知道選擇什麼樣的食物，也知道如何調理，但是這些準備工作的資訊都有了，為什麼進入準備期到行動期的人還是不多？主要的原因就是，大家都以為要做到健康飲食，感覺好像是一份額外的工作，又或者，十樣食品中，其中三件到四件選擇健康食品，就覺得自己變健康了，正因為如此，同類型的書跟資源一直出現，人們買了書，仍舊不想改或是覺得改不了。

　　超級食物的概念，不僅與我們選擇原態且均衡飲食的想法十分類似，作者提供了不同身心狀況的營養需求與飲食建議，同時也強調知行合一，讓我們能勇敢步入行動期。此外，作者也提供多種方式告訴我們如何找尋、接近、並且愛上這些超級食材，作者更從食材到香料調味品，直接列一張詳細清單，讓讀者備料時更方便！

　　再者，作者提供冰箱、櫥櫃可以放置的食物圖片範本，具體的營造一個健康飲食的環境，最後直接呼應他在一開始的飲食建議——FIXES（好脂肪、好蛋白、多蔬果、好碳水、特殊場合才吃糖），進行 21 天超級食物計畫，這樣的精心設計與安排，讓我們這些營養工作者汗顏，我邊讀邊潛心學習，對這本書十分著迷，書中的圖文精美，把每一種超級食物的美味跟功能都清楚呈現，彷彿過了這 21 天，我們都可以組一個英雄聯盟，共同為自己及家人的健康未來努力打拚，抵抗壞糖壞油惡勢力！

　　總之，這是一本鼓舞人心，把迷失於保健養身陷阱的人拯救出來的超級營養書，希望處於絕境、對於現在營養觀失望的你（妳）快快拿起這本書，好好咀嚼一番！超級健康，真的很可以！

前言

吃超級食物，生命才有活力

你上一次吃東西，吃的是什麼，還記得嗎？不管是健康、不健康，自己做還是在超商買的，還記得東西的樣子和味道嗎？你曉得吃下那個東西後，會發生什麼事嗎？

你大概知道，有些會排出體外，有些鐵了心要進犯你的小腹、臀部或大腿。此外，你知道自己身體的生物宇宙，還有它的神祕和偉大之處嗎？

你每一餐所吃的每一口食物、每一種食材，都是路過一個神奇王國的旅客，這個王國是由你的器官、細胞、組織和大小血管組成的。而你吃下去的食物就像是在你的身體裡扮演到此一遊的觀光客，他們參與了你的身體運作，展現出來的就是你行動、感覺、生活的方式。

在你為健康所做的各種選擇中，影響最大的莫過於飲食。食物能害你、也能救你；有預防疾病的力量，甚至讓一些疾病不藥而癒。我寫本書的目的，就是讓你擁有駕馭這股力量的能力，無私與你分享我學習到的關於食物、進食與生活的課題：

食物是良藥：義大利文「藥房」（英文為pharmacy）這個字的拼法是farmacia（按：farm即農耕、農場之意），含有許多真

義。世界上最好的療方，有一些正是長在農田裡，超市裡都買得到，如果你懂得吃對的食物、會料理，它們隨時都可以在你的身體裡產生作用。正確的食物甚至可以取代每天必吞的藥丸。

食物是橡皮擦：能抹除過去所犯下的生活方式與健康的大錯小誤。

食物是延長線：使你活力更旺盛，壽命更長。我們的祖先很可能經由嘗試與錯誤，弄明白了相關的概念，可是科學到今天才進步到足以證明這一點。此外，科學界每年也發表數量龐大的新論文，加強印證食物對壽命的影響力。

食物是神聖的：歷史上食物以獨特方式凝聚人心的例子屢見不鮮。當你能結合良好飲食和美好感受時，等於發現食物的巨大力量，為你的生活帶來生物、精神、情緒各方面的改善。

食物可以解決問題：本書勾勒出一張新地圖，引導你藉由食物改善你的飲食旅程。起點是 21 日計畫（配合 33 道食譜和零食），這是重新訓練身體與味蕾的機會，使你能終身維持良好飲食習慣，愛上改變身體的每一口飯。我會提供知識、工具和策略，幫助你治療或預防最關心的問題——不拘大小——不管是體重、心臟，還是如何應付重感冒，因為食物能搞定健康的問題。

我稱這種途徑為「超級食物開關」（superfood switch）。我將介紹一套飲食哲學，推薦具有修復能力的超級食物，包括數百種蔬菜、水果、蛋白質與脂肪來源、香料、香草、茶等，這些都是超級食物，為身體健康打拚，當你熱情接納這些食物時，不僅能獲得好處，也把餐盤裡的壞食物擠出去。

我不會要你購買某個品牌，也不會給一張清單，指點你吃這

個、吃那個，而是讓超級食物融入你的生活。我的生活和職涯中，一再目睹食物改變人的例證。事實上，食物也改變了我。

小學中餐是花生醬加棉花糖霜三明治

小時候，我媽廚房有一個雜物抽屜，裡面除了糖果，什麼也沒有。直到今天，我還能清楚記得那個抽屜的樣子──就在我家廚房水槽右手邊，那個抽屜從來沒空過，萬聖節剩下的糖果，放進抽屜。從餐廳順手拿的薄荷糖，放進抽屜。在超市排隊一時衝動買的巧克力、理髮師給的棒棒糖，統統放進抽屜。

我的責任就是負責消耗庫存，難怪我小時候蛀牙多得不得了。而這還不是我這輩子最糟的飲食習慣。我第一次察覺飲食習慣不良，是始於小學五年級，當時我墜入愛河，對象是夾花生醬和棉花糖霜的三明治。

每天午餐我都要吃兩個那種黏答答的三明治，從沒多想，直到六年級某天下午在學校餐廳，有個老師走過來對我說：「天哪，你怎麼變這麼臃腫。」儘管我當時對營養學毫無概念，查了字典才了解「臃腫」是什麼意思，但我的內心深處感覺到，棉花糖霜傷害了我。

此事過後，我開始注意食物可能透過什麼方式改變人，不過直到我進了大學橄欖球隊，才真正了解個中道理。我們在球隊裡學習營養與運動表現的關係──怎麼做才能增加肌肉、比賽當天須做什麼、如何補充身體流失的水分。

教練會警告我們，如果選擇不良飲食，就枉費我們在球場上辛苦（往往也很痛苦）的練習。教練把這一套說得很簡單：如果

要鞭策自己重量練習，就要放棄甜食，這樣才不會讓我們在健身房的訓練成果付諸流水。

那是我記憶中，第一次聽見人們以醫學角度談論食物，強調食物如何幫助人體。我得到的訊息是：橄欖球不只是和比賽、重量訓練有關，也與補充能量、使自己表現最強實力有關。對我來說，那是可以應用到日常生活的真理。

執刀醫生心得：病人術後好不好，看食物好不好

讀醫學院時，我以為學校課程會教我診斷、治療病人的一切知識（小時候，醫生宛如神探福爾摩斯，我的小兒科醫生有一次看到我走路時左肩比右肩高，因此推斷我一定是右撇子。我簡直目瞪口呆，誰會注意這種事）。我在學校裡修過藥學、組織學、生理學、病理學，還有你能想到的一切學科。就是沒有食物學。

學校沒有開任何關於營養的課程，也沒有相關的資料。當時我擔任學生會主席，常須傾聽同學們的心聲，後來大夥兒達成共識，我們需要關於食物如何影響健康的課程。

一開始學校開的課程僅是探討世界各地營養不良的人口，我們進一步敦促校方，提供更多維生素、營養素與身體作用的知識。當時可取得的數據並不多，於是我開始從事更多關於食物的研究，撰寫營養素如何在身體內作用的論文（例如把針插入血管，直接在血液裡注入維生素）。

後來我在哥倫比亞大學（Columbia University）擔任心臟外科醫師和外科教授，目睹營養素和人的健康、復原產生關係。沒錯，我們的確能用手術刀和外科技巧解決許多問題，外科訓練是

藉鋼鐵來治癒疾病，然而想要復原，光靠這還不夠。

舉例來說，當我們研究接受人工心臟手術的病患時，發現預測手術後康復情況的最佳辦法，竟是觀察病人手術前和手術後的營養好壞。我們驚訝的發現，除了手術複雜程度、使用器械等因素外，營養也是預測病人預後的重要因子。

那一刻我頓時領悟：假如病人在手術後又回到大魚大肉、點心甜食不斷的生活型態，那麼外科手術的作用勢必不會很理想。我還記得有一個年輕女子因動脈堵塞，需要進行繞道手術。手術過後，女子一獲准進食，她的丈夫就帶著速食到醫院給妻子吃。那一幕給我當頭棒喝：丈夫並不知道，他的行為正在抹殺我們先前為他妻子所做的努力。我也見過完全相反的例子：許多病人改變原來的飲食習慣，徹底翻轉惡劣的健康情況，進而不須做手術或其他治療。

我天天晚餐吃牛排配馬鈴薯，直到遇見妻子

如今身為《奧茲醫生秀》（*The Dr. Oz Show*）和《奧茲醫生美好生活》（*Dr. Oz The Good Life*）雜誌創辦人，我有很多蒐集與分享知識的機會。我們團隊拍過 1,500 集節目（總共超過 10,000 段專題短片），其中大部分聚焦於更迭不止的營養世界。

我訪問過營養與實務科學領域的頂尖思想家，他們來自哈佛大學、賓州大學、史丹佛大學，以及位居全國領導地位的醫院，例如克里夫蘭診所（Cleveland Clinic）、梅約診所（Mayo Clinic）、還有我服務的紐約長老會醫院（NewYork-Presbyterian Hospital）。我的任務是採用前後一貫的方式，將自己與其他人的

想法呈現出來，使觀眾和讀者體會個中要義。我的作用就像是膠水，將一些最棒的觀念與方略結合在一起，哪怕它們各有不同來源也無妨。

　　順便一提，我的訪談對象不見得都是科學家，我也會和運動員、社會名流、普通老百姓閒聊，這些人都親身做過實驗，發現某些飲食策略幫助他們提高效能、戰勝疾病、減輕體重。我們在電視節目和雜誌裡，傾聽訪談對象的掙扎與成功，也向他們學習；在真實世界中，這些受訪者的孩子、配偶、上司，也都卯足全勁避免食物的誘惑。

　　說起營養方面的影響力，對我來說，最重要的就是遇見我的妻子麗莎（Lisa）和岳父一家人。我 23 歲那年認識麗莎，然後就開始經歷一場改變人生的食物教育。本來我天天晚餐都吃牛排配馬鈴薯，卻碰上這個全家飲食和我截然不同的女子。麗莎的父親傑拉德・黎摩爾（Gerald Lemole）是位很有名氣的醫學博士，也是心臟外科醫生。

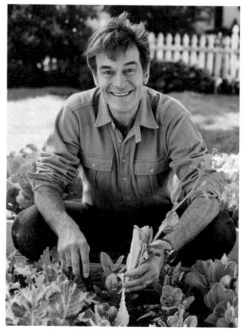

▲新鮮農產是夏天最棒的禮物，這些是麗莎父母的庭院裡種植的綠色蔬菜。你應該盡可能多吃綠色蔬菜，吃到飽最好。

岳父家不是農人，卻與農人抱持同樣的原則，自己種植水果、蔬菜、香草，購買本地出產的農產品、選擇我聞所未聞的穀物，吃百分百全穀物和雜糧麵包，而我只吃精製白麵。

學習全新飲食觀念的感覺很美妙，我開始和他們一起用餐，不僅喜愛桌上的食物，也欣賞他們的餐飲傳統。只要吃飯時間一到，全家人聚在一起，甚至在晚餐時分享「閱讀心得」；反觀我從小在家裡吃晚餐，都是一邊看著電視新聞、一邊吃著飯。

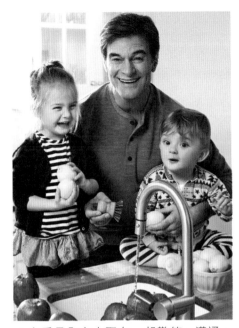

▲廚房是全家人聚在一起歡笑、溝通、做飯的地方。沒錯，我們的小孫女菲蘿（Philo）和孫子約翰也會幫忙。

我岳父家無疑走在時代的前端，因為他們依照本能將營養和健康這兩件事連結在一起。看著他們將食物當作青春和活力的泉源，實在很有意思。岳父家的六個孩子從不生病，連寵物也比別人家的寵物健康。

這正是麗莎和我養育孩子的基礎，我將透過本書篇章，帶領讀者進入我家廚房，不僅為了傳授美味食譜，也因為廚房是我們家的焦點。大大小小值得慶祝的事情、討論和解決問題都在廚房進行。我希望你的廚房也是洋溢幸福與滿足的地方。

超級食物改變了我，也一定能改變你

生活經驗和科學塑造了我在食物方面的指導原則，界定食物能搞定（和無法搞定）的問題。以下七項原則，是你在本書中將會學到的觀念基礎：

食物可能是答案，卻非唯一的答案。 身體運作情況是好是壞，食物扮演著重要的角色，這一點毋庸置疑。食物可以改善許多問題，包括體重、心臟疾病、倦怠，還有其他病症，但我也要說明：食物沒有辦法治療所有病症。

對於某些領域，我們依然無法確定食物能產生什麼效果。而我更希望大家明白，雖然食物似乎擁有超級力量，然而有很多病痛、疾症、身體狀況還是需要現代化的干預手段——外科手術、醫藥或是其他治療。

照顧自己這件事，意味善用最新發展的健康照護方式，畢竟鮭魚三明治沒辦法治好間隙變窄的髖關節，而置換髖關節卻可以保證治好。話雖如此，你仍應用食物來預防和改善多種疾病，進而減少傳統醫療的干預。你真的可以靠一天三餐來治療疾病。

影響健康的因素很多，但食物是最重要的一環。 一個人健康與否，受許多變數左右，例如遺傳、運動、壓力、生活方式（像抽菸和其他成癮行為）。攝取何種飲食，再混合這些因素，有時會加深作用，有時又會相互抵消，而這一切因素串聯在一起，便決定個人的健康程度。在此我不會討論太多其他影響因素，因為我要聚焦在食物的潛在力量，不過飲食並非孤立存在的。

目標不在速度，而在習慣。 本書的主題是修復身體，不是靈丹妙藥。你不會因為吃了一碗核桃，就突然擺脫低落的情緒，也不

會因為喝了 3 天份的羽衣甘藍冰沙，心臟就變得和 747 噴射飛機一樣強大。可是當你開始改變飲食，習慣攝取美味又令你開心的食物，就會慢慢逆轉傷害，重建身體的原始狀態，這是你給自己一個強健、活力人生的最佳機會。

把身體當實驗室。科學數據構成本書即將呈現的若干證據，然而關於營養的最重要研究，卻是以庶民為基礎的實驗，亦即，你無法確定X造成Y，可是曉得X和Y間有某種關係。重點是：很多營養學的證據具啟發性，但你必須**用自己做實驗，看看對你的身體有何作用**。世上沒有適用所有人的完美飲食，倒是有一些重要原則已經證明對多數人管用。

本書將討論某些地區擁有全世界最長壽的人民，其見解可以指點我們，注意科學研究尚未徹底探查清楚的食物。

我的目標是想提供一般人通用的實質指南，讓你了解基本概念：該吃什麼？怎麼吃？其重要性是什麼？雖然人體構造大同小異，可是你我的身體運作卻不盡相同。在你嘗試各種控制方法的同時，那些幫助你感覺更好、活得更健康、必要時還能治療你的東西，將會與你更親近。

走出安逸區，重新學習。偉大的音樂家兼哲學家法蘭克‧札帕（Frank Zappa）說過：「心靈就像一張降落傘，如果不打開來，就無法發揮作用。」所以我請讀者敞開心胸，接納新的食物，也重新嘗試你以為自己不喜歡的食物，試試看新的進食方式。

我的大學室友身高 195 公分、個性開朗，是個籃球選手，有一天晚上他在我的冰箱翻來翻去找吃的，結果在冰箱頂上發現一根香蕉。室友問我這玩意兒是什麼滋味？我簡直不敢相信自己的

耳朵——這個已經長大成人的傢伙，從來沒吃過香蕉？他說小時候嘗過香蕉，可是不喜歡，從此再也沒有試過，哪怕他曉得長時間練球之後，吃香蕉補充鉀十分便利。

接下來我們吵吵鬧鬧好一會兒，總算逼他咬了一口香蕉，那一口顯然還不錯，從此後，在我們當室友期間，他每天都會吃香蕉。我講這則故事的目的，是因為很多人和我室友如出一轍：他們試吃某樣東西一次後，就「絕對不再」碰那樣食物。我希望讀者閱讀本書時，能跟著我建議的飲食之旅，接受新路線、觀賞新景致，只有接觸不曾考慮的選擇，才能拓展自己的世界。

超級食物不見得乏味。如今人們上館子吃飯時，食物的分量大得像沙堡；週五晚上約會時，餅乾一吃就是一整包。反觀所謂的健康飲食，則是一邊啃幾顆堅果和一條小紅蘿蔔，一邊聆聽幽怨的小提琴演奏。過去這麼多年來，我一直致力於改變健康飲食的論述，上面這個印象，是最讓我挫折的。如果你相信：進食得宜不僅對你有益，而且滋味還很不錯，離成功就不遠了。

超級食物修復身體也修復地球。如果身體會說話，就會告訴你，照本書的建議，攝取維持身體能量和生物平衡的食物。還有，如果地球會說話，也會高興你即將做的選擇，因為你將會比過去少吃紅肉。即使如此，有了餐盤中堆滿的甘美蔬食，你並不會感到悵然若失。每當我們用植物取代動物性蛋白質，就是對環境做出貢獻。我的朋友耶魯大學預防研究中心（Prevention Research Center）主任大衛・卡茲（David Katz）指出，有一項研究結果顯示，只要以豆類取代牛肉，巴黎協定（Paris Accord）宣誓要減少的溫室氣體，就能成功減掉一半。當你的身體回春之

際，等同幫助修復我們的環境，事情就是這麼容易。

餐點的重要材料：歡笑。這是本書的核心：你不僅該喜愛自己吃的食物，還應該喜愛和你一起吃飯的人，這樣一來，進餐就成了美好的回憶。你應該把用餐當作建立關係的時機，和老朋友敘舊，和新朋友交好，並在過程中學習生活。最重要的是，**如果以食物治療疾病讓你覺得枯燥或悲哀，以至於你的舌頭和腸胃感受不到陣陣歡喜，那一定是哪裡出錯了**，我願意幫你糾正過來──這樣食物就能夠治療你的病痛了。

這不是一本教人做菜的烹飪書，但裡面**不乏美味食譜**；這也不是一本教人節食的書，不過若是你有需要，我在書裡提出的計**畫將會幫你減輕體重**；這更不是一本教科書，然而我希望讀者能從中學習良多。從某方面來說，本書就像一鍋什錦燉菜，將以上元素統統納進來。以下是本書主要內容：

第一部：食物的基礎。我會從頭介紹**食物與身體互動的基本觀念**，好壞互動都囊括在內。書中探討解釋為何要攝取 21 日計畫所安排的那些食物，此外，我還會提供天天都派得上用場的技巧和策略，幫助你吃得更妥當，因為我了解，知道吃什麼是一回事，真正去實踐卻是另一回事。最後我會用幾頁篇幅討論飲食更接近性靈和神聖的層面，以及這些元素為何能助你修復身體的問題。為了盡量獲取飲食的益處，你必須認真思考食物的生物、實務、性靈三方面，本書將帶領你認識這三方面，讓你了解身體的生物學，做明智的飲食抉擇，開啟好習慣的模式。

第二部：**食物的修復**。這是本書重心所在，涵蓋一些最常見、也最讓人害怕的病痛，同時提供改善問題或預先防範的主要飲食對策。讀者可以只閱讀自己最在乎的個別病症，不過我推薦大家從頭讀到尾，以便**完整認識食物如何像醫藥一樣發揮作用**。

第三部：**食物的攝取、愛好與實踐**。這一部分解釋如何將你吸收到的營養知識化為行動。我的全套計畫包括 21 日計畫（內有 33 道食譜與點心）、**3 日自選排毒**，以及促進**終身飲食健康**的策略。共有一百多道食譜，以及每日落實計畫的行動要領，外食也在考慮之列。你將展開修復身體、強化體質以抵抗多種健康威脅的過程，最重要的是，你會在過程中享受樂趣。

總體來說，我將端出很多關於食物的瑣碎訊息，為閱讀添加樂趣，其中有些會讓你會心一笑，有些會讓你發出「我以前竟然不知道」的感嘆。這些並不是為益智問答比賽做準備，也不是為了在派對上賣弄，純粹是我喜愛學習所有關於種植、料理食物，以及食物如何提供人體營養的一切知識。我想要分享咖啡、雞肉、葡萄酒、水果的奇妙事實，因為當讀者知道食物的來源和料理方式，就會明白自己做什麼選擇為何會這麼重要。另外，也會使進食更有意思。

不過在開始之前，先問你一個問題：「你的糖果抽屜裝什麼？」不管裡面裝什麼，我要請你先清空，因為我們會創造一個新的抽屜，裡面裝滿營養的食材、便利又美味的餐點，還要用新的方式思考大自然中最有力量的藥品，那就是食物。

食物的基礎

第 1 章
超級食物解決你的問題

食物越接近天然狀態，就是所謂的超級食物，對你益處越大。

　　現代醫療手段十分多元，醫學界已經可利用機器人協助開刀；能移植心臟、置換人工關節，還能為角膜動雷射手術，重建完美視力；用冷凍療法除去可疑的皮膚斑塊，並設計出讓奧林匹克運動選手用的義肢。

　　正如前言所述，我小時候最常吃的食物是糖果、肉類、馬鈴薯、冰淇淋，但那已經是很久以前的事了。隨著飲食習慣改變，我已經改變了；我的精力更旺盛、體力更強健、情緒更舒緩。我不生病、不感冒，也不會長時間意志消沉。我發現過這種活力充沛的健康生活，樂趣無窮，是吃黏答答棉花糖霜時感受不到的。

　　世界上有成千上萬人已經發現，要矯正不良飲食習慣，不一定需要時髦的干預手段，你只要改正飲食習慣，就有成效。我的電視節目邀請過許多來賓，暢談他們在飲食方面的改變，有幾位真的讓人大開眼界。

　　例如珍妮告訴我，她的體重一度超過 227 公斤，有時一天會吃掉六碗義大利麵。由於體型龐大，珍妮無法和孩子們一起做很多事，當家人企圖幫她減重時，她又生氣。直到珍妮看到自己與女兒的合照，當頭棒喝，忍不住哭了出來，那一刻她才明白，原

來自己是個「尺碼兩倍的女人，卻只過著一半的人生」。

之後珍妮在丈夫和婆婆的鼓勵下，展開新飲食之旅，改變飲食的種類與分量。她立下兩個目標：減重 113.5 公斤，還有重新騎上自行車，那是她過去很長一段時間都辦不到的事。

想當然耳，珍妮減少進食的分量，同時也改吃超級食物，將有害身體的飲食改成具修復力量的超級食物。她發現這些超級食物也能很美味，而且帶來能量、助於減重，和撫慰靈魂。珍妮花了好幾年，終於如願以償減掉一百多公斤，重新騎上自行車。

珍妮的故事固然極端，可是個中真諦適用於所有人：改變入口的食物，就能改變身體。這需要一段時間才見效，可是你在過程中將發現自己的活力和幸福感與日俱增，擁有更強壯的身體，以及更健康的人生。

我明白這並不容易。各種誘惑、壓力、阻礙都會擾亂你想好好進食的計畫，不過只要你時時拿著這個濾鏡觀看，就會發現一

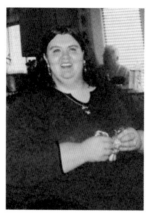 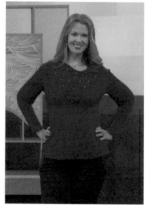

▲左圖是珍妮最胖的時候，體重 227 公斤；右圖是她減重 113.5 公斤後的樣子。

切清晰、簡單：身體值得你進食時心存敬意；這麼做的同時，仍可享受美味的餐點。你的首要之務，是弄清楚食物如何在體內運作，這樣你才能理解食物如何解決你身體的問題。

先來看總體概念。我們攝取的食物都以卡路里（簡稱卡）計算，這個單位代表食物能提供多少能量給身體的器官。卡路里經過加工後，分送到身體每一處。如果攝取的卡路里太少，會發生什麼事？就像車子的油箱空了，車子就跑不動。若是卡路里太多呢？就會造成脂肪囤積，體重增加。話雖如此，**我並不想要你斤斤計較卡路里**，對卡路里走火入魔，而是希望你把重點放在攝取的食物種類及原料是什麼。

我這麼說的原因是，卡路里是相對概念，而不是一個一個獨立存在，它們全都在你的體內互動，有些互動方式不盡理想，有些則發揮醫療效果。以一些食物為例：100 卡的熟黑豆（大約半杯）和 100 卡的軟糖豆（大約 25 顆）。黑豆含有對你有益的多種成分，例如纖維和蛋白質，身體會將其消化與分解，然後營養素就能在你的身體裡發揮良好作用。

反觀糖果純粹只是糖分，對身體的營養價值並不高。我們的大腦會搜索營養素而非卡路里，雖然身體缺乏卡路里時，大腦會指揮你去翻冰箱，找更多營養素，但只要身體有了營養素，卡路里的多寡就不是重點了。

食物由三種主要營養素組成，就是蛋白質、碳水化合物和脂肪。大部分食物並非完全屬於其中一種，而是三種混合組成。食物被歸為「碳水化合物」、「蛋白質」、「脂肪」，是因為主要成分來自其中之一，讀者未來也會以這種方式考量食物的種類。

下一章將一一敘述這三種主要營養素，以利讀者辨認高品質和低品質食物是由哪些成分組成，明白哪些成分會讓你更長壽、更強壯。讀者請牢記一項黃金守則：

食物越接近天然狀態，對你的益處越大

不妨這樣想：食物在人體外「加工」的程度越高，吃進去後，擾亂體內運作的機會就越大。

你一決定要吃什麼，這樣食物就面臨三叉路：在消化過程中，不是被你的身體利用，就是被拋棄，或儲存起來。

利用：身體將你攝取的卡路里轉化為葡萄糖，這是在血液裡循環的糖，靠一系列「高速公路」在體內穿梭。胰島素將葡萄糖送進細胞內，藉此提供能量，保持身體的運轉。有些葡萄糖會輸送到肌肉，有些則協助大腦加速運作，以此類推。

拋棄：講白了就是排泄。身體會剷除沒立即需求的養分，透過排泄系統來達成任務。飲食經由腸胃消化後，多餘的東西就會自動排出體外。

儲存：我們的身體很聰明，會保留一些葡萄糖在體內，以防需要時，卻無法取得食物（例如饑荒時），所以身體自會儲存能量備用。

身體會將多出來的卡路里以糖原（glycogen，又稱肝醣）形式儲存下來，這個備用燃料庫並不大（約 300 卡），可是相當好用，即使很久沒有進食，也能維持身體的功能。問題是當我們吃下的食物遠超過糖原庫的容量時，怎麼辦？身體就會把多餘的卡路里變成脂肪儲存起來，**每多吃 3,500 卡，就增加 450 公克重的**

脂肪。所以，如果你超重了約 11 公斤（這是美國人平均超重的數字），身體就儲存了 87,500 卡的脂肪。

然而，要真正了解食物的效果，就必須從總體角度來看，查看體內日復一日的化學相互作用。我們先從兩個科學場景說起，一是食物扮演壞人，二是食物擔任救星。

禍害身體的壞食物

針對這一部分旅程，我們需要派惡棍上場——就是一頓有害的餐點，其使命是破壞你的身體。這個惡棍的原型很多，只須在商場的美食街走一遭，就能抓出一大把，而我現在要舉的是美國人最愛的幾樣：一個起司漢堡、一包薯條、一杯汽水、一份冰淇淋聖代。

即使你對營養學所知有限，也曉得這幾項食物的組合，通常意味發胖、血管堵塞、不利健康。事實上，有些小吃攤取的名字還真貼切，例如「911」或「寡婦製造機」漢堡，讀者將在本書中見識到它們果真名副其實。這堆有毒食物凸顯了危害身體的惡劣

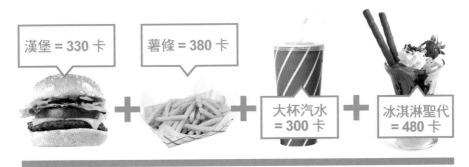

漢堡 = 330 卡　　薯條 = 380 卡　　大杯汽水 = 300 卡　　冰淇淋聖代 = 480 卡

總計一餐攝取 1,490 卡

物質──從壞脂肪、精製糖到稀奇古怪的化學成分都有。

這類食物誘惑你吃下肚，然後回頭攻擊你

因為它們嘗起來很美味。脂肪的口感濃郁，糖分取悅舌頭和心靈（就像古柯鹼對大腦一樣），這類食物一吃進肚子，你立刻感到心滿意足。然而卻會在你的體內造成破壞。我們來看這一餐在你的體內宇宙移動時，發生了什麼事：

變成脂肪儲存在體內。吃這麼一頓破壞身體的餐點，攝取熱量高達 1,500 卡，比多數人一天所需的熱量高。身體將這些卡路里轉變成血糖，然後迅速輸進血流中。由於分量太多，身體用不完，便將部分儲存起來。透過複雜的轉化過程，血液中多餘的葡萄糖最終變成脂肪，身體會自行決定將脂肪儲存在腹部、髖部、大腿或臀部。而身體所堆積的多餘脂肪，可能造成心血管問題，最危險的是積儲在腹部深處，成為內臟脂肪。脂肪破壞力為何那麼大？因為脂肪會釋放毒素和壓力荷爾蒙，而腹部距離重要器官

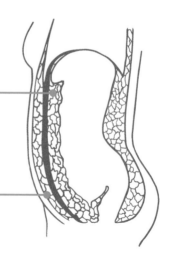

內臟脂肪儲藏在腹部深處，包覆著器官。此外還儲存在網膜中，也就是覆蓋並支撐腸子和其他下腹器官的脂肪組織。這個地方儲藏過多脂肪，與許多健康問題脫不了關係。

皮下脂肪用手就捏得到，危險性比較低。

那麼近，毒素便可能傷害器官。

提高罹患糖尿病的風險。 胰臟分泌胰島素，就像身體的優步（Uber）代駕一樣，哪裡需要葡萄糖就送到哪個地方。然而如果

糖尿病前期如何形成

1. 身體的消化系統將碳水化合物分解成分子，包括葡萄糖在內，分子透過腸壁進入血流，這樣的葡萄糖稱為血糖。

2. 血糖上升時，胰臟會分泌胰島素進入血流，協助打開細胞，讓血糖進入，變成身體可以使用的能量。

3. 罹患糖尿病前期或第二型糖尿病的患者，身體無法製造足量胰島素，不然就是無法適當運用胰島素，因此肌肉細胞無法從血液中獲得足夠糖分。在血液中積儲和在身體裡四處漂移的糖分子，好比四處惹禍的破壞狂，損傷血管與器官，增加罹患心血管疾病、中風、腎臟病，及眼盲、截肢的危險。

正常情況　　糖尿病前期

● 葡萄糖
● 胰島素

血管

身體裡的葡萄糖超量（因為吃進太多食物和太多單糖，身體無法立即使用），胰臟不可能一直製造足夠的胰島素來應付，結果會造成胰島素阻抗（insulin resistance）的情況，也就是欠缺將葡萄糖輸往身體各處的交通工具。

多餘的葡萄糖無處可去，滯留的糖分子在身體裡漂移，到處找出路。如果這種跟隨血液循環流竄的葡萄糖（即血糖）太多了——正式定義數值為 126mg/dL（每100ml〔毫升，等同cc〕含126毫克）——就形成了糖尿病，如今大約有 10% 人口罹患此一疾病，而血糖含量介於 100 至 125mg/dL 的糖尿病前期患者，更是高達美國人口的 1/3。過多葡萄糖會傷害血管和器官，最終掏空身體，進而釀成下一個問題。

堵塞動脈。 壞食物所犯的罪行中，最讓人聞風喪膽的就是造成動脈表面粗糙，這種傷害與數種顛覆生活的疾症有關，像是心臟與動脈疾病，以及致命的心臟病發作。壞食物的致病原理如下：動脈內外共有好幾層，內層由外層保護，而壞食物造成過多的葡萄糖在體內游移，彷彿到處塗鴉的畫家，在動脈內壁留下亂七八糟的刻痕（順道一提，香菸的煙霧也會產生類似的破壞）。

身體受到損害後，會竭盡全力保護動脈內壁，以防未來再受損傷，於是傷口上會結痂，覆蓋原先的傷處，這種機制和身體其他地方受傷（例如膝蓋破皮）時，並無二致。而身體遮覆傷口的唯一「膏藥」是膽固醇，有些食物（例如漢堡）會使體內的低密度膽固醇（LDL，壞膽固醇，見右頁說明）增加，慢慢堆積在動脈內壁的刻痕上，最後形成斑塊。

血管被斑塊堵塞，意味患者就有動脈血流不通的危險，血流

不通，事情就不妙了，因為會造成心臟病發作、中風、腎臟病等問題。這個過程源於吃太多、吃錯食物，以至於血糖過高，此外體內太多低密度膽固醇「膏藥」也助紂為虐，這主要是來自紅肉之類食物的飽和脂肪，如果習慣性攝取壞食物，你的身體就難以支撐。

造成發炎，導致系統混亂。身體會辨識身體破壞者及製造問題的搗亂團隊，派出免疫細胞當警察，前去鎮壓。免疫細胞的責任是修復損害與平息生物亂象，只要身體一受傷（扭傷腳踝或割傷自己），免疫細胞就會上陣保護，於是出現發炎反應，這是細胞正在打仗的反應：腳踝扭傷後會腫脹，皮膚割傷後會結痂。免

LDL和HDL是什麼？

LDL的全名是LDL-c，正確的名稱是「攜帶膽固醇的低密度脂蛋白」；同理，HDL是HDL-c，正確的名稱是「攜帶膽固醇的高密度脂蛋白」。

所謂的脂蛋白，就像是血液這條河裡的船。因為油水不相溶，所以膽固醇要在血液裡面輸送，必須透過脂蛋白這條船來載運。

而這兩種脂蛋白之所以「密度」會有高有低，是因為他們**除了攜帶膽固醇，也會攜帶三酸甘油酯**，由於三酸甘油酯比較輕，膽固醇比較重，所以：當一艘脂蛋白裡三酸甘油酯比較少，膽固醇比較多，整體密度就高，變成HDL-c。

當一艘脂蛋白裡三酸甘油酯比較多，膽固醇比較少，整體密度變低，就變成LDL-c。 而LDL-c之所以被稱為「壞膽固醇」，是為了方便說明， 並不是裡面的膽固醇比較「壞」，而是因為LDL-c主要的功能是將肝臟製造出的膽固醇運送到全身，所以過多時，就會在血管裡累積，造成疾病。

相反的，**HDL-c的功能是將全身的膽固醇運回肝臟代謝，有如血管的清道夫**。所以越多表示我們的血管越乾淨，因此被稱為「好膽固醇」。

不管LDL-c或是HDL-c，這兩種船上裝載的膽固醇都一樣。關鍵是被放在哪一種脂蛋白裡。

疫鬥士上場作戰,完成任務後,就會回到總部繼續備戰。

而身體深處也會啟動發炎過程,帶來的害處大於好處。如果吃進太多壞食物,導致動脈形成斑塊,就會引起發炎,心臟出問題的風險隨之增加。而藏在身體器官的脂肪,也會引起發炎反應,因為脂肪細胞不會僅守原地,它們會將含有毒素的化學物質釋放到鄰近器官上。

這時,免疫尖兵就會上前去打擊,激出更多的發炎反應。發炎嚴重時,免疫細胞拚命工作,讓身體一直處於緊張和亢奮狀態,這種現象稱為慢性發炎,終將造成身體全面性的損害——不僅使心臟受損,還會導致大腦功能衰退、腸胃道方面的問題等。

害人懶洋洋。吃下壞食物的 7 分鐘內,你的口福得到滿足,可是接下來的 23 小時 53 分鐘,後座力強烈。如此飽餐一頓後,你只想躺

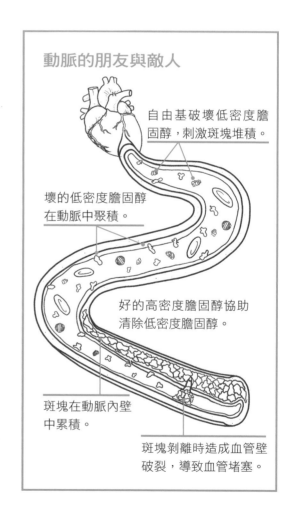

動脈的朋友與敵人

自由基破壞低密度膽固醇,刺激斑塊堆積。

壞的低密度膽固醇在動脈中聚積。

好的高密度膽固醇協助清除低密度膽固醇。

斑塊在動脈內壁中累積。

斑塊剝離時造成血管壁破裂,導致血管堵塞。

下休息，胃裡沉甸甸的，因為重如鉛塊的壞脂肪需要很長時間來分解、消化，使你的身體遲緩、沉重。

接下來是血糖忽高忽低，其運作機制如下：身體充滿單一碳水化合物和精製糖等壞食物（白圓麵包、汽水、熱奶油巧克力聖代），迅速轉化成葡萄糖，然後注入血流中。為了把葡萄糖從血液趕進有需要的細胞裡，胰臟只好拚命製造胰島素，大量胰島素將血糖送到細胞，而細胞又把用不上的葡萄糖儲存起來。於是大腦就沒辦法在血流中找到充足的糖分，結果就是你的大腦遲鈍、活力下降，一直想打瞌睡。

壞食物讓你更想吃。大腦突然感到欲振乏力，於是對外傳遞訊號：「嘿，吃一點可以迅速提高血糖的東西！」於是你產生一股盡快找零食吃的慾望，尤其想吃甜食。零食可能讓你振奮一下，可是如果選擇的是壞食物，那麼循環又從頭開始，另一批單

1. 吃下這塊糖分很高的巧克力蛋糕。

2. 血糖急遽升高。

3. 身體分泌胰島素以應付突然飆升的糖。

4. 血糖下降，身體渴望得到更多糖來填補，因此產生飢餓感。

糖又會重複前述的相同過程：食物帶來的能量忽高忽低，身體儲存更多脂肪，動脈更可能受損，簡直就是一場體內動亂。

你其實明白這些後果，因為你感覺得到。科學研究為你的經驗提供證據，那些作亂的食物和情緒壞、壓力大、倦怠感都有關係，其中很大一部分的原因是由於血糖高低起伏。還有：當你的胃裡塞滿壞食物，就沒有空間容納超級食物，就是那些可以解決你日常生活問題、給你活力、治療你身體的食物。

食物也是良藥

你剛遭遇強敵，對方擾亂你的生物系統，結果將損害動脈、增加發炎、囤積脂肪，很可怕。

現在我們來看跟壞食物相反的餐點，其實很多，我們就以一塊多汁的烤雞肉佐辣味莎莎醬或芒果醃醬開始，配菜是大量蔬菜，盡量挑你最喜歡的，上面刷一層橄欖油，再加一點蒜末，還有一把烤熟的薯條。再加一片酪梨、滴一點檸檬汁、撒一撮碎辣椒。這頓味道豐富、分量十足的餐點，提供了重要的營養素。

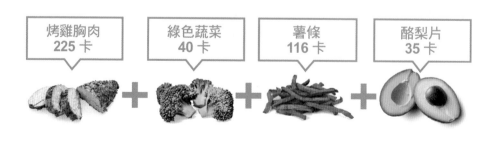

| 烤雞胸肉 225 卡 | 綠色蔬菜 40 卡 | 薯條 116 卡 | 酪梨片 35 卡 |

總計 416 卡

你需要知道的四個數字

　　這四個驗血項目是極為重要的工具，因為它們顯示你動脈內的狀況。經由攝取食物，這些數字可能改善，但也可能惡化。

　　低密度膽固醇（理想數值小於 100mg/dL）：身體本來就會製造這種像蠟一樣的脂肪——細胞膜和某些荷爾蒙都需要。然而吃進太多壞食物，就可能過猶不及，因此我們才會叫它壞膽固醇。

　　高密度膽固醇（理想數值等於或高於 60mg/dL）：是身體的清道夫，能移走壞膽固醇，將其輸送到肝臟清除。運動和攝取正確的食物，有助於身體製造更多高密度膽固醇。

　　血糖（理想數值小於 100mg/dL）：指的是血液循環中的葡萄糖，數值越高，發炎現象越嚴重，脂肪囤積越多，對身體造成的傷害也越大。血糖值超過 126mg/dL，代表罹患糖尿病，界於 100 和 125 之間，則是糖尿病前期。

　　血壓（理想數值低於 120/80mm Hg）：血壓越高，血液就必須越努力才能在動脈中流動，因此動脈壁的損害也越大。高血壓在脆弱的動脈壁上留下疤痕，正好成為斑塊和發炎的溫床。此外，心臟必須花更多力氣才能應付高血壓，長期下來，會導致心臟衰弱。

這頓餐點的熱量只有 416 卡，這就是超級食物，能撫平所有身體亂象，保持生物平衡，是如何辦到的？

超級食物能減緩消化速度。 超級食物餐點所含的營養素，須花較長時間分解，以免你常常感到飢餓。例如，馬鈴薯和蔬菜含有豐富纖維，和單糖相比，胃需要花更長時間才能排空，這麼一來你就會保持飽足的感覺，較不會攝取過量食物，因此就不會發生多餘的葡萄糖大量湧入血流的狀況。

由於超級食物都不是單糖、過度加工食材或精製碳水化合物，不會立刻轉變成葡萄糖，

發炎的傷害

　　行蹤鬼祟的發炎，很可能是許多問題的根源。

大腦：阿茲海默氏症、意識模糊。

↓

肺部：過敏性氣喘。

↓

心臟：斑塊累積、動脈壁硬化、心臟病發作、中風。

↓

腸胃：潰瘍性大腸炎、克隆氏症（Crohn's disease）、腸躁症（以及隨之而來的腹痛、腸道氣體、腹脹）。

↓

皮膚：青春痘、酒糟性皮膚炎、牛皮癬、溼疹。

↓

關節：一般性疼痛與關節炎。

↓

全身性：糖尿病、癌症、疲勞、無精打采、輕度憂鬱症。

快速進入血流中。吃下這一頓飯，隨著身體消化健康的脂肪、蛋白質和複合碳水化合物，葡萄糖會慢慢釋放到身體各處。

超級食物保持血液流動。還記得壞食物開始擾亂動脈時，發生什麼事嗎？多餘的葡萄糖會在血管壁留下刻痕，使低密度膽固醇和斑痕堆積。反觀這頓超級食物有兩個特點，有助於減輕動脈損傷。其一是含有健康脂肪的酪梨，會增加體內的高密度膽固醇（好膽固醇）。其二是這頓餐點中沒有很多造成低密度膽固醇堆積的不良食材，例如大量飽和脂肪，換句話說，超級食物使好膽固醇不必花很多力氣去清除壞膽固醇。

超級食物撫平發炎。身體企圖治癒某種衝突時，就會產生發炎反應。既然如此，當衝突減少（動脈壁少一些刻痕、少一些斑塊堆積）又會怎麼樣呢？沒錯，發炎情況也會減低。因此如果你吃的是營養均衡、分量合理的餐點，身體根本沒有作戰的理由。撫平身體發炎，你就避免了一大堆潛在的問題。

超級食物給你活力。超級食物的優點，除了穩定身體系統、減少罹病或疾病惡化，還能使人感覺良好，為什麼？因為均衡的飲食穩定供應蛋白質、健康脂肪、消化緩慢的碳水化合物，確保一整天穩定的供應能量，而不是像雲霄飛車般忽高忽低。這也意味你會吃得較少，不會感覺無精打采，去找高糖分的碳水化合物。這就是良性循環：吃東西是為了良好感受，而感覺良好則有助於你攝取超級食物。

超級食物是營養的超級英雄，默默發揮強大的力量。下一章你將認識這些超級英雄，進一步了解如何將它們的力量轉化成你的力量。

第 2 章
五大超級食物

簡單、不會忘，讓你長壽、健康的飲食方法。

　　之前我去地中海的第二大島義大利的薩丁尼亞（Sardinia）旅行，碰到了 101 歲的人瑞魯伊吉（Luigi），他的故事相當有意思。回想墨索里尼（Mussolini）當政時期，魯伊吉在義大利陸軍服役，這位獨裁者遇害後，魯伊吉協助聯軍擊退法西斯黨徒，並打敗希特勒。我認為這是他此生的豐功偉業，他深有同感。對大多數人來說，魯伊吉的年輕歲月是一堂歷史課，他至今仍記得當時的所有細節，心智敏銳得不得了。我在魯伊吉的家裡度過愉快的一天，他在屋子裡到處晃盪、爬梯子、在園子裡蒔花弄草，還講故事給我聽。雖然已經一百多歲了，但是他的外表、聲音、動作，都不像一般人所想像的人瑞。

　　我造訪薩丁尼亞島，是想了解地表上最長壽的人類有什麼樣的生活習慣。20 年前，醫生兼科學家吉亞尼·裴斯（Gianni Pes）率先指出，薩丁尼亞島是世界五大長壽之地，他稱這幾個地方為「藍區」（Blue Zones），後來丹恩·布托納（Dan Buettner，1960 年 6 月 18 日出生於明尼蘇達州聖保羅市，是國家地理學會的研究員和《紐約時報》的作者之一。更是知名的探險家、作家和製片人）據此寫了一本《藍區》，捧紅了這個用詞。

除了薩丁尼亞，另外四個長壽地點分別是希臘、日本、哥斯大黎加，以及美國加州的基督復臨安息日會（Seven-Day Adventists）教徒所居住的社區，布托納甚至成立藍區公司（Blue Zones Company），教導人們如何像那些地方的民眾一樣長命百歲。

綜合這些地方人民的生活習慣，你會發現他們具有共同特質，其中半數與社會習慣有關——明瞭自己的志向、與所愛的人共度時光、擁有某種信仰，有助於人們活得更久、更健康。另

完美雙打

我最喜愛的雙食材菜色之一是橄欖油煎番茄，藍區人民早就知道這個神奇又美味的組合，後來發現這兩個食材一起烹調，恰好擁有強大的抗氧化作用。橄欖油是有益心臟的脂肪，而番茄則擁有豐富的維生素C、K、E，以及葉酸、鉀、茄紅素（抗癌化合物）。我再提供一道結合這兩種食材的烹調方法：挖空番茄的果肉，中空處鑲填藜麥、菠菜、蘑菇、蒜頭，淋上少量橄欖油和起司，烤箱設定攝氏 200 度，烤15 分鐘即可。

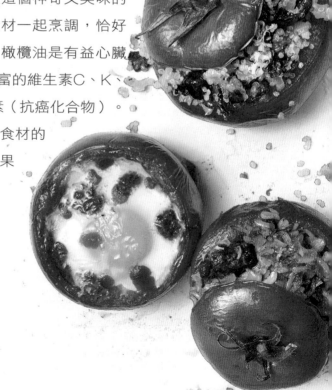

一半特質則和攝取的食物有關。藍區人民吃很多蔬果、豆類、魚類，至於肉類和糖的攝取量，則很有限，另外每天也會喝點小酒（基督復臨安息日會的信徒除外）。

魯伊吉就是這樣吃的，他朋友的飲食也如出一轍，事實上，整個薩丁尼亞地區的人都如此吃，這似乎就是他們比大部分人長壽的原因。

帶便當，變苗條

藍區人民之所以長壽，不僅因為他們吃的食物，加上餐點的分量都很小，讓他們不容易吃太飽。分量小的原因是要自己帶便當上班，總不能帶七道菜吧！

我剛出社會時，就是實行這一套辦法，只是當時並沒有概念。我初到哥倫比亞大學工作時，每天騎自行車上班，面對紐約市繁忙的交通，騎車比開車容易多了。我自己帶午餐，不管想吃什麼，都要自己帶著走，所以只能帶分量少少的必要食物。

藍區當地人就是這樣過日子的，他們不浪費腦力去思考早上吃什麼、中午吃什麼、晚上吃什麼，既然工作地點沒有食物販賣機，也沒有美食街，就自己帶便當，也就吃得不多。

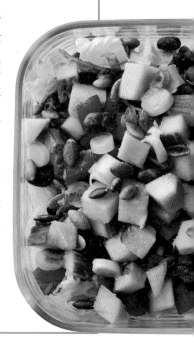

▶事先準備好餐點，既能吃到美味食物，也不必再花腦筋想吃什麼。

　　當地人絕對沒有遵照某本飲食專書，也沒有人給他們飲食指南，更沒有醫師囑咐他們這樣吃。藍區文化的人民其實對吃哪些食物沒有多想，那只是生活的一部分——而且是很快樂的一部分——並非生活的全部，他們工作、歡笑、分享、進食、飲酒，生活作息環繞著食物進行，卻不像現代西方文化那樣，對食物走火入魔。

　　關於餐桌上的食物，藍區人民以祖先的智慧為指南，他們喝葡萄酒，因為美味，不是以忘卻壓力為目標。很久以前他們就明白，將番茄和橄欖油一起烹調，既簡單又美味，不須過度加工（番茄在油中加熱烹煮後食用，是吸收番茄所含珍貴抗氧化物——茄紅素的最佳方法，在人類尚未發明抗氧化這詞之前，他們就已經在做了）。藍區人民在湯和麵條裡添加少許肉類，聊以點綴，從不覺得每一頓飯都要享用大塊牛肉，這種生活方式代代相傳，完全沒想過要改變。

　　這些人民的餐點被視為經典的地中海飲食，也是有助於他們

葡萄酒為什麼能抗老化？

　　要說明植物與動物的交錯關係，葡萄酒是最佳例子。在惡劣條件下生長的葡萄，會製造較多白藜蘆醇，這種化合物會幫助葡萄活久一點，藉此熬過艱難的環境。喝葡萄酒或吃含有白藜蘆醇的食物（如藍莓、決明子）有助於讓人長壽，因為這種物質的抗老化益處會一起進入人體。

高壽的主因。

　　長壽是超級食物餐飲的醫療效益之一。正確的食物就像高辛烷燃料，提高身體這個引擎的效能與功能，也不容易故障。

如何閱讀食品標籤

　　食品標籤的目的常是為了讓你分心。看起來冠冕堂皇的字眼，例如零脂肪和健康成分，卻可能誤導。標籤上寫零脂肪的意思，是指它沒有脂肪，但它或許加了很多糖。而一般消費者也不知營養成分表上數字的輕重，所以當你打量食品時，請牢記：

- 一般來說，**成分越少越好**。如果你無法辨認某種成分，可能就不是天然食材。

- 不要只考慮卡路里，還要考慮每一份食品的分量有多少。假如一罐食物標示每一份熱量 100 卡，看起來並不多，可是仔細一瞧，整罐食物一共含有 3.5 份，而你打算吃掉一整罐，那麼總熱量就不少了。

- **每一份食品所含的糖（尤其是額外添加的糖分）必須少於 4 公克。**

- 檢查鈉含量和碳水化合物總量（特別是來自糖的碳水化合物），仔細看看每一份食物中，這兩項的每天建議攝取量。

- 小心術語，例如「百分百天然」，乍聽之下很不錯，可是糖也是全天然的，就不妙了。

健康飲食能醫治你的第二種方式是化學層面的，作用類似替身體穿上護甲，保護你對抗生活中的傷害。

我在一般外科當住院醫生的時候，為一名罹患大腸癌的病患開刀。他不算肥胖，但飲食不健康，很愛吃垃圾食物。病歷顯示患者排便不順，這也說明他為何沒有警覺自己罹患癌症；因為營養不均衡，所以大腸癌造成排便情況混亂時，他並未發現問題。

醫療小組替他開刀，成功切除癌細胞，將腸子接合，從醫療角度來說，他算是治癒了，往後還能再活許多年。可惜這名男子的傷口一直未能癒合，一個月後在醫院裡去世——死因不是癌症，而是他的免疫系統無法克服手術創傷。

後來我們檢討這個案例，確認與他的飲食關係重大：驗血時的兩大標記——**白蛋白與總蛋白，是觀察營養是否均衡的關鍵**——顯示他欠缺許多營養素，而且免疫系統也有問題。

健康飲食很重要，不僅能預防疾病，讓你活更久，而且能強化身體，幫你應付不時之需。碰到有狀況的時候（也許是跌斷了腿、心臟出了問題等），你的身體就須召喚鞏固健康的助力。如

維生素的力量

理想上，你的餐飲將提供十分均衡的營養，可惜人生不見得總是如人所願，有時候你很努力想要攝取均衡的營養素，但實在做不到。這時我建議你每天吃一顆綜合維生素，以確保天天達到維生素與礦物質的建議攝取量。

果你一直攝取力量強大的食物，免疫系統自然會保持良好狀態，隨時應付突發狀況。

現在就來看看該如何擁有正確的飲食。

你需要五大超級食物

哪些食物稱得上健康，哪些不健康，你大概已有概念：洋蔥等於超級食物；「特大號油炸洋蔥開胃點心」等於「保障醫療人員不會失業」。不過我們很難判斷其他數以百萬計的食物，究竟是好是壞，因此「該吃什麼」就變成複雜的命題。

如果你遵守我的黃金規則，就是**攝取那些從摘下來到上桌樣子都一樣的食物，問題就解決了。**

此外，我還發明一種關於飲食的思考方式來進食，不必計算卡路里或套用複雜的規則。計算卡路里和套用複雜規則令人神經緊張，我希望飲食能讓你快樂，不只是因為你喜愛營養食物的美味，也因為你曉得那些食物會讓身體感到多麼美好。

混合五大超級食物

大部分食物是多種營養素的組合，而非單屬一類營養素，所以我的五大超級食物配方中，有好幾種超強食物會同時列在兩種類別之下，例如：魚和堅果都擁有蛋白質和健康脂肪。

這是好事，因為這代表它們具有多種營養價值。

最棒的是，你在本書中讀到的一切，包括 21 日計畫，都將在你未來的人生中，內化為對飲食的思考方式。擁有營養的知識，有益療癒和健康。我會在後面一步步講解特定的飲食計畫，我希望你開始實踐這個計畫後，對這片陌生的疆域感到自在。FIXES（五大超級食物）就是指引方針，像一盞明燈，點亮通往健康飲食的蜿蜒小徑，所以你要想著 FIXES，並實踐 FIXES。這個字是由五個英文字母組成的縮寫，分別代表：

F：有益的脂肪（**Fats with Benefits**）

I：理想的蛋白質（**Ideal Proteins**）

X：額外的水果蔬菜（**Xtra Fruits and Veggies**）

E：提供能量的碳水化合物（**Energizing Carbohydrates**）

S：特殊場合才吃糖（**Special-Occasion Sugar**）

關於脂肪：多年來，關於脂肪的主流思想都讓人以為，**不想發胖最好別碰脂肪，但是這種想法在兩個層次來說，是謬誤**。人

五種有益的脂肪

| 酪梨 | 魚類 | 堅果（杏仁與核桃尤佳）和低糖堅果醬 | 橄欖油和蔬菜油 | 種子（奇亞籽、亞麻籽、南瓜籽、芝麻、葵瓜子） |

體需要脂肪，因為脂肪是三種主要營養素之一，是均衡營養的柱石。舉例來說，大腦 60％由脂肪組成，所以需要脂肪支援記憶和清晰思考，而身體從早到晚都會利用脂肪來提供能量。

攝取脂肪的關鍵祕訣是要正確的攝取脂肪，因為脂肪分好幾種。你真正該吃的是左頁這**五種有益的脂肪**，因為它們都是**不飽和脂肪**。

一言以蔽之：每一種堅果都能帶來許多好處，也是提供不飽和脂肪的良好來源。

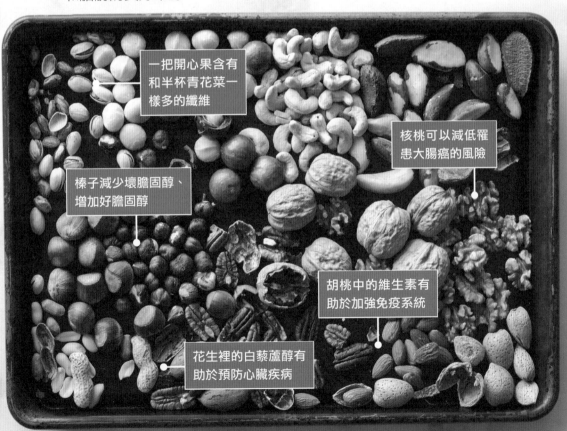

一把開心果含有和半杯青花菜一樣多的纖維

核桃可以減低罹患大腸癌的風險

榛子減少壞膽固醇、增加好膽固醇

胡桃中的維生素有助於加強免疫系統

花生裡的白藜蘆醇有助於預防心臟疾病

飽和脂肪在室溫下是固態的（例如奶油），和心臟疾病脫不了關係（紅肉含有飽和脂肪，可是這有點曲折，因為草飼牛肉提供某些健康的脂肪，可是紅肉又含有左旋肉鹼〔L-carnitine〕這種化合物，可能導致動脈阻塞）。

吃少量的飽和脂肪看來不大要緊，我不希望你對計算營養素斤斤計較，不過建議量是：**在你的飲食中，飽和脂肪所占的比率不要超過 7%**，所以如果你每天攝取 2,000 卡熱量，最多只能吃 14 公克的飽和脂肪（大約是 220 公克牛肉，或 400 公克雞肉）。

反式脂肪存在於加工食品中，是將氫氣注入植物油提煉而成的。它與許多健康問題有關，堪稱脂肪類的頭號大敵，所幸食品製造業已經逐步淘汰這種油脂。我預料未來反式脂肪的危害將會減少，不過仍值得留意並盡量避開，記得檢查你要買的食物上，其食品標籤和餐廳網站所陳述的營養資訊。

脂肪扮演身體健康的關鍵角色，主要原因是它對血流的影響。還記得斑塊形成、動脈阻塞的過程嗎？好的油脂（**不飽和脂肪**）**幫你減少容易造成堵塞的壞膽固醇**，而其他脂肪（肥肉，如絕大多數紅肉所含的飽和脂肪和反式脂肪，以及全脂乳製品、奶油、某些油脂），則與壞膽固醇量增加有關，因此很多節食計畫都建議限制攝取飽和脂肪。

科學也支持同樣的建議。最近世界心臟聯盟（World Heart Federation）認定，健康的脂肪來源可以降低總膽固醇和壞膽固醇，這兩者都會害人罹患心臟病。另一項由哈佛大學和克里夫蘭診所進行的研究，則調查了十二萬五千多人超過 30 年的病史，結果發現攝取較多健康脂肪的人，罹患心臟病的比率明顯較低。

換個方式吃奶油

鬆餅上、烤馬鈴薯上都少不了奶油，龍蝦的經典沾醬也是奶油，它還是自家烘焙餅乾的主要食材之一，說來說去，奶油就是很美味。科學家多年來辯論不休，反對者因為奶油含有高度飽和脂肪而怪罪它，因為飽和脂肪與心臟病有關。

然而近年來風向小有轉變，不飽和脂肪（例如橄欖油）一般來說比較好，可是如果你偶爾想吃一點奶油，也沒關係。至於其他時間，就請考慮用別的替代品，來調味從馬鈴薯到龍蝦的一切餐點（順便一提，龍蝦富含 omega-3 脂肪酸、蛋白質和鈣質，所以是極好的食物）**以下這些奶油替代品都很美味**：

- 檸檬汁、橄欖油、細香蔥、胡椒，混合拌勻。
- 希臘優格、香菜碎、萊姆汁、乾辣椒末，混合均勻。
- 醬油、米醋、生薑、蒜泥混合成醬汁。
- 使用印度酥油（ghee），也叫澄清奶油，是目前最夯的奶油種類。文火慢煮奶油，純奶油脂肪和乳固形物就會分離，將色澤清澄的黃色脂肪倒出來，乳固形物棄置不用。由於去除了乳固形物，**印度酥油很適合乳糖不耐症的患者食用**，此外因為可以加熱到更高的溫度（乳固形物會使奶油在較低溫時冒煙），所以適合拿來煎炒食物。

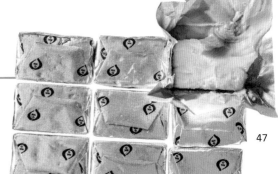

真相是：我不希望讀者認為脂肪是邪惡的，因為許多食物來源都含有你想要和需要的脂肪種類。此外，脂肪經得起消化，能讓你保持飽足感更久一點。這也是營養領域中令人迷惑的地方，因為脂肪的來源那麼多，也因為人們過去幾十年來對脂肪的觀感一直起起伏伏。為了更容易了解脂肪，不妨採用幾個原則：

· 選擇友善的脂肪──單元不飽和脂肪、多元不飽和脂肪

最常見的是酪梨和酪梨油；玉米油；魚油；橄欖與橄欖油；花生、花生醬、花生油；芥花油；堅果、堅果醬、堅果油；紅花油；種子；芝麻油；葵花油。omega-3 與 omega-6 屬於多元不飽和脂肪──omega-3 來自富含脂肪的魚類，而 omega-6 則來自種子、堅果與這兩者所萃取的油脂。我們一般多食用 omega-6，可是如果

別害美乃滋揹黑鍋

多年來美乃滋一直飽受攻擊，在高脂食品遭到妖魔化的時代，美乃滋因為含有脂肪而遭批評。於是，製造商降低美乃滋的脂肪含量，改添加許多垃圾原料，讓它得以入口。但其實，美乃滋含有好的 omega-6 脂肪酸，所以你若要吃的話，就選擇全脂型的，只要搭配含 omega-3 的食物（例如鮪魚）一起吃，就能營養滿分。你甚至可以自己做美乃滋，方法是混合攪拌雞蛋、檸檬汁或醋，同時一點一點的加入油脂，一邊迅速攪拌，使油和雞蛋乳化，最後加一小撮鹽和芥末調味。其實店裡賣的美乃滋，只要成分簡單也都無妨。

要提升整體的健康，就應該多攝取 omega-3。

．飽和脂肪的攝取要適量

奶油、雞皮、紅肉、乳製品裡都有這種脂肪。在此提醒一下：椰子油和椰子製品所含的飽和脂肪可能因為化學結構不同，所以並不像動物脂肪那樣有害。

．不吃反式脂肪

反式脂肪見於部分氫化的油脂和加工食品中。美國規定 2018 年之後，加工食品不得再含有反式脂肪，有些人相信這項新的法規每年能防止 2 萬起心臟病發作。

關於蛋白質：簡單來說，人體需要蛋白質，因為它是胺基酸的原料，而身體組織正是由胺基酸組成的。人體雖然能自行製造一些胺基酸，可是主要來源依然是食物。身體受到壓力或處在發育階段時（如嬰兒、幼童、孕婦），特別需要補充胺基酸，而劇烈運動或整天忙進忙出時，也需要足夠的胺基酸。執行 21 日計畫時會攝取大量蛋白質，以修復、維護、強化身體組織。蛋白質還能避免體重增加，以及隨肥胖而來的所有健康問題。

理由何在？首先，蛋白質在身體裡的消化時間較久，可以長時間遏制飢餓感。此外，蛋白質幫助生成肌肉組織，加速新陳代謝，因為在新陳代謝方面，肌肉組織比脂肪昂貴——意思是身體為供應肌肉所消耗的卡路里，大於維持脂肪所需的熱量。蛋白質的消化效率較差，和消化碳水化合物、脂肪相比，蛋白質必須消

耗更多的熱量，才能轉化成卡路里。基本上，我們吃下蛋白質，得到的熱量反而打了折扣。

攝取過量的蛋白質是有可能的（其實除了若干蔬菜外，幾乎所有食物都可能吃過量），因為身體用不掉的，都會轉成脂肪儲存起來。然而更大的挑戰是，要確保一整天都穩定攝取正確的食物。

我說過，主要營養素不是單獨作用的。你不會去菜市場買一包蛋白質，而是選購一塊某個部位的肉類，不但擁有大量蛋白

吃魚，要小心騙局

研究發現，海產在食品標籤上出錯的機率達 25% 到 70%。常見的魚種如大西洋鱈魚、笛鯛、野生鮭魚，常遭魚目混珠，被比較廉價或乏人青睞的魚種混充。舉例來說，方頭魚（tilefish，馬頭魚是其中一種）在食品標籤上被充作笛鯛，而油魚（escolar）則偽裝成白鮪魚或圓鱈、仿鱈，主要用來製作壽司（油魚是一種蛇鯖，根本不是鮪魚，有些人稍微吃多了這種油分很高的魚肉，就消化不良）。身為消費者，很難調查自己所吃的每一種魚類（這方面需要對海產業者進一步管制），不過你也能盡一些力，例如詢問魚的來源，如果魚販或餐廳沒辦法回答自家販售的海產相關問題，你就該選擇別的產品。此外，假如價格太過便宜，你恐怕就是遇到標錯魚種的產品了。還有，盡可能購買整條魚，然後請魚販幫你片成幾塊去骨魚肉。魚的加工程序越多，經手的人越多，引誘消費者上當的機率就越高。

質，也有某些型態的脂肪，所以食物多是由一種主要營養素和另外兩種營養素搭配在一起。既然如此，什麼樣的蛋白質才是「理想的」蛋白質？

其實有個簡單的思考方式：脂肪含量低或含有大量健康脂肪的蛋白質，就是你該攝取的種類，而含有較高飽和脂肪的蛋白質，多半對健康不利，因此偶爾才吃一回。記住，魯伊吉和他那

理想的蛋白質

豆類	蛋類	堅果與低糖堅果醬
雞肉	魚類、貝類及甲殼類	豆腐
乳製品（奶類、起司、優格）	瘦豬肉和某些紅肉（里肌、後腿等低脂部位）	

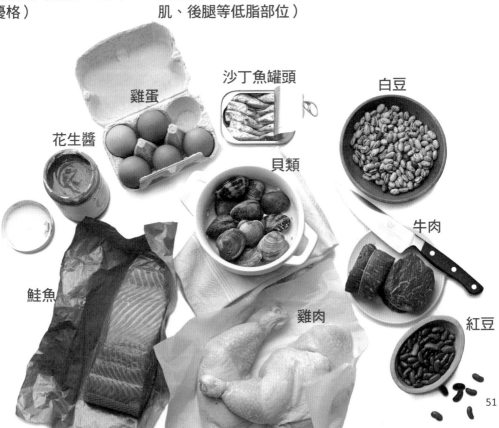

沙丁魚罐頭

雞蛋

白豆

花生醬

貝類

牛肉

鮭魚

雞肉

紅豆

些高壽的同胞們雖然也吃紅肉，**但是並不多，絕非天天都吃。所有肉類的烹調方式都應該用烤的（炙烤、烘烤、燒烤），絕不要油炸，**因為裹粉漿再油炸，會讓肉加入某種飽和脂肪或其他加工的食材。

最近出爐的數據顯示，紅肉（尤其是加工過的紅肉，例如香腸和培根）與心臟病、中風、癌症死亡人數上升有關，家禽肉則沒有關聯。有一項研究發現，攝取較多紅肉的婦女，罹患乳癌的

最佳起司

若讓我選起司，第一名毫無疑問是茅屋起司（cottage cheese），因為它含有大量的蛋白質，熱量比優格還低，而且烹調方式多樣。我喜歡在茅屋起司裡拌些堅果，你也可以抹一層薄薄的起司在酪梨烤土司上，炒蛋時也可以放入一湯匙起司看看。

蛋白粉的威力

蛋白質的最佳攝取來源是全食物（沒有加工精製過的食物），不過製作冰沙時添加蛋白粉，簡便好用。蛋白粉通常含有糖和代糖，所以選擇時，每份蛋白粉（14 至 21 公克）中，含糖量宜少於 5 公克。標籤上若有 NSF 認證字樣，意思是該產品做過汙染物測試。另外，不要選擇以膠原蛋白為原料的產品，那是便宜的填料，營養價值很低。

風險增加 22％，還有兩項研究則發現，攝取大量植物性蛋白質（種子、豆類、大豆）的女性，罹患心臟病的風險少了30％，罹患第二型糖尿病的風險也減少18％。這些都說明，食物是多麼重要。

該吃火雞還是素食漢堡？

火雞肉漢堡在 1930 年代問世，卻到 1970 年代才成為主流，呼應當時盛行的「脂肪使你肥胖」的說法。火雞肉是紅肉的優質替代品嗎？可能。火雞肉的卡路里和飽和脂肪都比較低，這點毋庸置疑，不過火雞肉的蛋白質也比牛肉少，而且牛肉含有更多 omega-3。

火雞的雞胸絞肉是最好的選擇，不過火雞絞肉往往含有暗色肉（dark meat，又稱血合肉，也就是雞胸、雞翅之外的部分）和雞皮，使得脂肪含量高達 20％。所以採購火雞肉漢堡時，要注意閱讀標籤，確保內含物只有淡色肉。

結論是，火雞肉漢堡好壞參半，因為它們常被灌水，添加其他食材，讓味道變得美味些。**如果你很想吃牛肉漢堡，那就吃吧，不過每週只能吃一次。**

至於素食漢堡，聽起來很健康，可惜經常過度加工，加了很多改善味道的材料。想選擇最健康的產品，務必確認標籤上的前三樣食材都是蔬菜，且有美國農業部的認證標識。另外，豆子漢堡也是個好選項，因為它含有豐富蛋白質與纖維，如果你找到原料只包含黑豆、蔬菜和香料的產品，選它就對了。

關於牛奶

　　牛奶若是照射到日光，不到兩小時，維生素 B 的含量就會減少一半到 2/3。有個數據是，擠母牛的乳房 345 次，才能擠出一加侖的牛奶。

其他奶類

　　如果食用乳製品讓你不舒服，不妨試試不同的奶類，例如杏仁奶、火麻仁奶（hemp milk）*、羊奶、豆漿。它們不含這種讓人消化不良的糖分子。

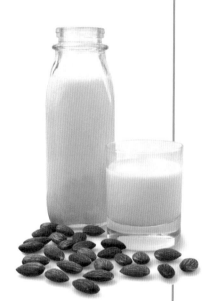

*火麻仁為桑科植物大麻（Cannabis sativa L.）的乾燥成熟種子，別名又叫大麻仁、火麻、線麻子。

大麻又叫山絲苗、線麻、胡麻、野麻、火麻等，但實際上，大麻分為兩種。

一種就是作為毒品的大麻，也就是印度大麻，它的花、種子和晒乾的葉子都可以製作大麻菸（Marijuana或Cannabis）。用於製作毒品、臨床醫學治療。

一種就是我們所說的火麻，又叫工業大麻，產自中國廣西巴馬長壽鄉。火麻不具備毒品利用的價值，反而食用價值很高，也可入藥，常用的中藥火麻仁便是工業大麻的種子。

在臺灣，可以在中藥店買到，中醫師吳明珠受媒體採訪時曾說：「大麻籽我們叫做火麻仁，中藥店賣的種子已經過烘乾，多拿來潤腸用。」

至於含有飽和脂肪的乳製品，常讓人左右為難；有很長一段時間，大家主張應攝取低脂或脫脂牛奶、起司，可是最近醫學期刊《循環》（*Circulation*）上刊登的一篇論文指出，**攝取全脂乳製品優於脫脂乳製品**，原因是低脂產品可能讓人感到不滿足，於是會攝取更多含糖食物，以彌補這份不足。此外，將脂肪從牛奶中抽離出來後，剩下的多半是糖，對荷爾蒙有害。記住，你的飲食中也要有一些脂肪，所以我推薦脂肪含量 2% 的乳製品。

關於水果蔬菜：讀者閱讀本書時，會一再看到我耳提面命

瘦肉的定義

瘦肉的定義是指每一份 3.5 盎司的肉品中，脂肪少於 10 公克，飽和脂肪少於 4.5 公克，膽固醇少於 95 毫克。最精瘦的肉是火雞肉（淡色肉或不含雞皮的暗色肉）、雞胸肉（不含皮）、豬里脊肉，還有牛肉的後腰脊肉和外側後腿肉。

適度攝食牛排沒有問題，只要挑選精瘦的部位，並且管控好分量就行。請注意，美國癌症研究協會建議，每週攝取的紅肉不應超過 18 盎司，等於六份 3 盎司的分量（**3 盎司大概是一副撲克牌的大小**）。我喜歡每週吃兩、三次紅肉，不過分量很少超過我的手掌大。

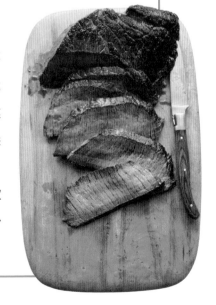

「吃更多水果蔬菜」，彷彿念經般重複播放。儘管如此，**讓水果蔬菜在你的飲食中扮演主角，而不是偶爾出場跑龍套**，正是你能做的最關鍵改變。只要做到這一點，你的身體健康就會大幅改善，並且能預防疾病。我可以花很多篇幅歌頌這些超級食物，為的是要提醒你，攝取蔬果時要挑選天然的型態，這一點與我的黃金原則吻合。蔬菜水果的主要益處如下：

祖母養的雞為什麼味道比較好？

如果你感覺現在吃的雞肉，滋味比不上小時候所吃的，那麼你的感覺是正確的。我曾在電視節目中探討緣由。

雞肉是我們的第一大蛋白質來源，如今雞不是養在戶外農場或草地上，任由牠們吃草、蟲子和其他天然物質，而是養在農舍裡。

雞隻住在擁擠的籠子裡，吃的是玉米、大豆和礦物質的混合飼料，才能長得快，成本又便宜。雞吃的食物會影響雞肉的口味，而某些加工技巧也會使雞肉失去風味，可惜如今只有少部分的雞隻是放養的，也就是雞在成長過程擁有進食與隨處走動的空間。

我們發現過去農場飼養的雞隻需要 14 週才能成熟，而現代養殖程序只需要 6 週就能讓雞隻成熟，而且體型還比放養的雞大10%。從前農場飼養的雞隻成熟得慢，可是肉質卻比較美味。

你該多吃的水果蔬菜

| 莓果 | 柑橘類水果 | 十字花科蔬菜（包括青花菜、白花菜） | 綠色蔬菜 | 甜瓜 |

纖維：纖維是一種健康型態的碳水化合物，有助於減緩消化速度，對於飽足感、膽固醇量和血糖管理都是好事。

維生素：身體本來就會製造重要的微量營養素，攸關健康狀況好壞。水果蔬菜含有豐富維生素（A、B、C、E等），當身體隨著老化逐漸失去維生素，蔬果有助於補充這些流失的養分。

礦物質：礦物質也是微量營養素，但是並非由身體產生，而必須透過食物攝取。隨便舉一些含有豐富礦物質的蔬菜，以及它們對人體的益處：青花菜裡的鉻有益於血糖管理；甜菜裡的鎂幫助身體對抗壓力；菠菜裡的鋅保持免疫系統強健；木瓜、香蕉裡的鉀有助於控制肌肉痙攣與血壓。

抗氧化物：許多水果蔬菜都含有抗氧化物，而抗氧化物具有對抗疾病的強大力量，這是怎麼辦到的？抗氧化物會打擊自由基這種化學物質，有些自由基會幫助壞的膽固醇，造成動脈發炎，進而提高血管突然阻塞的危險。抗氧化物會減輕動脈的損傷，同時幫助降低身體發炎的情況。每一種蔬菜的顏色都來自特定色素，而這些色素都是為了保護植物不受太陽傷害而生成的。我們吃下這些植物時，便接收了具有保護力量的抗氧化物，但是前提

是必須正確烹調：許多食物經過水煮，會喪失營養成分，所以最好的烹調方法是生吃或蒸熟。

多吃蔬果，身體就強健

非常多證據證明一個基本前提：多吃蔬菜水果，就能創造更強健的身體。之前中國與哈佛大學合作，檢討共涉及 100 萬人的 16 項研究發現，攝取較多水果蔬菜的人（一天五份），他們身上的死亡風險都比較低。研究人員指出，這可能要歸功於蔬果裡的維生素、抗氧化物，以及其他化合物。

現在我們來討論一下，每次說到水果蔬菜時，人們最常提的兩大問題。第一是，水果不是含有糖，而糖又對身體有害嗎？沒錯，水果確實含有一種單糖，稱作果糖。然而令人擔心的是添加在食物裡的糖，而不是食物本身既有的糖，所以水果的果糖，不

令人詫異的蛋白質來源

肉、蛋、豆、魚、堅果不是蛋白質唯一的選擇。看看營養成分標籤，你就會發現有些意料之外的蛋白質來源，也可以補充每天之所需，例如：

酪梨——每半顆就含有 1 公克蛋白質。

全麥麵包——每 1 片含有 4 公克蛋白質。

日晒番茄乾——每 1/4 杯含有 2 公克。

全麥義式麵食——每 1 杯含有 7 公克。

用擔心（糖尿病患者要節制）。

　　但在咖啡裡加一大堆糖就不好了，而冰淇淋、汽水、餅乾也都是加了很多糖的食物，自然大有問題。這麼說來，天生就很甜的西瓜應該沒問題吧？當然沒問題。

　　但我會建議人們選擇甜度較低的水果，如莓果，不要吃太多

水果有何副作用？

　　植物如何保護自己免於潛在的入侵者傷害？昆蟲和哺乳類動物（包括人類）都在防範之列。答案是植物會製造抗敵的化學物質，其中之一就是**凝集素（lectin），它藏在植物的皮和種子裡**，具有保護作用。

　　凝集素防止植物在成熟以前被動物吃下肚，以便讓植物的種子有時間成熟、落地，再長成新的植物。那對人們有何影響？有證據顯示，凝集素可能引發腸道內的發炎反應，在腸道黏膜上刺出小孔。

　　這就是義大利人為什麼憑本能就知道，做番茄醬時要把番茄的籽和皮去掉再下鍋。我這麼說並不是要你別吃水果蔬菜，只是提出一個值得考慮的理論。

　　番茄要去皮，只要把番茄泡在滾水中 30 秒，就能輕易剝除番茄皮。另一種方法是用長叉子叉住番茄，在瓦斯爐火上方轉動一下。這種辦法也適用於甜椒去皮，等到表皮變黑，再放進紙袋裡，冷卻之後，甜椒的外皮就能輕鬆剝下。

高甜度的水果，如香蕉、葡萄、鳳梨，理由是根據「任何東西吃太多都不好」的原則。

不過若是你每天吃三份水果（一份水果約拳頭大小），不論選哪些種類的水果，都沒關係，總比其他加工過的甜食好多了。此外，水果裡的纖維會減緩糖的吸收，這一點很好，因為能防止太多葡萄糖突然溢入血流。

第二個問題也很類似：是不是該避開某些澱粉含量高的蔬菜？例如馬鈴薯和玉米？這些蔬菜確實含有較多碳水化合物，不過除非攝取量非常大，否則仍是很好的選擇，因為它們也含有對人體有益的礦物質與其他化合物，此外它們符合黃金原則──攝取時吃自然的原形。

總體而言，雖然應該小心**澱粉類蔬菜**，不過它們仍屬於**不必戒口的食物種類**，你只要**別狂吃薯條**就行了，好嗎？因為炸薯條會用

會煮，才吃得到好康

加熱番茄和紅蘿蔔時，多纖維的植物細胞壁會打開來，釋放出一些化合物，使人體較容易吸收好的營養素，例如番茄的茄紅素，和紅蘿蔔的 β 胡蘿蔔素。烹煮食物的時候，還有幾個祕訣：

- 用水煮蔬菜可能使大部分維生素溶解到水裡，所以最好用清蒸的。
- 烤蔬菜時最好切成大塊，因為若是切得太小，蔬菜裡的營養素都因加熱且接觸空氣而減少。

果汁的真相

你會說：「果汁一定是很健康的，它是水果呀！」可是果汁裡若是有比小朋友生日派對更多的糖，就不健康了。哪怕果汁的標籤上寫著「真正的」、「果汁」、「全天然」，還是必須閱讀所有成分。如果你打算買果汁，請記住以下幾件事：

● **小心含糖量。**如果你在標籤上看到果汁的前三樣成分裡，包含任何代糖，請不要購買。即使果汁裡沒有添加任何糖，絕大部分的果汁隨便倒一些出來，就含有二十幾公克的糖（舉例來說，一杯 8 盎司〔約 237ml〕的葡萄汁所含的糖，比 1.5 磅〔680 公克〕重的葡萄更多）。不妨改吃真正的水果，不但纖維多，容易飽足，吃進去的卡路里也比較少。如果你真的想喝果汁，就只喝半杯，或是用氣泡水稀釋後再喝。

● **想喝蔬菜汁嗎？**這個想法很好，因為蔬菜汁的含糖量一般低於果汁，所以比喝果汁好。如果可以的話，選顏色較深的蔬菜汁，例如羽衣甘藍、菠菜、甜菜、番茄、紅蘿蔔，比小黃瓜、芹菜這類顏色較淺的蔬菜汁，含有更多礦物質與維生素。

● **寧可喝自己打的果汁。**在果汁機裡放一大杯冰水，再切一些水果，如果想要甜一點，加 1 小匙甜菊糖。你也可以在店裡買現成的果汁，然後兌入等量的開水，這樣一來糖分就能減半。不論是哪一種方式，你都不必上街找飲料販賣機，就能滿足對糖分的渴望。

到很多油脂，有時候用的是飽和脂肪。馬鈴薯以焗烤或烘烤的方式烹調最好，上面淋一些橄欖油，再撒一點香料調味，就是健康的配菜了。

真相是：儘管攝取過量蔬果的危險很低，但仍有極端的例子。我在克里夫蘭診所行醫的朋友麥可・羅以琛（Mike Roizen）有一次告訴我，他有個病人體重增加的原因是，每天吃下 75 份水果蔬菜。其實蔬果的攝取之道很簡單，就是將一餐的食物都放在同一個餐盤上，其中一半放蔬菜，至於水果，就當點心吃，渴望甜食時，就用水果來滿足一下。

給不愛蔬菜的人

如果你向來不肯碰蔬菜，可能需要一點助力，讓你慢慢喜歡吃蔬菜。醋是絕佳沙拉醬汁，不僅熱量低，也沒有加工沙拉醬裡亂七八糟的原料，而且還能降低食物的升糖指數。也就是說，醋有助於糖的代謝，這樣一來，糖比較不會破壞身體的系統。所以如果想為蔬菜添加風味，一點點醋就能發揮作用，也可以拌入一點橄欖油，吃起來口感較溫和，或是用口味較溫和的蘋果醋。

三明治裡夾兩片生菜葉，或是早餐麥片裡丟幾顆莓果，是起不了什麼作用的。你應該吃大量蔬果，最好每天都有一餐吃沙拉，有大量的綠色蔬菜和你喜歡的其他種類蔬菜。另外，早餐加一片水果，下午點心也用水果代替，這樣你就會慢慢愛上蔬果。

好的碳水化合物

百分百全
麥麵包和
義式麵食

豆類
（例如：
扁豆和鷹
嘴豆）

水果蔬菜

堅果與
種子

爆米花
（不加奶油）

地瓜

全穀物
（如大麥、
糙米、燕
麥、藜麥）

　　關於碳水化合物：對節食者而言，碳水化合物就像妖魔，讓人肥胖，但運動員卻感謝它，同樣的營養素，竟然有完全相反的觀點，那麼一般人該對義式麵食和鬆餅持什麼態度呢？

　　首先，我不是要討論吃不吃碳水化合物，而是你真的了解碳水化合物的本質嗎？若不，先看下文。

　　碳水化合物有多種型態，包括纖維和糖都是，每一種型態在身體裡發揮的作用不同。所有型態的碳水化合物都是立即的能量來源，當大腦、心臟、肌肉等需要熱量時，身體會迅速將碳水化合物轉化為能量，這是好的一面。

　　然而當體內碳水化合物快速轉成葡萄糖的量太多了，就會面臨我在第一章所講的各種危險，就是胰島素的問題、血液循環裡的血糖太多、脂肪囤積等。

　　因此**我們想到碳水化合物時，應該將其分成兩群：複合碳水化合物**需要較長的時間才能消化吸收，而**單一碳水化合物**則能在很短的時間內轉變為血糖。

　　你怎麼曉得哪一種食物屬於哪一類碳水化合物？保持自然型

態的高碳水化合物食品就屬於複合型，例如豆子、百分百全穀物、蔬菜。

　　反觀添加糖分的加工食品，或是若干礦物質被移除的食品（意味不再是百分百的全穀物），就是應該避免的單一碳水化合

> **測試你的碳水化合物耐受度**
>
> 　　平常我不贊成吃加工的餅乾，因為它們多半沒什麼營養價值。可是倒不妨拿一片來**測試你的「碳水化合物類型」，也就是你對碳水化合物的耐受程度**（為什麼有些人只吃一口碳水化合物，體重就會增加，而另一些人就算每天早上吃一袋貝果，也從來不發胖）。
>
> 　　遺傳學家夏隆・莫爾倫（Sharon Moalem）博士開發了這項測試：將口水含在嘴巴裡，量越多越好，然後吃一片不加鹽的原味餅乾，一咀嚼就計時，注意你從一開始咀嚼，過了多久才覺得餅乾嘗起來味道不一樣。
>
> 　　過了 30 秒，就可以停下咀嚼，把餅乾吞下去。再反覆實驗兩次，並記下平均時間。假如你**不到 14 秒就嘗出不同滋味，意思是你對碳水化合物的耐受度比較高**，若是到了 30 秒才有感覺，耐受度就比較低，而 15 到 29 秒則介於兩者之間。
>
> 　　這項測試能助你釐清你的基因如何分解碳水化合物，雖然並不是最好的測量工具，但仍能提供一點參考，讓你知道碳水化合物在你的飲食中扮演何種角色。

全穀物的真相

全穀物比精製碳水化合物含有更多纖維和營養素，因為它們包含了整顆核仁，也就包含了核仁裡的麩皮、胚乳、胚芽。糙米、大麥、藜麥和其他全穀物，都優於用精製白麵粉做成的食品，例如白麵包、白義式麵食，因為身體消化全穀物需要更長的時間，而纖維則能夠在進餐之後，維持更久的飽足感。

想要減重的人，每一餐可以吃半杯全穀物，這個分量是挺好的標準。至於精製穀物，核仁中有許多良好營養成分都被移除了，如果食品標籤上沒有寫「百分百全穀物」，從原料清單中就能看出來究竟。以下列出全穀物與非全穀物的精製食品的例子。

全穀物

糙米、蕎麥、布格麥（bulgur，又稱碎小麥）、粟米、藜麥、高粱、苔麩（teff，又稱畫眉草）、黑小麥、麥仁（wheat berries）、全洋薏米（pearl barley，又稱珍珠薏仁）、全穀物玉米、全燕麥（或燕麥片）、全米、全黑麥、全斯佩特小麥（spelt）、全小麥。

非全穀物

玉米澱粉、粗玉米粉、去芽粗玉米粉、營養麵粉（enriched flour）、粗裸麥麵包、白米、米粉、裸麥粉或裸麥、石磨麵粉（如果是全穀物，標籤上會寫「石磨全小麥」）、無漂白小麥粉、小麥、小麥粉、小麥胚芽（並非全穀物，但含有維生素 E 和葉酸，因此有益健康）。

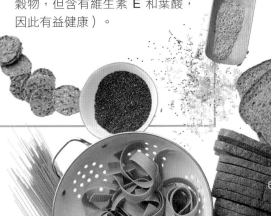

物。你去小吃店吃早餐時點的那些東西,例如法國吐司、鬆餅、杯子蛋糕、餅乾等,都是這一類。單一碳水化合物也包括高度加工的碳水化合物,例如糖果、薯條、餅乾。

　　雖然碳水化合物是爭議性最大的營養素,但是有很強的證據顯示,全穀物確實能降低罹患與高血壓、高膽固醇有關之疾病的風險。2013 年澳洲一項研究檢視了全穀物對身體的作用,發現多吃全穀物與降低心臟病、大腸癌、發炎的現象有關,原因可能來

這樣吃,掌控 GI 值

　　GI 值(升糖指數)衡量不同食物增加血糖的程度。GI 值低,表示食物以緩慢、穩定的速率將葡萄糖釋放到血液中;GI 值高的食物則相反,非常快就把葡萄糖送進血液裡。

　　GI 值讓研究人員能比較不同的食物,了解每 100 公克重的甲食物下肚後,血糖升高的量和乙食物相比如何。不過 GI 值對一般人來說並非很有參考價值,因為你很容易吃下 100 公克的麵包(一片),卻很難吃下 100 公克的芝麻菜(大概是 10 杯的分量)。因此科學家開發一種相關的衡量方式,叫做升糖負荷(glycemic load),考慮到真實世界普通人進食的分量,看看會對血糖造成什麼影響。升糖負荷等於或小於10,就屬於低 GI 值(這樣很好),如果大於 20,就屬於高 GI 值。

　　低 GI 值食物:全穀物麵包、蘋果、燕麥粒(steel-cut oatmeal)、鷹嘴豆、全穀物義式麵食、糙米、希臘優格。

自纖維、礦物質，或是複合碳水化合物的其他性質。

　　碳水化合物對身體健康的重要性還有另一個因素，那就是提供能量。你所選擇的碳水化合物種類，會影響你一整天的感覺：攝取單糖和單一碳水化合物會導致血糖竄得極高又猛然下降；反之，**複合碳水化合物會減緩身體消化和能源分配的過程，使你從早到晚精力充沛。**

　　關於特殊場合才吃糖：我常被問一個問題：「碰到萬聖節你

　　高 GI 值食物：葡萄乾、即食燕麥、白義式麵食、白米、低脂優格。

　　選擇不同的烹調方式，可以改變食物的升糖負荷。舉例來說，煮馬鈴薯的方法很重要，煮熟之後放到冷卻，GI 值就會減少，稻米也一樣，如果煮的時候添加一點椰子油（這種油脂會減緩葡萄糖增加的速度），GI 值也會降低。另外，義式麵食煮到彈牙（硬一些）就起鍋，消化、吸收的速度，會比煮得很軟的麵條緩慢。

　　檢視 GI 值高低，就是一種衡量碳水化合物的方法，藉此估計消化碳水化合物的時間長短。這是找 GI 值低食物的好指標，因為可以據此看出哪些食物的 GI 值低（如鷹嘴豆），哪些比較高（如焗烤馬鈴薯）。先前我們說過，這並不代表馬鈴薯對身體不好，只是在許多碳水化合物中，它所需的消化時間比較短，而你的目標是消化時間比較長的。

怎麼辦？奧茲醫生？」我的回答是：和大家都一樣，自己吃糖果，也送別人糖果——嚇人吧！你不必時時刻刻只吃健康的東西；大啖自己最愛的食物，在情緒上彌足珍貴，哪怕那些食物不符合我的 FIXES 前四樣。

添加糖分的食物（從餅乾到法布奇諾〔Frappuccinos，星巴克咖啡連鎖店販售的咖啡奶昔〕）名列「有害」食物榜首。由於糖

切片的白麵包，很有事

白麵包已經成為健康大敵，這種精製碳水化合物切成一片片後，已經沒有多少營養價值，可是很方便，可以做三明治，夾各種內餡吃，所以切片白麵包的消耗量很可觀。

現代的小麥不管味道或營養價值，都不如往昔，有時甚至全小麥食品都會在體內迅速消化，刺激激烈的胰島素反應。因此我會購買發芽穀物麵包或雜糧麵包，以獲得最多營養，這類麵包不但美味、容易飽足，且帶有複合碳水化合物，能提供源源不絕的能量。

另外有些麵包是用其他穀物粉做的，也值得一試，例如木薯（又稱樹薯）和椰子。把白麵包切成片的歷史相當有意思，美國發明家奧圖‧費德里柯‧羅威德（Otto Frederick Rohwedder）在 1900 年初期想出麵包切片機的點子，但這不見得是好事，因為切片麵包很快就會變硬走味，這時候就要用保鮮膜來包覆了。

特殊場合才吃糖

除了吃少量糖犒賞自己，也要懂一些祕密武器，才
能健康的滿足嗜甜慾望。

被加入調味料、甜點、酒精性飲料和其他加工食物，因此可說無
處不在。事實上，**過度消費糖很可能是當前最大的營養問題**。我們
吃太多糖，造成發炎、心臟病、脂肪囤積等問題。美國人平均每
年吃 68.1 公斤的糖，實在太多了。

　　沒錯，我們需要糖來製造能量，可是非常、非常、非常少人

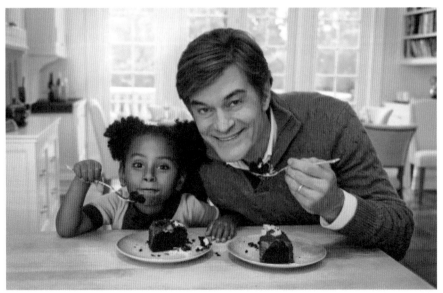

▲我和外甥女夏洛特在假期中享受巧克力蛋糕，這就是我在書中所提到的吃糖
特殊場合。

的活動量會大到把吃下去的糖轉化成的熱量，立刻消耗殆盡。然而，假如不迅速用掉糖的卡路里，就會變成脂肪儲存在體內，嚴重破壞胰島素反應，然後使你一整天的能量水平像雲霄飛車那樣忽高忽低。

糖好比效力強大的藥物，所以應該謹慎使用。不要經常吃糖，只有在非常渴望享受甜食，以及吃甜食的場合有令你嚮往的

反對汽水（甚至無糖汽水）的理由

每天只要喝一罐汽水，體重過重的機會就大幅增加，成年人增加 27%，兒童增加 55%。選擇人工代糖版的汽水也不能解決問題，因為代糖製造一種虛妄的滿足感，很可能使身體產生混淆，到頭來反而會尋求更多甜食，以補充身體欠缺的能量。

代糖比真正的糖更甜，使人味蕾鈍化，無法享受帶有自然甜味的食物，例如水果，結果導致人們以高熱量、過度加工的食品填補對甜食的渴望。不該喝無糖汽水的另一個原因是，最近研究發現，喝無糖汽水會提高中風、失智症的風險。這樣看來，喝點稀釋的檸檬汁不是好多了？

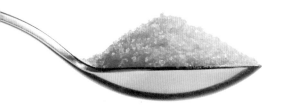

◀美國心臟協會和世界衛生組織建議：女性每天攝取的糖分應在 6 小匙以下，然而許多人的攝取量超過這個數字的兩倍：女性平均每天吃 15 小匙，男性吃 20 小匙的糖。

注意偽裝的糖

糖就像窮凶惡極的通緝犯，罪行罄竹難書。問題是，身體處理各種不同型態的糖時，所用的方式完全一樣。如果你想減少飲食中添加的糖分，就要好好檢視帶有下列這些名詞的食物標籤（按：為幫助讀者閱讀英文的標籤，這裡特地將原文全部列出來）：

- 龍舌蘭糖（agave）
- 糙米糖漿（brown rice syrup）、蔗糖（cane crystals）
- 葡萄糖（dextrose）
- 濃縮甘蔗汁（evaporated cane juice）
- 果糖（fructose）
- 濃縮果汁（fruit juice concentrate），例如葡萄汁或白葡萄汁
- 高果糖漿（high-fructose corn syrup）
- 蜂蜜（honey）
- 乳糖（lactose）
- 麥芽糖（maltose）
- 麥芽糖漿（malt syrup）
- 糖蜜（molasses）
- 原糖（raw sugar）
- 蔗糖（sucrose）
- 糖漿（syrup），任何種類

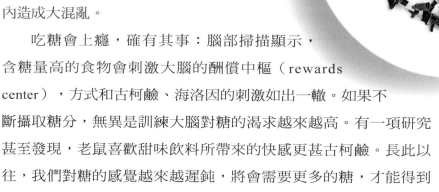

美好氛圍時，才偶一為之。這可不是自由通行證，只是容許偶爾吃一點糖，前提是這樣的甜食讓你感到快樂，而且與別人同樂。換句話說，只有特殊場合才能吃糖。當你濫用這種「藥物」，也就是吃太多糖、對糖產生依賴、糖源源不絕進入身體系統時，就會在體內造成大混亂。

吃糖會上癮，確有其事：腦部掃描顯示，含糖量高的食物會刺激大腦的酬償中樞（rewards center），方式和古柯鹼、海洛因的刺激如出一轍。如果不斷攝取糖分，無異是訓練大腦對糖的渴求越來越高。有一項研究甚至發現，老鼠喜歡甜味飲料所帶來的快感更甚古柯鹼。長此以往，我們對糖的感覺越來越遲鈍，將會需要更多的糖，才能得到和以前同樣的滿足。

然而你的身體會付出沉重代價，2015 年加州大學（University of California）發表的一項研究發現，多餘的糖和心臟病、糖尿病的罹患風險增加有關聯，也和高血壓、高三酸甘油脂（與心臟病有關的血脂肪）有關。吃下比建議分量多 25% 的糖，日後死於心臟病的風險會高三倍，原因是血流中太多糖會損害血管內壁，使得心臟病發作和中風的機率都增加了。

由於糖的營養價值不高，所以我要求你在實施 21 日計畫時減糖，讓身體重新校正過來。抵抗糖分的武器是同時吃下脂肪和蛋白質，脂肪可維持飽足感，而蛋白質則使血糖維持平衡，這樣一來，你就比較不會因為血糖下降太多，而忙著找甜食。

避開糖分這種「藥物」，過 21 天後，你對糖的需求感和渴望程度就會比現在低。屆時你將重設嗜甜的習慣，享受水果這種超級食物的美味，不須從其他來源滿足對糖分的依賴。想想看，在熟透的草莓上澆一點蜂蜜，就很棒。

在你偶爾犒賞自己甜食時，務必維持少量進食。不妨考慮以下方法，一邊滿足甜食慾望，一邊將糖的傷害降到最低：

● **吃可可含量至少 60% 至 75% 的黑巧克力**（吃起來雖然有甜味，但也有足夠的苦味，讓人不會停不下來，動輒吃掉一整包。如果你老是忍不住想多吃一些，那就買 80% 以上的

用黑巧克力取代糖

當你覺得需要吃糖的時候，不妨吃可可含量超過 60% 的黑巧克力。這類黑巧克力充滿抗氧化物，可以降低血管堵塞的風險、**降低血壓、改善情緒、增進記憶**，還有許多其他的好處。可可含量 60% 以上的黑巧克力也含有鎂，可能具有**抗癌症**的特質。因為可可含量超過 60% 的巧克力是由椰子奶油製成，而不是棕櫚油或椰子油，有中和膽固醇的效果，和棕櫚油或椰子油這兩種油脂不一樣。吃一小塊黑巧克力糖（大約 1 盎司重），既能滿足吃糖的慾望，且不會像吃糖般，產生想要大吃特吃的衝動。

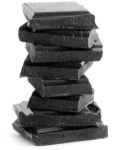

為蜂蜜辯護

蜂蜜是罕見不會腐敗的食物（考古學家在法老王的墓穴中發掘出一些蜂蜜，至今仍可食用），蜜蜂必須採 200 萬朵花，才能製造出 1 磅重這種金黃色物質。世界上有些地方的人，至今仍用蜂蜜治療傷口，因為它會殺死入侵的細菌，卻不會破壞細胞。我家有三個蜂巢，每年生產大約 70 磅蜂蜜，多到送人吃都吃不完。**在食物上淋一絲蜂蜜可以取代糖**，不但有甜味，而且對身體有益處。

這些益處包括：

控制血糖：糖尿病患者若以蜂蜜取代糖，血糖會比較穩定。不妨在茶或麥片裡添加蜂蜜。

治咳：在茶裡加蜂蜜可以減緩咳嗽，因為蜂蜜一方面使喉嚨舒緩，另一方面它含有甲基黃嘌呤（咖啡因裡的一種刺激物），可以擴張呼吸道，減輕咳嗽。

舒緩燙傷：有些蜂蜜具抗菌能力，因為它含有一種高濃度化合物，稱為食用甲基乙二醛（簡稱 MGO），將蜂蜜塗在燙傷或小傷口，可以緩和傷勢。你可以找食品標籤標示「麥盧卡獨特因子」（Unique Manuka Factor，簡稱 UMF，又稱獨麥素）大於 10 的產品，意謂該產品屬於醫療等級，也可食用。

黑巧克力，甚至純可可製成的零食）。

● 一碗原味希臘優格，上面加莓果、蜂蜜、黑巧克力碎片。

● 用無糖杏仁奶、一大匙杏仁醬、原味希臘優格、巧克力蛋白粉打成冰沙，就成了健康版的奶昔。

● 綜合堅果加苦甜巧克力碎片。

● 烤肉桂鷹嘴豆。方法：鷹嘴豆洗淨、濾乾，再加橄欖油和肉桂粉拌勻，以攝氏 170 度烘烤 25 分鐘。

第 3 章
策略發威

將這些知識化為行動，才能幫你抵抗渴望與誘惑。

　　我與數以千計為了挑選食物而天人交戰的人交談過，那種每次吃東西都跟打仗般的感覺，我很明白。

　　你面對的是一條繩索，一端是營養學家，希望把你拉到蔬菜、雞胸肉、莎莎醬那一邊。另一端是酥皮小人在對你勾指頭，想把你拉進西點麵包的天地裡。

　　這樣的天人交戰每天都在上演，體重與健康的戰鬥在此拚輸贏，每一次都要你做出決定。光有資訊，不足以讓你做出正確的抉擇，只有動機也不一定管用。有時，不論你多聰明、多有衝勁、多麼被鼓舞，甚至多麼迫不及待，卻在見到一塊蛋糕時破功。有時，你處在飢餓、悲傷或忘我的瘋狂境界，就會忍不住狂嗑隔夜的義式麵食，尋求心理安慰。還有些時候，你需要補強意念，以支持最佳企圖心。

　　這個時刻，就是策略上場的時候了。

　　先前所說的要攝取正確的食物若要見效，就必須是自動自發的反應，身體不假思索就自動實踐。你的目標是不必再天人交戰，可以自動自發攝取正確的食物，因為已經習慣成自然。

　　本章將深入檢視你的飲食習慣，讓你學習新的技巧，剷除有

不裝垃圾食物的冰箱

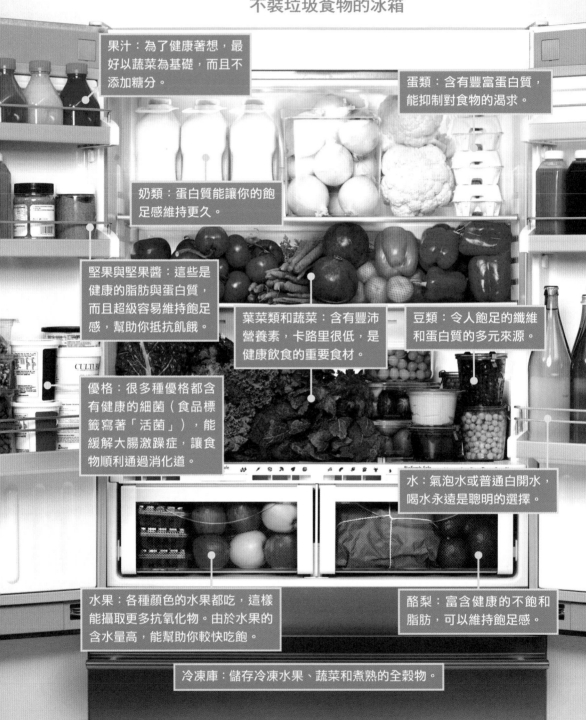

果汁：為了健康著想，最好以蔬菜為基礎，而且不添加糖分。

蛋類：含有豐富蛋白質，能抑制對食物的渴求。

奶類：蛋白質能讓你的飽足感維持更久。

堅果與堅果醬：這些是健康的脂肪與蛋白質，而且超級容易維持飽足感，幫助你抵抗飢餓。

葉菜類和蔬菜：含有豐沛營養素，卡路里很低，是健康飲食的重要食材。

豆類：令人飽足的纖維和蛋白質的多元來源。

優格：很多種優格都含有健康的細菌（食品標籤寫著「活菌」），能緩解大腸激躁症，讓食物順利通過消化道。

水：氣泡水或普通白開水，喝水永遠是聰明的選擇。

水果：各種顏色的水果都吃，這樣能攝取更多抗氧化物。由於水果的含水量高，能幫助你較快吃飽。

酪梨：富含健康的不飽和脂肪，可以維持飽足感。

冷凍庫：儲存冷凍水果、蔬菜和煮熟的全穀物。

害模式，如此一來，你就會不加思索做出好的選擇。

策略1：身邊擺滿超級食物，抵擋邪惡時刻

如果你想正確的吃，就要想方設法輕鬆執行，打造一個充滿超級食物的環境，是必要的。你的冰箱、冷凍櫃、食物儲藏櫃、廚房流理臺、袋子裡要放對的食物，支持你度過一天的飢餓與情緒起伏。

想想看：有多少次你吃下令五臟六腑難以負擔的食物，只是因它們近在咫尺？開放式櫥櫃裡那個橘色紙盒，是不是總在召喚你享用一些酥脆的餅乾？製造商用顏色鮮豔的盒子包裝是有用意的——它們對你大聲吶喊：「來吃我！」同樣的誘惑來自好心的女士帶杯子蛋糕來犒賞志工，或是你沒有事先盤算午餐吃什麼，結果過了 1 點鐘，飢腸轆轆的你發現最近的食物是中式自助餐店，一客只要 5.99 美元。

然而這樣一餐吃下來就是 3,000 卡熱量，天曉得用了多少炸油？所以看似非常划算的這頓飯，其實一點也不實惠。這樣的場景天天都在上演。

研究人員針對漫不經心的進食行為，做過令人大開眼界的研究，我從中學到許多，了解潛意識如何讓人們吃下更多東西、做出不好的選擇。舉個例子，康乃爾大學的布萊恩・汪辛克（Brian Wansink）率領的研究團隊做過很瘋狂的實驗，證明視覺線索對人們進食的分量影響極大。

◀上班時隨身攜帶一小包堅果，如果希望更有味道，可以加一些鷹嘴豆和咖哩粉。

　　這些研究人員用底部挖空的碗裝湯，然後以幫浦悄悄將湯從碗底加進碗裡，所以喝湯的人根本不曉得湯變多了。他們探討的因素包括噪音和光線，看是否會影響進食的抉擇。研究人員發現，許多和飢餓無關的因素，會導致人們越吃越多。

　　有兩大關鍵可以消除這些外力的影響，那就是計畫和創造。你曾經為一些危險時刻事先做計畫嗎？也就是當心裡最脆弱、最想吃有害食物時，你有讓自己健康吃的方法嗎？

　　晚上 10 點鐘，你辛苦了一整天，碗盤也洗好了，終於有機會放鬆一下，觀賞一集電視實境秀。這是寧靜的時光、放下壓力的

超級食物無所不在的五個祕訣：

- 花一小時清理食物儲藏櫃、丟掉加工的垃圾食物。列一張含前一章五大超級食物的採購清單。
- 事先計畫一整週的午餐，帶便當上班、上學。
- 利用週日製作餐點。煮一大鍋健康的菜色，可分成好幾頓午餐和晚餐。同樣的，利用週日切好蔬菜，隨時可拿來當零食和配菜。
- 如果你還是買了垃圾食物，將它們放在儲物櫃最上層，而且放在其他食物後面。當吃東西的衝動襲來時，越難看到、拿到的垃圾食物，就越不會費勁去拿來吃。
- 在車子裡、皮包裡、公事包裡放一小袋堅果，以便飢餓時派上用場。

時光、屬於自己的時光，你心裡想著，這是來一大碗香草冰淇淋的好時刻，還要撒一些巧克力碎片，讓口感更佳。3 分鐘後，冰淇淋已經在你膝蓋上，遙控器在手；要不了多久，你的胰島素反應部隊不久便會發出警報訊號。

讓我們思考一下，如果你家裡根本沒有冰淇淋，那會如何？這時你肯定不想開車去便利商店，只為買幾樣甜食，然後再開車回來，因為不划算。於是你裝了一大碗優格，然後加一大勺莓果，再撒一些黑巧克力屑。

雖然零食換成較健康的種類，但是電視節目還是一樣好看，零食也一樣令你滿足。你若能事先準備好的健康零食，就可以應付那些邪惡發作的時刻，繼而改變食物在體內的作用，讓超級食物發揮良好的效用。

一旦開始後，你就會一直調整環境，讓更多的優良食物在你身邊。最近我把蔬菜和沙拉食材移出冰箱的生鮮抽屜，因為抽屜不易看見內裡，往往還沒有吃就腐敗了。

雖然我們平常就會多吃水果蔬菜，但是這項改變還是起了很大效果，因為這樣改變後，打開冰箱就看到健康食品，不必翻來翻去的找。

麗莎總是在家裡準備美味的湯，夜裡想吃宵夜但又不想多吃時，這是很棒的選擇。這種湯來一碗，簡直可以讓人起死回生，不但有營養，喝了還會感到滿足。

假如家裡沒有那種湯，我可能就會吃下更多東西。我們家裡會準備許多健康的常備食品，包括冷凍庫裡的晚餐主菜（例如魚類），這樣只要花一小時，就可以吃到健康餐點。我寧可自己選

完美的點心在這裡

　　堅果富含好的脂肪和維持飽足感的蛋白質，有些研究指出，堅果有助於降低發炎程度，進而幫身體抵禦多種疾病和病痛。堅果種類之多、效用之強，令人嘆為觀止。

- **杏仁**：有助於控制體重、維護心臟健康、胰島素敏感性，甚至可以改善腸道裡的好菌數。

- **巴西堅果**：含有礦物質硒，可以改善甲狀腺與免疫系統的功能。

- **腰果**：含有鋅，可以促進免疫力，並增強紅血球的製造能力，對運送氧至全身各處極為關鍵。

- **榛果**：含有葉酸，幫助打造強健的骨骼，降低壞膽固醇，增加好膽固醇。

- **夏威夷果仁**：熱量雖很高，但比其他堅果擁有更多好的單元不飽和脂肪，含量甚至高於酪梨。

- **花生**：屬於豆類，蛋白脂含量甚至高於堅果，而且是植物固醇的絕佳來源，有助於控制膽固醇。

- **胡桃**：含有一種特別的維生素 E，能保持大腦健康，也能幫助降低壞膽固醇。

- **開心果**：含有抗疲勞的鉀，還有許多纖維。

- **核桃**：含有最多有益健康的植物性 omega-3 脂肪（稱為 ALAs）。

擇健康之路，也不要送披薩的人幫我做決定。

　　以前某一天中午我臨時接到電話，必須趕去工作，在此之前我已經忙了一早上，肚子非常餓──真的是那種讓人坐立難安的飢餓──然而情況緊急，只好忍著。

　　我有隨身攜帶堅果的習慣，那一天也不例外，於是就吃了起來，雖然心裡實在不怎麼情願，但堅果幫我捱過那段時間，直到有機會吃午餐為止，若不是這樣，我一定會飢不擇食，吃下唾手可得的餅乾或杯子蛋糕。

　　這就是真相：我們都是環境的產物，做決定時並非基於腦裡的知識，而是看當下身邊有什麼食物。這種情況天天發生：一邊做晚餐、一邊吃零嘴；一邊看電視，一邊從深不見底的袋子裡掏出酥脆的點心吃；下午 4 點鐘襲來的衝動，讓你跑到販賣機前買零食；吃掉盤子裡最後一勺馬鈴薯，反正剩下的分量不夠下一頓吃。就是這類漫不經心的習慣，擊敗了我們，想戰勝這些惡習，就必須創造新環境、新經驗，讓正確的行為變成不加思索的自動模式，才能享受食物帶來的健康與快樂。

　　飢腸轆轆的時候，我們都是看見什麼就吃什麼，近在眼前是關鍵。身體會強烈希望填飽飢餓感，妄想忍耐 30 分鐘，找到胡蘿蔔和芝麻醬再充飢，是很難達成的。所以你必須先準備好健康食物，在感到飢餓和面對誘惑時，隨手拿出來解飢。這就是早上裝好零食再出門的重要性，因為有了健康食品解饞，你就不會亂吃那些容易到手的垃圾食物，擾亂身體的血糖和能量。

策略2：把「別吃什麼」，改成「吃什麼」

之前我們一群夥伴在打男女混合排球賽，對手球隊裡有一名男子是名副其實的隊長，他不斷叫嚷、拍手，激起球員的鬥志。當球員表現不好時，隊長好言拜託球員加把勁，他的教練模式是：「不要那樣做就對了！」

結果不出所料：他的球員怎麼做都不對。隊長耳提面命什麼不能做，他們就那麼做，結果是一再失球。

這正是我們的飲食文化毛病，我們一而再、再而三聽到：「別吃那個就對了！」別吃酥餅、零食、碳水化合物，也別夢想在表演中場休息時，來一份熱呼呼的奶油起司義大利寬麵。

我們活在一個和耐吉廣告（Nike的著名廣告詞「做就對

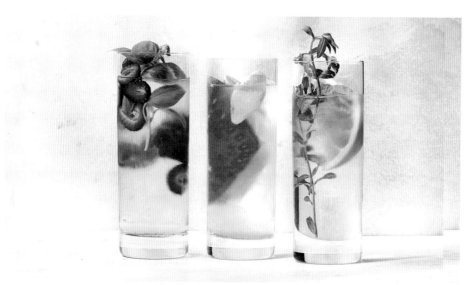

▲用氣泡水加切片水果取代汽水，可以少吃進 10 小匙的糖。不然也可以試試以下幾種清新組合：草莓加羅勒、西瓜加薑。

了！」）正相反的飲食環境中——別做就對了！可是別人越叫你不要做什麼，反抗的誘惑就越大，並不是因為你天生就叛逆，背後的理由有兩個。

第一，大腦有時候會聽不見「不」，舉個例子，兒童聽到「不要跑」時，大腦會處理「跑」這個字，所以比較好的祈使語是「用走的」。將否定的訊息改成肯定的訊息，就變成對大腦好言相勸，去「做」某事，而非「別」做某事。

第二，大腦須執行某項行動，想要有事情可做。所以較聰明的做法，是替你想要戒除的習慣找一個替身，也就是用一項新行為取代舊習慣。

大腦經由練習，學會新的行為。它布下神經路線，這樣才知道如何輕鬆的執行。剛開始大腦可能要多花點時間，但是慢慢就學會收放自如，而你也會做出相應的舉動。用健康的習慣取代壞習慣，就是布下新的路線，抹除舊的路線。

要怎麼執行？假設你的壞習慣是下午 5 點左右吃一包洋芋片，因為渴望酥脆的口感、鹹味，也渴望儀式性的進食與放鬆。

你想戒洋芋片，可是時間一到，嘴裡沒有食物可咀嚼，不滿足，這時你要找的是更強大的替代品。你可以在碗裡裝滿口感酥脆的食物，照樣咖茲咖茲吃得歡，胃和心靈都感到滿足，身體也更健康（你不必驟然戒斷零食，可以先吃一碗胡蘿蔔條加半碗洋芋片，然後逐步減少洋芋片的分量）。

同樣的原則也能適用於對抗誘惑力強的食物。假如你很難抵擋汽水，就用氣泡水加水果替代，既能嘗到甜味，也包含氣泡的口感。

記住，你不是永遠放棄自己最愛的食物；正如我在第二章所說的，遇到特殊場合還是可以享受一番。你只是重新訓練大腦，讓較健康的行為變成通則，不健康的行為則是偶一為之的例外。暫時戒掉壞食物也帶來另一個正面影響，那就是往後你對壞食物的渴望就不再那麼強烈，生活也不需要那麼多意志力了。

策略3：轉移注意力，避開雷食物

不管上學、上班，甚至去社區游泳池運動，大家都活在別人的規矩下。我覺得，在食物上，你應該自己做主，因為你最了解自己的壓力點，可以發明獨特的應對辦法。這些解決之道將成為你的營養憲法，指引你在飲食上做抉擇。

- 我對甜食難以招架，給我巧克力冰淇淋，我就會快樂得像個孩子。這個弱點我很清楚，可是缺乏鋼鐵般的意志，於

贏得控制權的訣竅

研究人員探討過，改變行為時只要換一個字，力量就相當驚人。當你要戒掉某樣東西時，用「我不要」代替「我不能」，例如「我不要吃酥餅」，而不是「我不能吃酥餅」，兩者的差別在於後者是別人指示你不能吃，前者是你自己決定要不要吃。

研究人員發現，這樣簡單的改變翻轉了控制權，由你來作主，而不是由什麼節食計畫主宰——結果會更加成功。

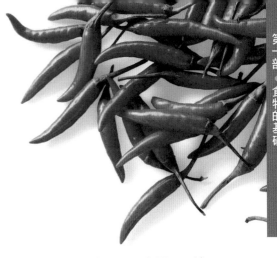

是我訂出兩個原則：一、**我不在家裡吃甜食。家裡不放甜點**，就不可能在家裡吃。二、如果全家外出用餐，就只點一份甜點，大家一起分享，每個人只吃一、兩口。這樣的安排偶一為之，分量足以讓我們享受濃烈的甜味，又不會撐開腰圍。

▲美國最近有一項研究顯示，辣椒可降低心臟疾病和中風風險。你可以將辣椒核和種子切除，加入任何須添加辛辣味的菜色中，包括墨西哥辣豆醬、湯、莎莎醬、墨西哥炸玉米捲。

● 我的綽號是「打包王」，每次出去吃飯，我會**把剩菜打包**回家。以前我無法容忍浪費食物，以至於常吃得太飽。如今我的計畫是把食物帶回家，這樣就不會獨自承受沒吃完的壓力。

● 如果我無意間吃到喜歡的東西（冰淇淋、巧克力之類），心裡知道可能會一發不可收拾，就趕快**吃別的食物，改變自己的味蕾**。我會吃一顆薄荷糖或刷牙，若是在宴會上，我就吃一顆橄欖，因為它味道很重，足以抹去先前某樣不健康食物留下的美妙滋味。有效阻止我想繼續大吃的衝動。

讀者看得出來，這些並不是真正的規矩。我大可把它們濃縮成「不在家裡吃甜點、不要吃光盤子裡的食物、吃壞食物時不可超過兩口」，然而我不認為這樣做能應付飲食問題。

你該做的是檢視自己的生活，找出無法吃得健康的困難點在哪裡。你很可能一邊煮飯一邊偷吃，也可能吃掉孩子剩在碗盤裡的餐點，以免浪費。釐清你的危險區域，然後創造相對的因應策

略。問自己：「在那些情境下，我可以怎樣做，才能處理得更好？」一切都在於設計聰明的系統，以及轉移注意力的戰術，它們會賦予你力量，而不是刺激你。

策略4：吃飽後才去採購食物

超級市場是個棘手的地方，那裡就像食物馬戲團一樣，選擇之多令人眼花撩亂，有不同品牌、樣式和價格，標籤深奧如密碼，讓你難以選擇，也難免誘惑。然而一旦深入了解食物所含的營養，你就能破解這一行的行銷術語，找到超級食物，避開有問題的區域。

超市裡最健康的食物，如農產品或生鮮魚、肉類，通常會放在賣場的外圍區域，而較不健康、加工繁複的產品，則多放在中間走道的貨架上。那麼何時採購最好？答案是吃飽飯後，這樣做採購決定的就是大腦，而不是胃了。

策略5：每天寫下你都吃了什麼

如果你正在考慮將飲食做 180 度改變，或是覺得要大幅調整，那麼就從寫食物日誌開始。把吃下去的每一樣東西記下來，是有效的戰術，原因有：一、日誌讓你產生責任感，哪怕只是每天回顧一下。二、如果你曉得晚一點須用白紙黑字記下來，那麼抓一把軟糖吃之前，就會想一下。三、即使你只是在準備晚餐時這個吃幾口、那個嘗幾湯匙，加總起來，每天平均也會加 25 卡熱量。如果要把吃下去的每一口食物都記錄下來，會幫你拒絕很多誘惑。

看到「有調味」，就不要買

天然調味真的比人工調味好嗎？真相是：其實兩者相差不大，所謂的「天然調味」，實際上可能含有人工化學物質。天然調味和人工調味主要差別在調味化學物質的來源。

天然調味劑必定來自植物或動物，而人工調味劑則是在實驗室合成。構成這兩類調味劑的化學物質，其實完全相同，在許多例子中，兩者都會令人上癮，也可能使你的味覺遲鈍，嘗不出真正食物的滋味。我是盡可能少買加工食品，藉此避開「人工」和「天然」調味劑。

採購時要選標籤上所列成分最少的種類，也就是成分越少越好。當你開始這段旅程，還沒一頭栽進更高深的營養學前，要記住這項簡明的方針。

不過我的重點不是叫你避開那些推銷零食的卡通人物，而是了解採購食物也可以很有樂趣。你可以把買食物這件事想成是挑戰和冒險，而不是浪費時間的瑣事。探索商店，看看你能發現什麼，瞧瞧那是不是不同品種的堅果或水果？魚攤位上有一樣東西，你是不是從來沒吃過？造訪農夫市集或不同民族的雜貨店，看看裡面有什麼，用他們供應的健康食材做實驗，為你的菜色增添風味，也為你的烹飪增加樂趣。這麼做也有回報：康乃爾大學的一項研究發現，在飲食上具有探險精神的女性（意思是勇於嘗試多種不常見的食物），體重比那些吃較多傳統菜色的女性更輕。

　　事先寫下你打算吃的食物，就像做運動訓練計畫一樣；你擬妥一項計畫，目標是堅持下去，這樣一來，就不會在衝動時做決定，而且會用整體的眼光看待每一天，盡量吃下好的食物，種類越多越好。

　　不論是事後寫日誌或事前做計畫，兩種方法都可以用紙筆或電子形式完成，許多智慧型手機的應用程式，例如「我的健身拍檔」（MyFitnessPal）和「食物教育」（Fooducate），都能讓你輕鬆記錄每一天的飲食。對我來說，計算卡路里不重要，要緊的是你有沒有意識到，自己甚至不清楚每天吃進哪些東西？建議你嘗試 2 週，也許會發現自己挺喜歡寫日誌的，進而養成終身習慣。

第 4 章
吃的心靈糧食

在人生中無數個特別的時刻，用餐不僅是發揮營養的力量。

你家的中心在哪裡？很多人家裡的中心是起居室或客廳，那很自然，生活起居本來就應該在那裡。

問題是，這些地方使我們癱在沙發上，眼睛死盯著電視、手機或筆電。雖然在客廳裡放鬆、工作或一分鐘敲 400 個表情符號都沒有錯，可是我還是要說，你應該**把家裡的重心移到廚房和餐桌**，在那裡眼睛盯住的是人，不是電子畫面。一般家庭的烹飪工作常落在一人身上，負責煮飯的人獨自在廚房裡忙著，其他人則在別的房間裡，手指像啄木鳥似的敲擊鍵盤。

假如廚房和餐桌變成家裡的「太陽」，全家大小圍繞著它轉，那麼會發生什麼事？生活因此多了交談、歡笑、動手準備餐點，而變得豐富一點、活潑一點。用餐將成為家庭活力的強大來源，不管廚房是大是小，也不管煮飯時間是 20 分鐘或 1 小時，不管是兩口之家或 10 人的大家庭，道理都一樣。

麗莎和我努力讓廚房不只是做菜的場所，還在此交換想法、故事、疑問、議題、歡笑，一開始只有夫妻倆，後來有了孩子，也和他們有同樣的交流。如此一來，這個煮飯、用餐的地方，成了我們家的中心，是家人聯絡感情的所在。煮飯的人在廚房裡忙

碌時，其他人也會來聊天，對話一直持續到用餐時。我希望所有人重新獲得用餐時間對心靈的益處，重新學習以下的重要真理：

我們已經談過食物的科學層面，但是食物還有性靈的一面：親友相聚，圍著餐桌用飯，散發濃濃的人情味。這項元素本身就具有療癒的力量，有助於減緩焦慮、改善情緒，過更健康的生活。紐西蘭有一項針對家人聚餐效果所做的小型研究，發現闔家吃飯可以改善家人健康、促進關係。

所以，當你啟動五大超級食物攝取之旅時，應該花幾分鐘思考，該如何說服家人積極參與烹煮，而不是等到飯菜上桌了才出現。一開始先慢慢來，每週大家一起煮晚餐，或是每週日全家一起準備下週的午餐，將這個活動變成家庭傳統。

另外有個辦法是每個月計畫一頓驚喜餐點，由家裡某位成員煮一道新的菜色。——實驗小點子，長期下來，廚房就會變成具創造力的地方，而不只是盡義務的地方。

食物的價值遠超過營養素和微量營養素，還有一種價值來自於時光。在此容我分享自己生活中的幾個例子。

心靈角色 1：吃飯不只配菜，配話更令人開心

小時候夏天時我會去土耳其親戚家住，他們一大家子每週都會聚在一起吃大餐，桌上擺滿各式各樣土耳其佳餚，例如果仁蜜餅和濃稠的芝麻茄子醬。有個嬸嬸會做鑲填蔬菜，像櫛瓜鑲米和肉；另一個嬸嬸家裡種了一棵桑樹，我會爬到樹上，把桑葚從枝椏上搖下來。我們採集好多美味的桑葚，然後大吃特吃，連手指都舔得乾乾淨淨（順便一提，桑葚乾和無花果乾一樣甜，糖分只

有葡萄乾的 2/3，是纖維和抗氧化物的好來源）。

大夥兒一邊吃著大餐（大概持續一個半小時），孩子們一邊玩捉迷藏，大人打撲克牌或玩其他紙牌遊戲。當時我沒有思考過這些儀式，只是享受美食，那些菜色都不昂貴、也不難做，但每一樣都新鮮，有益健康，這就是我們生活的方式。

那些夏天已經過去很多年，如今我回顧往事，不僅看到桑葚和果仁蜜餅，也明白我們吃的那些飯既是娛樂也是社交，進餐意味著與親友共度的時光。

現代人日程繁忙、壓力大，常常匆匆打發一餐，也少了家人共處與多代同堂的精神。所以我們家努力重建全家一起用餐的傳統，哪怕孩子已經陸續因為就學、就業而離開家，而且有了自己的生活。

我的孫女兒菲蘿還是嬰兒的時候，用餐時間經常坐在我膝上，原因是為了讓她媽媽戴芬（Daphne）歇口氣，也免得她亂抓餐桌上的刀子。不過我們希望大人吃飯時，菲蘿能加入，而不是被晾在一旁。

後來菲蘿 3 歲半了，有時還是會坐在我膝上吃飯，並不是因為要我餵她，而是這就是我們家吃飯的方式。看菲蘿盯著每個人瞧的樣子，就很有趣，每次有人笑出聲，她就會轉著小腦袋瓜、目不轉睛的看著，似乎想弄清楚那個人為什麼會笑出聲，然後跟著笑。在餐桌

▶小時候我採集並狂吃的新鮮桑葚，現在很難找到了，不過桑葚乾倒是很好買到，許多網路零售店都有販售。

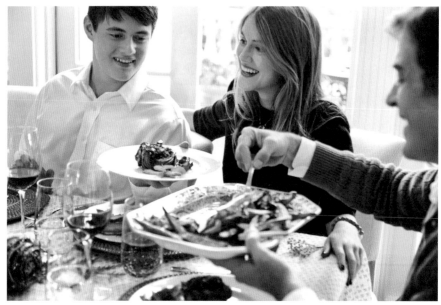

▲奧茲家的餐桌上充滿了愛——全家人會在餐桌上交談、分享。

旁的我們就這樣看著她成長、學習；餐桌實在是個神奇的地方。

　　家人一起用餐的時候，看起來好像只是互相遞盤子給對方，但實際上我們也在傳遞智慧、記憶、觀念、疑問。

　　有一次我們在麗莎娘家吃晚餐，享受多種新鮮、天然的食材，飯菜美味無比。但讓我更喜愛的是，丈母娘會在餐桌上和大家分享讀書心得，內容有愛情、友情、我們周遭的世界。書本不厚，總能挑起對話，也讓在座者都能欣賞彼此的觀點與感覺。

心靈角色2：你需要哪種情緒化進食？

　　最近兒子奧立佛（Oliver）和我一起去釣魚。當天許多人都釣到很多魚，唯有奧立佛一無所獲，儘管他試過每一種魚餌，又小心翼翼對著河裡拋餌，但魚就是不上鉤。和我們一起去的一個朋友解釋：當時正是魚群逆流而上產卵的季節，所以對進食不感興

趣。如果魚咬了餌，是因為釣客將魚線甩進水裡，擾亂了水流、激怒了魚兒，牠們咬餌是因為旅途遭人打斷，而不是因為飢餓。

聽起來很耳熟嗎？

情緒性進食——因為憤怒、壓力、傷心才吃東西——是努力節食和減重者常碰到的問題。很多人就像那些咬餌的魚一樣，漫不經心的吃下食物。他們變得情緒化，所以一逮到什麼東西就吃下去，進食帶來幾秒鐘的情緒紓解，然而卻會釀成長期的後果。

進食應該情緒化——但我希望與食物連結的情緒是積極、有生產力的，而非消極與純粹反應。不要因為別人傳一則苛薄的訊息給你，你就以吃掉一整桶冰淇淋洩憤，或是因為生活艱辛，就吃掉一整盤義式麵食。

這正是你要找別人一起吃飯的原因之一。**具破壞力的情緒性進食，大都發生在獨處時；如果有支持你的朋友或伴侶陪伴，你就不會拿食物當安慰劑。**麗莎和我不論去哪裡旅行，都喜歡品嘗當地的食物，並且騰出一段時間，放慢步調共度時光。我們會準備野餐用品和食物，去某座公園或海灘，在城市的長椅上野餐。重點不僅是吃什麼，而且是兩人相偎相依。我們聊孩子、聊目標、聊挑

在家吃較健康

研究顯示，每週自己煮 11 頓到 14 頓的人，比每週自己煮少於 6 頓的人，罹患第二型糖尿症的機會少了 13%。你不必費心去學烹飪，我在 21 日計畫中的食譜，都是能在半小時內完成的。

戰,雖然也會在其他時間討論這些話題,可是有了這些餐點,我們的回憶更美好。

心靈角色 3:用我們的五感進食

我有幾個頗為自豪的技能。我善於傾聽;網球反手拍打得還不錯;開胸腔手術依然游刃有餘。不過有一項技能是我過去 10 年才培養出來的:**練習覺察自己**

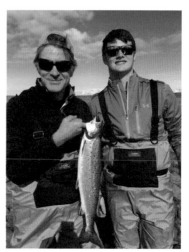

▲奧立佛和我炫耀釣到的大魚。

在吃什麼的意義。我不是指精確計算每一頓飯的卡路里和糖分,而是深入體會食物所帶來的感官奇蹟。

也就是專心進食——放慢速度、享受滋味、不要分心,真正擁抱食物,不要只當它是物質,而是一種體驗。

轉移要進食的情緒

想避免因焦慮、抑鬱、疲憊、壓力而導致的暴食,第三章已經提到許多管用的招數。另外,我也發現,如果你暫時將自己抽離某個情境——例如走一段路、深蹲幾回合、伸展一分鐘,對食物的急迫渴望就會減緩,讓大腦做出好的決定,而不是純粹採取進食的反應。肢體活動能幫你的身體克服情緒化反應。

當你心無旁鶩，召喚所有感官，進餐時間就會成為品味生命中美好事物的時刻。嗅覺和味覺都是自然而然、不須思考就有反應，視覺也是，所以我試著去認識超級食物的樣子。有趣的是，《食慾》（*Appetite*）期刊過去刊登一項研究：研究人員使用相同食材做兩頓餐點，其中一盤裝盤較美，結果不出所料，賣相較佳的那盤，嘗過的人都覺得比另一盤味道好。

當我把所有感官都用上，便發現飲食經驗變豐富了，吃東西的速度變慢了，這意味我吃得比以前少。另外，這種體驗也使我思考自己不喜歡什麼食物，假如我不喜歡一種食物，就堅決不吃，不再像以前一樣，只因為食物近在咫尺，就不分青紅皂白的吃下去。

研究也支持我這個想法，《食慾》期刊曾經刊登過一篇研究，提到吃飯專心有助於減重，而減輕體重則對健康大有益處。

所謂專心進食，並不是要你像開戰鬥機的飛行員般全神貫注，只是要你吃飯時甩開會讓你分心的事物，不要一邊盯著手機、電腦或電視螢幕，一邊往嘴裡塞飯菜。

和別人一起圍桌吃飯，就主動參與、傾聽、享受不同滋味（食物的味道和人的氣息）；如果是自己一個人吃飯，也要坐下來好好享受眼前的食物。我不是要你花一個半小時吃早餐，只是要你有意識的放慢步調。

心靈角色4：孤單的節食？大可不必

我和很多人談過減重、節食、食物計畫的話題，有些是專家，有些是朋友，很多是我節目的來賓。我一而再、再而三聽到

人們拒絕吃比較健康飲食的理由，並不是他們都討厭青花菜、不是他們拒絕不了汽水，也不是因為少了義大利千層麵，就活不下去，而是因為節食讓他們感覺自己彷彿身陷在孤島上，旁邊一個人都沒有，肚子很餓，可以選的食物又很有限。

我們請知名的麥可・柏蘭德（Mike Berland）民意調查公司為我的電視節目做過一項意見調查，結果發現 60% 的受訪者感到孤單，如果正在節食，這種感覺就更放大了。畢竟節食的人不能參加派對、狂歡、享受夜生活，因為別人在喝酒乾杯、大啖美食

---

24 小時專心挑戰

我希望你在下週挑一天，每次吃東西時做到四件事：

1. 吃東西時眼睛看著食物或其他人（而不是盯著手機、電腦或電視）。咀嚼和吞嚥時，真正品味食物。每一口放進嘴巴之後，先將餐具放下，等吃完後，再拿起餐具吃另一口食物。

2. 除了味覺外，試著感覺食物的口感和溫度如何？在碗盤中是什麼樣子？你嗅到什麼氣味？

3. 吃一種健康食材或你很久沒吃（甚至從未吃過）的食物。例如在市場選購新奇的水果，當午餐後的點心，或是在烤雞胸肉上撒一些異國情調的香料。

4. 上床睡覺前，回想你當天吃這些東西時的感受，現在吃過了，又是什麼感受。你喜歡嗎？明天再試一次。

時，你只能啃一根西洋芹。

　　儘管有些食物計畫告訴你，只需要意志力，在別人無法拒絕時，你不為所動就成功了，可是我要提供一個不一樣的方法。

　　歡笑、社群、社交互動就像必要營養素一樣，如果你躲在廚房吃一塊 4 盎司重的雞胸肉，卻希望自己此時能和別人一起同樂，那麼這種飲食對你的健康，其實是有害的。所以我將在這本書裡提供策略，幫助你管理飲食，這樣你就能照樣和別人同歡，又不會偏移營養的正軌。

　　你可以和朋友同享歡樂時光，可以用一套系統來抵擋誘惑的時刻，甚至可以鼓舞他人仿效你的做法。你需要自己的部落（以及社交聯繫這個強大的醫療工具）支持，才能達到真正的健康。

第二部

超級食物
可以修復身體

第 5 章
減重的超級食物

你會看本書，主要目標之一，就像 53％ 的美國人一樣，
想減重。

你想變得快樂、強壯，而不是情緒低落、精力不振；你想解決的健康問題，就是體重過重。

我就直說，這本書的確在談減重，但並不是傳統的減重書。本書要談的不是拚命減重，使你有好看的外表，而是要讓食物在你的體內修復身體，只要做到這點，你的體重就會正常，進而擁有活動自如的身體。

減輕體重，也減輕動脈和關節的負擔

畢竟健康的體重具骨牌效果，能改善心臟、發炎、情緒等多方面的問題。體重減輕後，動脈、關節的負擔也跟著減少，降低罹患糖尿病、癌症、中風等病痛的風險。體重減輕，你就有健康的未來。

在接下來的過程中，每一階段都有五大超級食物幫助你，請繼續往下讀，找到它們發揮助力的方式。

F（有益的脂肪）：omega-3 已經證明會減少腹部脂肪。根據《國際肥胖症期刊》（*International Journal of Obesity*）所刊登的一篇論文，利用減少攝取熱量節食的人，如果每週吃 3 天鮭魚

（富含omega-3），減少的腹部脂肪，遠超過攝取相同熱量但不吃魚的節食者。**好的脂肪如何幫助減重？答案是促進新陳代謝，及抑制飢餓。**

　　I（理想的蛋白質）：精瘦的蛋白質是維持飽足感的關鍵，也是身體組織的基礎。此外，理想的蛋白質也能幫助減重，根據紐約大學的一份研究，吃足蛋白質建議攝取量的人，體脂肪超量的程度較低。另外，對身體來說，身體消化蛋白質的效率較差，意思就是消化蛋白質必須消耗一些熱量，換句話說，蛋白質所產生的熱量是打折扣的——身體實際吸收的熱量，少於蛋白質所含的熱量。

　　X（額外的水果蔬菜）：纖維讓你維持飽足，就不會吃太多，水果蔬菜的纖維都很多。早餐攝取大量蔬果，可以讓你整天活力旺盛。最近有三項研究證明，減重時素食者比葷食者減掉更多重量。（這不代表吃肉是壞事，只是素食者本來就會多吃蔬菜。）

天天吃泡菜，不必看醫生

　　在降血糖藥發明以前，糖尿病患者的家庭祕方是以醋佐餐，所持理論是醋含有醋酸，會減緩消化速度，因此可以幫助身體管理血糖。這種說法不算錯：最近一些研究顯示，在升糖指數高的食物裡加入 1 至 2 湯匙醋，可以降低血糖，同時增加飽足感。這項觀念很容易實踐，只要用橄欖油醋當沙拉醬汁就行了。另外，不妨拿泡菜當零食，就算不能減重，也能滿足想吃脆口食物的渴望。

E（提供能量的碳水化合物）：吃複合碳水化合物比較不容易餓，最近有一項研究顯示，受試者吃 6 週全穀物含量豐富的餐點後，比吃精製穀物飲食的人，每天多燃燒 92 卡熱量。

S（特殊場合才吃糖）：吃太多甜食，你的血糖和飢餓程度都會飆升，但策略性攝取甜食，反而有益身體。義大利有一項研究發現，黑巧克力（可可含量 70％）吃 7 天，腰圍就會縮小。為什麼？因為可可含量較高的黑巧克力可以抗發炎，還會提高胰島素敏感性，這兩者都會影響身體儲存脂肪的方式。

你要這樣想，你並不是為了減幾公斤，而遵守嚴格計畫。你是藉著攝取五大超級食物，同時採取一些聰明的策略，改變自己的飲食習慣，順便減輕體重，進而改善身體健康。這種方式不但讓你減輕體重，驗血報告也會看出改善，而你也會感到很健康。

自己控制盤中刀叉，才不會被動手術刀

有一個病人，讓我了解飲食與健康之間的關聯。某個男子入院的時候胸部疼痛，動脈嚴重堵塞，我們認定他須接受心臟繞道手術。這人五十幾歲，體重約 204 公斤，得盡快開刀保命。

問題是，他實在太重，手術臺都承受不了。醫院無能為力，我們心裡很不好受。這個男子只剩一個選擇，減重上手術臺，我們才能幫他開刀。

當一個人只剩一個機會時，就會孤注一擲，這個人也一樣。他開始奮力節食，真的以蔬菜、瘦肉、橄欖油為主食（看起來是不是和我的五大超級食物很像），6 個月內瘦 45.4 公斤，效果非常可觀。他的動機很強烈，因為他不想死，那就只能減重。此時

減至 159 公斤的他，可以上手術臺開刀了。

　　讀者大概會猜想，於是這個男子就到醫院來，我們替他開刀，然後他就帶著健康的心臟過著幸福快樂的生活。

　　但故事的結局不是這樣。

　　真正的情節是：他到醫院填手術文件，我問他目前的症狀。男子說：「呃，症狀好像消失了。」他走路時不再氣喘吁吁，胸痛的症狀也沒了。我們幫他做徹底的檢查，發現不但與心臟病有關的症狀都減輕了，而且血管堵塞大幅清除，根本不必動手術。

　　真令人吃驚。

像藥丸的食物比藥丸棒

　　講到減重，我有很多祕密武器，豆類就是我最愛的武器之一。包括白腰豆、紅腰豆、豌豆、鷹嘴豆、扁豆，半杯乾豆（豌豆例外）所含的蛋白質等於 3 顆雞蛋，所含的纖維質相當於一天所需的1/3，另外還含有鋅、鐵、維生素B。假如你以前都沒注意過這種超級食物，現在起應在飲食中多攝取一點。我的 21 日計畫中就納入許多豆類。

乾豆的吃法
▶ 將乾豆泡軟打成泥，塗在三明治上，或是拌進沾醬、加入沙拉以增加口感，也可以放進湯裡，增加咀嚼感。

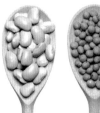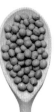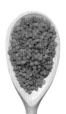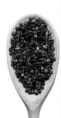

光是改吃超級食物和減重，男子就降低了心臟病發作的風險，消除其他許多問題。這是因為多餘脂肪會觸發洪流似的化學反應，造成身體系統諸多亂象。所以如果你必須或想要減輕體重，都請將此刻視為你的起點。只要改變飲食習慣，你就會朝體型變瘦、身體變強的方向前進。

成功減重的要訣

要減重成功，有幾個原則必須把握：

原則1：如何才能痛下決心

在《奧茲醫生秀》第 100 集的節目中，我介紹了 100 位成功減重 100 磅的來賓，雖然每個有體重煩惱的人都能見證減重的困難，但是減 100 磅和減 20 磅的差別還是很大。減輕 100 磅以上不僅費時，還需要額外的投入與策略。

當我邀請這些來賓上節目時，都會詢問對方：「你是怎麼減掉這麼多重量的？」我心理預期會得到形形色色的答案，例如「每天做 45 分鐘有氧運動」，或「烘蛋餅時只放蛋白」，或「晚上 6 點之後不再進食」，或「在冰箱門上貼我那條貼身牛仔褲的照片」。

沒想到答案都不是這樣。

這些人的減重動機，多來自領悟到減重之所以重要，是因為他們覺得自己重要。一名男子感到當頭棒喝的一刻是，女兒對他說：「我覺得爸爸恐怕不能在教堂送我出嫁，所以很傷心。」一位女性的丈夫對她交心，說他很怕晚年會失去對方的陪伴，因為

斷食，好嗎？

減重時有一個相當有意思的現象，很多人每天不進食的時間只維持 6 到 8 小時，而在清醒的 16 到 18 個小時間，則會斷斷續續吃東西。越來越多證據顯示，**拉長不進食的時段，是減輕重量的有效策略。**

有一份研究發現，受試者遵守一項斷食原則達 12 週，結果減輕的重量達 10% 體重。有些數據則顯示，利用斷食法減重的受試者，總膽固醇下降達 21%，三酸甘油脂也減少 42%。

斷食方法有很多版本，例如每天或每週兩次減少攝取 1/4 熱量。我不希望你在 21 日計畫裡嘗試這種方法，如果你在新的飲食方法中加入斷食，請實驗 12 個小時斷食。

例如，你可以從早上 7 點到晚上 7 點斷食。如果你喜歡清晨吃早餐，讓一整天都活力充沛，也不在意 7 點以後吃晚飯，這個方法倒是不錯。反之，如果你覺得自己不須一覺起來就吃早飯，也可以試試從午夜到中午的斷食。在斷食之外的期間，你還是採用我的 21 日計畫建議的餐點和食譜。一整週試個幾天，看看感覺如何，不論如何，至少吸收一項訊息：如果你習慣晚吃，不吃宵夜有助於減重。

研究人員說，他們還不清楚斷食為何有減重效果，有可能是增加身體對胰島素的反應，也有可能是改變身體利用脂肪的方式。在斷食期間，因為缺乏立即可用的食物，脂肪就會被身體轉化成能量。

提醒：採行斷食，不代表你就可以在進食期間肆無忌憚狂吃。換句話說，如果你斷食 12 小時，緊接著大吃垃圾食物，那麼想重新調整身體系統，無異於痴人說夢。

眼看她正在一點一點殺死自己。目睹別人如何在乎自己，讓這些人痛下決心改變飲食習慣和相關的行為。自尊心最終激發他們的意志，告訴他們開始的時候到了，必須重新調整身體，讓體重恢復正常。

也許你拿起本書的時候，就是你痛下決心的一刻，也可能是其他事情觸發你，鼓勵你閱讀本書。不論動機是什麼，不僅是感覺準備好，而是要準備好採取行動。

原則2：平衡，質量均衡才能減重成功

如果你依循我的五大食療原則，就會對於該吃什麼食物有基本概念，這些方針將有助於你自然控制飢餓，因為你將會吃容易

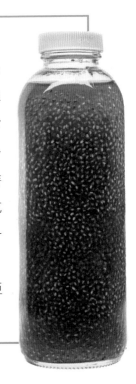

優質點心

健康點心種類不計其數，你將在我的計畫中找到一堆。例如，我很喜歡在原味希臘優格中拌入莓果、堅果或奇亞籽。研究顯示，**以優格當下午點心，可以攝取大量蛋白質（24公克），減少飢餓感**，增加飽足感，並且延後下一次進食的時間，好處遠勝於攝取低蛋白質點心，或完全不吃點心。奇亞籽可以調節血糖，讓你的胃開心好一段時間。

添加奇亞籽：在果汁和冰沙裡撒一湯匙奇亞籽，靜置幾分鐘，等奇亞籽膨脹起來即可食用。

飽足的營養素。然而一旦完成 21 日計畫後,該吃多少分量才正確,就取決於你了。假如你吃的分量過多,哪怕吃的都是健康食物,你的體重還是會增加。

所以,在遵循五大食療方針時,要考慮兩件事:1. 明白選擇優良食物有助於調節飲食。舉例來說,纖維、脂肪、蛋白質都會穩定飢餓感,因此你就不會吃得太多。2. 雖然如此,你也不能藉這個理由狂吃上面這幾類食物,因分量多寡舉足輕重,所以你還是要攝取較少的量,在沒吃飽和吃太飽之間找平衡點。

計算卡路里

人體時時刻刻透過三種方式燃燒卡路里:1.光是提供器官能量,就要燒掉 60% 到 75% 的熱量。2.身體活動與運動時,還會再消耗 15% 到 30% 的熱量。3.消化食物也會燃燒熱量,這對你有益,因為它們會自己燃燒,你不須額外出力。典型的例子就是**芹菜,因為消化這些綠色菜莖所用掉的熱量,大於它們所含有的熱量**。其他具有相同性質的食物,包括**堅果、蛋類、鮭魚,以及若干水果蔬菜**,不妨將攝取這些食物當作熱量打折。雖然經由消化所節省下來的熱量很少,不過積少成多,也不應小看。

▶一顆全蛋的熱量不到 100 卡。可以試試一、兩顆煮得稍軟的水煮蛋,只要煮沸 5 分鐘,蛋黃還稍微流動;如果喜歡蛋黃更軟一點,就把煮沸時間減 1 分鐘。蛋類對身體健康的好處很多。

原則3：吃下FIXES，不靠意志力

假如你以前嘗試過減重，一定知道很不容易。有時候你感到餓，有時候感到沮喪，這時就想找食物發洩一下；走在商場中，聞到食物的香氣，突然覺得想吃零食。我們的四周充滿誘惑，讓苦苦掙扎的減重過程更加艱難。

坊間有個迷思，認為意志力就足以克服難關。我對這種說法不以為然，因為有太多激發我們進食的因素純粹只是習慣，換句話說，我們給自己製造制約反應：打開電視，接著自然而然開一包洋芋片吃。想要打贏減重戰爭，必須用一些策略，例如改變進食環境，就不必依靠意志力抵抗。有些研究指出，我們每天能鼓

吃脂肪、甩脂肪

有些健身人士都用一個妙招：他們吃橄欖油漬沙丁魚，所持的理論是橄欖油和魚類都含有蛋白質和健康脂肪，因此合起來能幫助他們保持精瘦的體格。這麼說的用意，並不是要你把目標設為擁有肌肉發達的外型，而是給你有趣的見解：原來這些十分關心體脂肪的人，是這樣選擇食物的。

順便一提，我喜愛沙丁魚，它的名字源自薩丁尼亞島，因為這種魚在當地的產量非常豐沛。讀者不妨試試看，將它搗碎，再和橄欖油、切片干貝混在一起食用。

▶吃沙丁魚有個額外好處：細小的魚骨入口即化，和魚肉一起下肚，可以補充鈣質。

起的意志力是有限的，如果時時刻刻都要面對這樣的拉鋸戰，會把自己累死。

當我們把做決定的「氣」消耗完，就會開始做出差勁的決定，通常是傍晚，很多人感到心癢想吃東西。反之，如果你能自動做出決定，就會減低誘惑。

你可能認為飢餓只和舌頭或胃有關，但其實飢餓的起點是腦，大腦下視丘是身體活動的神經中樞，它接收從自律神經系統而來的訊號，並決定相應的行動，它收到食慾和飽足感的訊號後，就會調節滿足的感受高低，以及萬一不滿足時，該採取什麼行動。

瘦素（leptin）與飢餓肽（ghrelin）兩種荷爾蒙會影響下視丘，它們交互作用，讓你知道自己是否須進食。在完美的系統中，這兩者搭配得天衣無縫，就像跳雙人舞一樣優雅和諧，因此需要卡路里時，你就會進食以補充身體熱量，當活力旺盛時，你

低脂的好處不如當豬

適合「節食」的食物背後有什麼故事？很多減重食物的行銷口號喊得響亮，遠大於營養的實質意義。例如，「低脂」的食物很可能含有很多糖和人工調味劑。以減脂冰淇淋為例，業者宣稱你可以享受讓人沉淪的甜食，而不必做任何犧牲。聽起來像奇蹟一樣，無添加糖，但它們含有很多添加物和人工甘味劑。我見過一款低脂冰淇淋三明治含有 50 種原料，沒錯，50 種，我們是豬嗎？

要這樣吃，消除脂肪肝

美國將近1/3人口有脂肪肝，意思是脂肪在肝臟中累積，並且傷害肝臟。你可能認為脂肪肝是和酒精有關的疾病，但是攝取過多的糖和精製麵粉，也

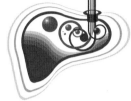
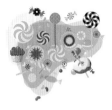

▲將遭到過多脂肪與糖損害的肝臟（右），和酗酒者的肝臟（左）放在一起，可以看出兩者對這個重要器官的損傷幾乎完全相同。

會造成脂肪肝。為什麼？因為體內過多的糖激增，便會造成肝臟不勝負荷，轉而將這些糖分轉變成脂肪儲存起來，接著就會產生有害的發炎反應。困難之處是這樣的肝臟損傷並無明顯症狀，卻與心臟病和數種癌症有關，相當危險。要幫身體打擊脂肪肝，就要攝取五大超級食物，例如 omega-3 油脂，同時戒除所有添加糖的食物。

就會停止進食，以免囤積太多脂肪。當然，你的身體希望這個系統有良好的平衡，不要飢餓也不要暴飲暴食，更希望表現完美的和諧舞步，這就是該你上場的時候了。

每天你的胃到了固定時間就會變空，刺激飢餓肽分泌。這時你會接收到微小的訊號，通知你該吃東西了，而某些進食衝動又比另一些強烈。等到你吃過食物，腸胃感到滿足，這些訊號就不再發送了。

這麼說來，**怎樣讓瘦素維持高檔、飢餓肽維持低檔？最直接的**

辦法就是吃五大超級食物，也就是吃可以促進飽食感的 F（有益的脂肪）、I（理想的蛋白質）、X（額外的水果蔬菜）、E（提供能量的碳水化合物）、S（特殊場合才吃糖）。這些食物都需要花長時間才能通過消化系統，促使瘦素水準維持在高檔，所以你會感到飽足。

反之，消化快速的食物——麻煩的**糖和精製碳水化合物——則會促進飢餓肽的分泌，導致食慾大增，**讓你吃得更多、變得更餓，製造惡性循環。

因此你應該避免極端，不要餓到極點，也不要撐到過飽。你要做的是吃五大超級食物，讓血糖上升速度緩和，而不是吃加工食物和垃圾食物，使血糖如雲霄飛車般反覆上上下下。

完美公式並不存在（例如有一種減重方法宣稱早上吃 3 顆蘋果，就能擁有理想的瘦素水準），所以你要多花一點心思，在飢餓的緊急狀況還未發生前，就將其壓制下來。把焦點放在一整天都維持飢餓程度的平穩，避免高低起伏，就不會暴飲暴食，也就不會增加體重。

第 6 章
強健心臟的超級食物

維持動脈通暢、強壯心臟的天然方法。

　　我第一次在手術中目睹活生生的心臟時，真是神聖的一刻。切開皮膚、鋸開肋骨、把這些一一打開，心臟赫然出現。心臟搏動時，心肌令我想起蟒蛇的力量，它以自己的方式活著，縮在胸腔深處，不曉得接下來會發生什麼事。

　　面對受損的心臟，我做的第一件事就是按摩，安撫它，令我吃驚的是，心臟在我手的撫慰下，搏動速度果真慢了下來。

　　等往心臟裡瞧的時候，我心裡已經有數。先前的診斷與評估告訴我，為什麼要動這場手術，以及我將會發現什麼。

心臟斑塊堆積就像結塊糖霜和隔夜薯條

　　我知道如果看見像結塊糖霜或隔夜薯條一樣的東西，那就是斑塊堆積。斑塊長得像造成斑塊的食物，可不是巧合的事。

　　如果我感覺到一條動脈的血流轟隆作響，彷彿水管裡的激流似的，我就知道那條血管有問題了。

　　假如心臟上面有一塊圓形痕跡，彷彿水果上黑紫色的斑痕，那是病人以前心臟病發作所留下的傷疤。

　　如果病人抽菸，我也看得出來。怎麼看？健康心臟的組織看

起來像細緻的亞麻布，輕柔、綿軟，容易縫合在一起。被菸損傷的心臟較像厚紙板，想把兩塊組織連在一起，就困難多了。

有時會看到心臟擴大、搏動快速，像是籠子裡受驚嚇的鳥，拚命鼓動翅膀。這樣的心臟奮力將血液推往身體其餘部分，可惜找不到力量。碰到這種個案，我們須迅速採取行動。

儘管有許多手術可以應付各種狀況，但使命都一樣：讓心臟強勁而有效率的搏動，確保進出這個關鍵引擎的通道暢通無阻。

我愛心臟手術的原因之一，是它能給予立即的回饋。手術不是成功，就是失敗，當場見真章。在我的事業生涯中，我花了非常多時間仔細觀看男男女女的心臟，這個攸關生命的器官，因為各種原因而受損，包括基因缺陷、香菸、不愛活動、飲食不良。我們會釐清問題，然後安排手術時間，設法解決問題。

以植物為基礎的飲食，對心臟最好

不論你是因為基因或生活方式，而有心臟疾病（美國人的頭號殺手）的風險，或只是想確保心臟能繼續強健跳動下去，你都應該深刻了解食物如何幫助你。說實話，我不想看到你出現在手術臺上，寧願你自己掌握命運，工具是刀叉，而不是手術刀。

你該怎麼做？答案是我那五大食療當中的X（額外的水果蔬菜）。科學界明確指出一件事：以植物為基礎的飲食，對心臟健康有極正面的影響。把大自然最好的食物裝進餐盤，就是強化心臟、延年益壽的方法。

我可以清楚說出自己是在哪一刻意識到，人們對於食物和心臟疾病的了解有了重大改變。時間是 1989 年，那時我還是個年輕

沒藉口不吃沙拉

你可能打定主意，覺得午餐帶沙拉便當是個健康的飲食對策。沒錯，這是個好答案，然而要帶一大碗蔬菜和雞肉出門實在很麻煩，而且一旦淋上沙拉醬，整個沙拉就會變得軟塌。

於是有人發明了玻璃罐沙拉，不但容易混合、便於攜帶，也不必擔心汁液漏出來或口感變差。只要依照以下配方組裝，等到要吃的時候，再上下搖晃玻璃罐，就大功告成了。底層：以橄欖油調製成的油醋醬汁（最先放醬汁，這樣其他的食材就不會變軟塌）。

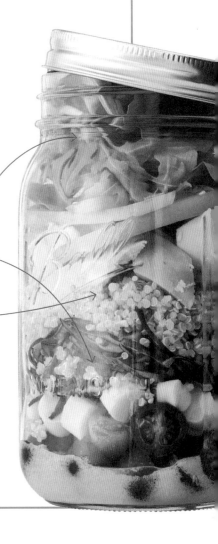

最上層：青菜（放在最上面，以免被其他食物的重量壓壞）。

倒數第二層：口感爽脆的蔬菜。

往上一層：水煮蛋或雞肉等較硬實的食物。

組裝時可以依個人喜好混搭不同食材，等到要吃的時候，再搖晃玻璃罐，讓醬汁裹上所有材料，也可以全部倒進大碗中食用。

的醫生，正在參加美國心臟協會舉辦的一場會議。我走過各個會議廳，看見一個擠得水洩不通的房間，臺下人人都想聽聽臺上的人在講什麼。這場醫學會議簡直就像是粉絲擠爆當紅樂團演唱會的盛況。

演講者是狄恩・歐爾尼許（Dean Ornish），首創以營養改善心臟疾病之說。歐爾尼許醫生確實是先驅，他率先針對**低脂、植物基礎的飲食**，量化其減少心臟病的效果。其他醫生對他的這一套說法也深信不疑。

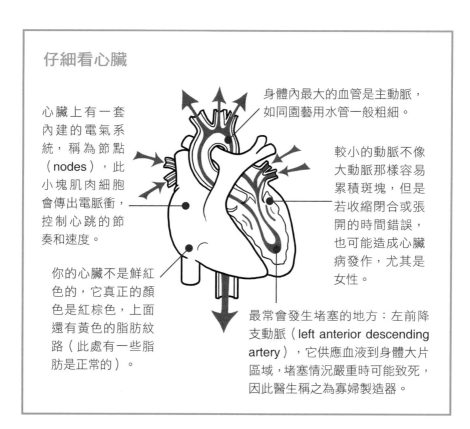

仔細看心臟

身體內最大的血管是主動脈，如同園藝用水管一般粗細。

心臟上有一套內建的電氣系統，稱為節點（nodes），此小塊肌肉細胞會傳出電脈衝，控制心跳的節奏和速度。

較小的動脈不像大動脈那樣容易累積斑塊，但是若收縮閉合或張開的時間錯誤，也可能造成心臟病發作，尤其是女性。

你的心臟不是鮮紅色的，它真正的顏色是紅棕色，上面還有黃色的脂肪紋路（此處有一些脂肪是正常的）。

最常會發生堵塞的地方：左前降支動脈（left anterior descending artery），它供應血液到身體大片區域，堵塞情況嚴重時可能致死，因此醫生稱之為寡婦製造器。

歐爾尼許所提的數據令人震驚：病人按照他的計畫進食之後，**91% 的胸痛症狀消失了**，而他的計畫極為強調攝取正確的食物。請記住，這場演講舉辦的時間，是心臟病標準療法唯有外科手術與醫藥的時代，離我岳父開始當心臟外科醫生的時間不久。當時的標準程序是什麼？病人剛開完刀，就獲准吃起司漢堡，甚至一出院就能吸菸，為的是幫助他們放鬆。

在現場觀看歐爾尼許醫師演講的醫生們，都對他提出的佐證數據大為驚嘆，那些實用而有說服力的數字，說明了飲食對健康影響多麼重大。這些醫生的內心最深處，其實很清楚飲食恰當不僅可以治療病痛，也可以預防疾病，只是沒想到現在居然有數字可以證明，而且可以告知眾人。

多攝取蔬菜、限制飽和脂肪，可減少動脈堵塞

我常常在行醫時看見有意思的證據。還記得有一位 50 歲左右的病人，體格非常健壯，肌肉發達，沒有典型心臟病人的大肚腩。男子體重沒有過重，天天都運動，也不抽菸，更沒有常見的心臟病指標（例如高血壓、糖尿病）。

可事實上他的心臟病很嚴重，可能是基因造成的，因為他們家族的男性到了四十幾歲都會發病。他感到胸痛，其實是冠狀動脈幾乎完全堵塞了。

可是我沒有立刻安排替他開刀，而是吩咐他進行嚴格的節食計畫，要他攝取很多蔬菜，限制飽和脂肪。接下來的發展極為有趣，造成男子動脈堵塞的斑塊沒有因為改善飲食而消失，但飲食改變確實幫忙打開了他的動脈。

　　這個男子的動脈擴張，容許血液流動得更順暢。想想看：假如斑塊造成一條動脈堵塞了 50％，然後血管張開來，原本的堵塞比率就只剩下 25％，所以這一條治療心臟疾病的路徑是有效的。男子的胸痛不見了，心臟病發作的風險也大幅降低。事實上，之前我還看到他，離胸痛的當年已經過 10 年了，他看起來比以往更加活力充沛。

　　治好他的不是外科手術團隊，而是食物。

　　這名男子和成千上萬個故事類似，提供好消息，因為這證明不一定需要侵入性治療，就可以解決問題。我們每個人都比自認的還有力量，能對自己心臟和循環系統內的狀況，發揮更大的影響力。

　　心臟透過血管推動血液進進出出，正如第二章所述，血液是營養素的關鍵運輸工具，將身體吸收食物之後形成的所有物質運到每一個器官。心臟的功能就像是人體中樞，所有路徑最終必然來自心臟或抵達心臟。

用食物改善血流，重建動脈路上的秩序

　　但是**絕大部分心臟疾病是發生在全身各處的動脈**高速公路，而不是心臟本身。

　　這裡解釋一下：心臟搏動將血液推過主動脈瓣，進入主動脈（全身最大的動脈），然後再由主動脈將血液輸送到全身器官。原來血液第一個前往的地方，是心臟周圍的冠狀動脈，所以心臟在照顧全身其他各處前，要餵飽自己（這樣說來，心臟豈非優秀的模範？比我們這些先照顧別人再顧自己的人強多了；我們須優

先照料自己的健康，才能幫助我們所愛的人）。

當所有的血液在體內奔流時，不是通行順暢，就是像發生 12 輛汽車追撞的事故。之所以會發生意外，是動脈血管壁上的物質剝離所造成的，原因可能是高血壓或血流中有過多糖分跟著在體內循環，而這兩者都與飲食不良有關。

血管破損時，膽固醇就會來修補，它就像身體的 OK 繃，如果修補破損的是壞的低密度膽固醇，它會像廉價補土一樣，一碰到發炎就很容易裂開，露出底下的傷口，結果可能導致血栓，突然堵死動脈。

出現血栓，意味含氧與營養素豐富的血液無法送抵大腦和其他器官，因此心臟必須更努力把血液推出來，而無法有效率獲得血液，也就不能好好運作。更多動脈中出現更多栓塞，就代表你將會罹患高血壓、心臟病發作、心臟衰竭等毛病。

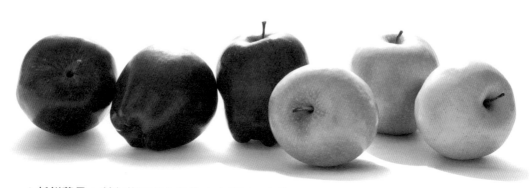

▲**新鮮蘋果**：所有蘋果都含有抗疾病因子，有些品種還號稱擁有明星化合物，例如富士（Fuji）、五爪（Red Delicious）、愛達紅（Idared）、翠玉（Granny Smith）、金喬納（Jonagold），堪稱五花八門。不論蘋果皮的顏色是紅、綠還是黃，最重要的就是要連皮一起吃：蘋果大部分的植物力量在果皮，且蘋果皮的纖維幾乎是整顆水果的一半。

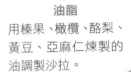

七種含健康脂肪的食材

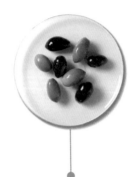

油脂
用榛果、橄欖、酪梨、
黃豆、亞麻仁煉製的
油調製沙拉。

橄欖
直接拿來當零食吃，或是加入
你最喜歡的雞肉菜色。

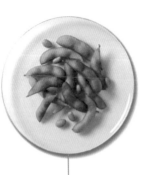

毛豆
舀一些在沙拉上，
或是和煮熟的藜麥
拌合食用。

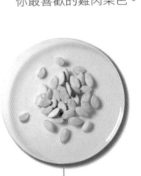

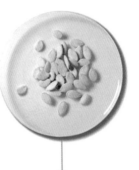

酪梨
直接添加在沙拉中，
或壓成泥塗在麵包上。

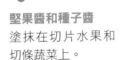

堅果醬和種子醬
塗抹在切片水果和
切條蔬菜上。

種子
南瓜籽、葵瓜子、芝麻、
亞麻籽、奇亞籽都是絕
佳的好脂肪來源。撒一
些在沙拉、優格或麥片
上食用。

堅果
最健康的零食之一。不妨把
堅果烤一烤，可以增添額外
的味道，但不會增加熱量。

我們可以用醫藥治療這些問題，用手術清除血栓（就是繞道手術，讓血管繞過受損的部分，由不同路徑輸送血液）。

儘管如此，如果你想在手術或意外發生前，強化心臟，甚至逆轉損害，還是可以利用食物改善血流，平息發炎，重建動脈高速公路的秩序。

要怎麼吃，才能降低動脈壁堆積斑塊與血管破裂的危險？記住，動脈損害多半是高血壓和血液中的糖分太多所致，而這兩樣因素又和飲食過度有關，特別是攝取太多糖分和精製碳水化合物。

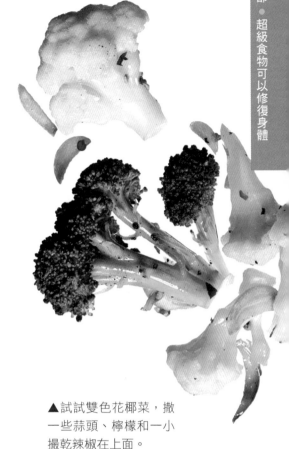

▲試試雙色花椰菜，撒一些蒜頭、檸檬和一小撮乾辣椒在上面。

多吃五大超級食物，就能給你的心臟和動脈足夠的保護。

攝取太多飽和脂肪，易造成動脈阻塞危機

高密度膽固醇（好的膽固醇）能助動脈保持通暢，許多食物有助於增加高密度膽固醇，例如脂肪含量高的魚類、富含維生素B的食物，還有纖維豐富的食物。

此外，你也該吃健康的脂肪，也就是我提出的 F 類食療食物（有益的脂肪），因為它們具有使動脈通暢的作用，包括橄欖

油、堅果和魚類，都具有益的脂肪。如果你能選的話，直接吃橄欖、酪梨、堅果更好，原因是這些食物裡的纖維會讓油脂注入血液的速度較緩慢，和食用已經提煉好的油脂相比，緩慢注入的方式對消化系統比較好。

　　你也要特別小心，別大量攝取飽和脂肪（紅肉和乳製品所含的脂肪），因這類食物會使膽固醇激增，最後形成危險的斑塊，堆積在動脈壁上，隨時會引發緊急狀況。

　　你固然不必完全禁吃紅肉，可是如果你罹患心臟病的風險很高，我建議你要嚴格限制紅肉的攝取量（關於此事，我們最早的知識來自在韓戰中罹難的美國士兵，經過檢驗，在他們的動脈裡發現大量斑塊。這些 18 歲的青年以往健康良好，只不過在成長過程中，一直攝取美國道地的紅肉偏多的飲食）。

　　有益心臟的食物和有害心臟的食物，兩者之間的基本差異，

我愛甜點

　　限糖令可能讓你以為再也不能吃提拉米蘇了。別擔心，偶爾吃個杯子蛋糕或特別的甜點，不是問題，有問題的是長期吃。克服的訣竅是管理好「偶一為之」的甜食，關鍵是更換食材，學會製作健康版本的甜點。

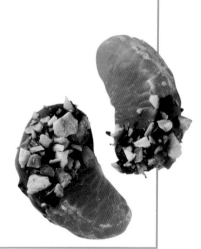

▶沾巧克力的橘子瓣，上面還裹著開心果，增加酥脆口感和蛋白質。

就是當年歐爾尼許醫生在那場會議中暢談的要點。我的書中有兩位英雄，除了歐爾尼許醫生外，還有卡德威·艾索爾斯汀（Caldwell Esselstyn）醫生，他也是 1965 年奧運划船項目金牌得主，這兩人都扮演了營養學和醫學之間的橋梁。

1983 年，歐爾尼許醫師發表第一篇主張改變飲食與心臟疾病之間有所關聯的研究，在這項實驗中，他證明**只要短短 24 天的飲食改變，受試者的心臟輸送血液的能力就大幅改善，心絞痛頻率減少 91%，膽固醇大約降低 20%**，罹患心血管疾病的風險也減低。

病人改善的幅度之大令人咋舌，超越許多傳統醫療方式。歐

葡萄酒的真相

葡萄酒確實含有對心臟健康有幫助的抗氧化物，也就是白藜蘆醇和槲皮素。每天喝一杯葡萄酒沒有關係，《歐洲心臟期刊》（*European Heart Journal*）刊登的一篇研究，提到每週喝 7 杯葡萄酒、啤酒或烈酒的四十幾歲、五十幾歲、六十幾歲的婦女，心臟衰竭的風險降低了 16%。含有白藜蘆醇的食物包括藍莓、蔓越莓、葡萄、花生、開心果和可可，至於斛皮素則見於蘋果、黑莓、柑橘類水果、黑櫻桃、葡萄、洋蔥、洋香菜、鼠尾草、紅茶、綠茶。

▶把喝葡萄酒的玻璃杯換成容量小一點的，這樣就能減少飲酒。眼睛會騙人：將相同分量的酒倒進大小不同的玻璃杯，在大玻璃杯裡的酒，看起來比較少，因此喝的人往往會啜飲得比較快，也較容易再來一杯。

爾尼許進一步的研究，更加強了先前的發現。舉例來說，他在 1990 年代發現，只要病人遵循健康飲食計畫（**以低脂和植物為基礎**），**一年之後，更嚴重的冠狀動脈堵塞都能治好**。這些病人的總膽固醇降低 24％、壞膽固醇降低 37％，效果和降膽固醇藥物不相上下。另外，經過 5 年的飲食調整，這些數字掉得更低（攝取有益心臟飲食的人，比沒有吃這類食物的人，心血管疾病少了一半），結果並不令人意外。

過去 20 年來，歐爾尼許的發現獲得許多研究的支持。舉例來說，有一項針對十二萬六千多人的大型研究發現，攝取最多水果蔬菜的人，罹患冠狀動脈心臟疾病的機率，比其他人少了 20％。有一份針對 23 項研究所做的整合分析，牽涉到的研究對象將近 100 萬人，結果也顯示食用較多水果蔬菜的人，罹患冠狀動脈心臟疾病的風險較低。

要遠離鹽罐嗎？

大多數美國人所攝取的鹽分都太高了（高鈉與心臟問題有關聯），不過大部分的鹽分來自包裝好、加工過的食品，以及餐廳的食物，而不是餐桌上擺的鹽罐。一旦減少上述這些來源，體內的鈉就會遽減，因此如果你想在蔬菜上撒一點鹽，就隨意吧！假如你想減少自己的鈉攝取量，可以考慮用柑橘類水果的汁液（像是檸檬、萊姆，甚至葡萄柚）取代鹽，它們的濃郁味道很類似。

餐盤像微型菜園，心臟就強健

追根究柢，這就是我的 21 日計畫與五大超級食物療法要多吃蔬果的原因。我希望你的餐盤就像個微型菜園，大部分的食物讓你想起它們被採收時的模樣（這並不代表你必須生吃，我只是強調食物應該保持天然的型態，因此吃蘋果比喝蘋果汁好，烤茄子比裹麵糊和起司的油炸茄子來得好）。

你將品嘗很多蔬菜和精瘦的蛋白質（例如雞肉、火雞肉和魚類），有些米類和穀物也很好，你的目標是避開含有許多飽和脂肪和糖分的食物，或是任何加工過的食品。這樣吃你就能預防血管堆積斑塊，保持動脈通暢，將血管破裂的風險降到最低。

你對增加蔬菜的攝取量興致缺缺嗎？不妨大膽利用香草和辛香料，隨意選擇你要的幾種，混合後為蔬菜調味，這樣可以常常吃到新奇的味道。你可以將白花椰菜厚切成「排」，然後添加中東口味的辛香料去烤；在經典的西班牙冷湯中加入剁碎的墨西哥辣椒，添加刺激的口感；用肉桂提升紅蘿蔔的甜味；薑黃也能為綠花椰菜添加味道。認為健康飲食必定枯燥無趣，是非常錯誤的想法。你應該將廚房當成小小實驗室，替自己吃的每一樣東西增添風味。食物的味道好，你的舌頭、心臟也會感到愉快。

第7章
讓你不再感到累的超級食物

五大超級食物讓你活力旺盛。

在谷歌（Google）搜尋列打「為什麼我」幾個字，接下來螢幕會顯示各種建議字眼，有哲學性的「為什麼我活著？」也有關於生理性的。你大概會猜，關於健康的最熱門問題，應該是危及 2/3 美國人的「為什麼我體重過重？」

但搜尋列第一個跳出來的，卻是「為什麼我總是這麼累？」

疲憊問題就是這麼嚴重。全能的谷歌證實這一點，群眾也證實這一點：《奧茲醫生美好生活》雜誌做過一次讀者意見調查，結果有 74％ 的讀者說他們希望自己每天精力更旺盛。在更有精力和衣服尺碼小一號這兩個選擇中，59％ 的讀者寧願多一點精力（還有將近 4/5 讀者表示，他們寧選精力，不選性愛）。

你所選擇的食物，決定你的精力水準

所以我們就來解決這個問題吧！疲憊是最難解和複雜的病症，因為可以拿到的數據很難和「疲憊」產生連結，不像高血壓昭示心臟問題那樣篤定。你只是感覺得到，或許是早上起來身體、心理都缺乏一股幹勁，也許是晚上你為孩子讀床邊故事，卻撐不到最後一頁就累垮了。

你就是撐不下去，實在是筋疲力盡。

我們都知道疲憊的感覺，也都為疲憊而感到沮喪。人人都想像獵豹，不要像蛞蝓；希望整天蹦蹦跳跳，不要腳步沉重。

我把疲憊想像成一團糾纏不清的毛線球，一絲一線都代表影響因素，包括睡眠、營養、壓力、活動、荷爾蒙改變，以及許許多多，全都在解剖學上的精力中心亂成一團。想要解決疲憊的問題，必須檢視所有這些絲線。那麼營養呢？它的影響很大。

飲食習慣可能是疲憊的原因，至少是因素之一（疲憊也可能是許多問題的癥兆，所以如果你感到情緒低落，改善營養和睡眠習慣之後未見改善，就應該去看醫生）。營養和疲憊的故事，從早上起床開始到晚上就寢為止，中間發生很多事情，現在我們就來檢視，你的身體在一天當中如何提供熱量，而你選擇的食物，又如何決定你的精力水準。

你吃什麼來治「累」？

當我還是年輕醫生時，親身感受過深度疲憊的狀況。我行醫

吃得少，活得久

你感到疲憊的理由之一，可能是進餐時吃得太多。當你吃下太多食物，大量血液會衝進消化系統，以便應付腸胃的消化工作。結果流入身體其他地方的血液就變少了，這讓你比癱在沙發上的足球迷更覺得欲振乏力。嘗試減少蛋白質的攝取量，吃到心滿意足就好，切勿吃到撐飽。

除了咖啡……三種好喝的飲料

你熱愛咖啡嗎？我們很多人都一樣。我不打算在你和你摯愛咖啡之間插一腳，不過如果你喜歡喝咖啡，應該適可而止，而且不要另外加一大堆糖。重點是要戒除認為自己手邊隨時都要有一杯咖啡的習慣。很可能是在工作、開車或照顧孩子時習慣性啜飲某種飲料，又自動假設一定得喝咖啡。

其實可以拿其他飲料輪流喝喝看：早上先喝一杯咖啡，接下來喝一杯添加水果的冰水，試試看這樣能否不必完全戒除你最愛的咖啡，卻仍能維持你的精力水準。不然也可以試其他選擇，例如：

● **火麻仁奶或杏仁奶**：兩種味道都很好，也比在咖啡裡加糖漿更好。你也可以在咖啡裡加一撮肉桂粉以添加風味，不加糖。

● **防彈咖啡**：不使用鮮奶油和糖，改放一點奶油和椰子油。奶油和椰子油屬於短鏈脂肪酸，能減緩咖啡因的吸收速度，延長你自覺有活力的時間。添加脂肪也有助於抑制飢餓感。麗莎用果汁機將我們的防彈咖啡攪打幾秒鐘，這樣能促進乳化，否則椰子油會浮在咖啡上面。

● **熱水加檸檬**：這種飲料近幾年很時髦，我也是粉絲，因為柑橘類水果能促進消化液的分泌。除了讓手邊有可以時時啜上一口的飲料外（咖啡上癮症很可能是一種慣性行為，而不是真的需要咖啡因），熱檸檬水真的很好喝。

初期曾在加護病房待過，被派到加護病房的住院醫生是絕對不許離開的，所以不分晝夜，一輪班就是 30 個小時，隨時都須待命。這正是菜鳥醫生累得半死的原因之一（大家應該都看過描寫醫院的電視劇吧？小醫生蠟燭兩頭燒是常見的情節，因為工作時間長、睡眠不定時、進食不固定，都是真實情況）。

由於不能離開加護病房，我們只好吃自己從家裡帶來的食物，或是醫院提供給病人的餐點，沒得選。大部分住院醫師不會自帶餐點，於是只能遷就無滋無味的肉餅、煮到爛熟的四季豆，還有當年流行的各式馬鈴薯菜色。

我開始在那兒工作時，總覺得自己像是被踩在鞋底下的一條蟲，壓得扁扁的，連一絲力氣也沒有。

不久之後，麗莎開始替我準備午餐便當，通常是我們前一天吃的健康晚餐剩菜，或是她為我做的鮪魚沙拉——鮪魚加上蒜頭、西洋芹、紅蔥頭、洋香菜和其他獨門食材。

蔬菜讓你不再昏昏欲睡

想改善白天咖啡喝太凶後所產生的昏昏欲睡感，晚餐時可以吃一份白花椰菜、球芽甘藍、羽衣甘藍或綠花椰菜。研究顯示這些十字花科的蔬菜可以較快分解咖啡因，有助於減少睡眠障礙。

了解標籤：解開咖啡的密碼

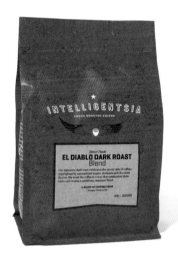

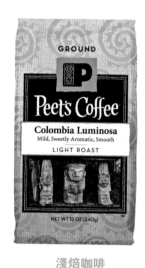

深焙咖啡
在烘焙機裡的時間比較長，咖啡豆的顏色較深，所以味道也比較苦。

淺焙咖啡
顏色較淺，保留較多咖啡豆的原味和咖啡因，因此嘗起來水果味較濃，提神效果較強。

蔭下栽種
咖啡農在天然森林的林蔭下或周遭種植出來的咖啡豆，摒棄過多的肥料和農藥。

公平貿易認證
指農人出售的咖啡豆賣到公平的價格。

有機認證
在不同國家意思不相同，美國的 USDA 標籤表示咖啡豆的栽種和烘焙過程，完全不用農藥。

超級食物讓身體免於疲累惡性循環

超級食物因為比工廠加工的食品味道更好，所以我很愛吃，更重要的是，我注意到自己的精力變得更旺盛，雖然工作時數和以前相同，但是我一整天忙進忙出，依然覺得自己身體很棒，而且從不生病（儘管與病人近距離相處）。

我為自己能盡情把握光陰的能力感到自豪，可是這項能力並非來自什麼特殊基因，而是與我攝取的熱量來源有關。我那五大超級食物加上適當的碳水化合物、蛋白質、脂肪比率，穩定的為身體提供營養，讓我的精力保持完美平衡。

五大超級食物讓身體免於惡性循環：疲憊、懶散、想要馬上振作起來。

當你沉到谷底時，飢餓肽以大腦荷爾蒙的偽裝說服你，馬上找到能讓自己振奮的東西，那就是迅速發揮作用的碳水化合物，它會飛速將糖分輸送到大腦和其他器官，以便即刻獲得能量。

這種迅速行動的碳水化合物有一個問題：它來得快去得也快，因此你感受到的振奮也是短暫的，就像雲霄飛車一樣，急速爬高又重重落下。然後你又去找更多碳水化合物吃，好讓自己再度感覺良好，於是循環又重新開始。更甚者，迅速作用的碳水化合物正是導致體重增加和其他健康問題的始作俑者。

五大超級食物的作用方式剛好相反：這些食物提供持久精力，因為它們使你維持飽足感，不會在進食後急遽高低起伏。採用這種飲食方式，精力來源是健康的脂肪（所以堅果是好零食）、令人飽足的蛋白質（午餐吃雞肉或魚肉）、消化緩慢的碳水化合物（所以脆口的胡蘿蔔遠比販賣機賣的任何零食都好）。

這些食物帶給你持久的精力，進而幫助你晚上睡得比較好。正是因為如此，穩定攝取五大超級食物（包括早上、白天、晚上），就是維持一整天精力充沛的主要方法。

你喝什麼？

咖啡已經成為全美無處不在的提神飲品。你知道咖啡的提神效果是怎麼發現的？傳說東非衣索比亞的牧羊人注意到一件事，他的山羊群吃了某種莓果之後，一整晚都不睡覺。這個叫做喀爾迪（Kaldi）的牧羊人將莓果帶去一所修道院，那裡的修士同樣注意到這種果實的提神效果，後來有一個修士將果實烘乾，開始用果實製作飲料，得到的經驗和山羊沒兩樣，於是咖啡就誕生了。

如今我們會對這種飲料愛不釋手，全都要拜那群精神奕奕的山羊之賜。

我咖啡喝得並不凶（身為外科醫生，往往一開刀就超過 10 個小時，我總不能因為喝了一杯咖啡，消化系統起作用，在手術途中跑去上廁所吧？）

不過我倒是喜歡喝綠茶或紅茶，加一點點糖（你知道茶飲的由來？據說是幾千年前中國一位皇帝發現的，當時茶葉不巧掉進一壺滾水中，就這樣有了茶這種飲料）。不論你喜歡哪種茶，從伯爵到茉莉花茶，茶都是世界上最健康的飲料之一，茶含有多種有益健康的化合物，可以降低心臟病和癌症的風險。只要你不在茶裡面加一大堆糖，就可以替代你所倚賴的那些高熱量飲料。話說回來，如果你喜歡的話，早上喝一杯咖啡，並無妨礙。

事實上，喝咖啡對健康相當有益，因為咖啡（不論是普通或

低咖啡因的咖啡）確實有抵抗疾病的效用。根據哈佛大學一項重要的研究指出，每天喝咖啡的人，死於糖尿病或罹患心臟病、神經疾病的風險，比不喝咖啡的人低。其他研究也證實，喝含咖啡因咖啡的人，罹患特定癌症的比率降低（比率最低的似乎是每天喝 3 杯到 5 杯的人）。此外，咖啡也能提升情緒、改善記憶，和所含對人體有益的化合物多酚有關，因多酚有很強的抗氧化作用。

當然，這麼多人愛喝咖啡的真正原因是咖啡因這個提神元素，它能促進分泌腎上腺素和讓人情緒變好的多巴胺，還能使注意力變敏銳，甚至增強體能。咖啡因的提神效果在飲用第一口之後 45 分鐘達到頂點，順便一提，大約半數咖啡因會隨尿液排出體外。

你在咖啡裡加了什麼？

不論你是早上還是下午喝咖啡提神，我希望你問自己兩個問題：第一，你在咖啡裡加了什麼？如果你在咖啡裡加了很多糖、

疲累至極時的點心

試著在就寢前幾個鐘頭吃 1 湯匙花生醬加 1 小條香蕉。**花生和香蕉含有一種叫做色胺酸的胺基酸，身體會將它轉化成褪黑激素。**另外色胺酸也會促進血清素的分泌，幫助你放鬆。

不加糖也有美味咖啡的四個方法

● 自己磨咖啡豆成粉，這麼做不會改變咖啡對健康的益處，卻能享受到更好的滋味。鎖住咖啡風味的最佳容器，就是咖啡豆本身。

● 用真空密封袋儲存咖啡，這樣能將氧化程度降到最低，而氧化就是咖啡滋味劣化的原因。拆封後的咖啡大概可以保鮮 1 個月左右，放在冷凍庫裡沒問題（咖啡豆放在夾鏈冷凍袋中可保存 6 個月），千萬別放在冰箱冷藏室，因為溼氣會跑進容器中。

● 咖啡液中水分高達 98%，如果你家的自來水嘗起來有鐵管味，咖啡也逃不掉那個味道，不妨用瓶裝水或過濾水來改善。

● 可以參考咖啡店的業內標準，也就是 2 大匙咖啡粉兌 6 盎司的水。

咖啡也能為健身加油。研究發現，運動前 15 到 60 分鐘喝杯咖啡，可以使健身運動感覺輕鬆些。此外咖啡也會略為提高運動表現。

糖漿、鮮奶油，那麼即使從咖啡得到精力，也是得不償失，因為加進去的其他東西讓你變胖、情緒起伏、活力下降。第二，你有多仰賴咖啡因支撐你一整天？

不管你喝的是咖啡、汽水或能量飲料，不斷將咖啡因灌進身體系統裡，會造成一個問題。人體在一天中只具備有限的精力，造物者的設計是讓我們用穩定的步調運用這些精力，到夜晚上床睡覺，身體休養生息，系統得以復原，然後重新啟動，新的一天再度精神抖擻。所以攝取咖啡因並不會讓你開啟祕密的精力庫，反而較像是預支每天的定額精力，越早用掉，後面就越沒得用。

何時喝才是關鍵

當我們企圖騙過自己的能量系統時，例如**早上灌一大壺咖啡**，晚一點可用的精力就變少了。這麼做**不是保持穩定能量水準**，而是**早早就預支**一大部分，這時候你會發現自己特別渴望碳水化合物和糖分，還有，你猜對了，一整天都渴求更多咖啡因。

我們的目標不是完全避免咖啡因（除非這玩意兒對你有副作用，像我就是，否則咖啡因本身倒是沒有問題），而是要有策略的喝。你每天早上真的須喝杯咖啡嗎？抑或只是習慣如此？就像我小時候的糖果抽屜一樣。如果你改在早上 11 點，精力自然開始衰退時再喝，會不會更有幫助？這一點值得思考，以免你從早到晚依賴咖啡因；只在需要的時候拿來補充或提神，也許能降低依賴性。

我還想到，假如你攝取五大超級食物，一整天不斷喝水，就會發現自己的精力較為旺盛，比較不會像依賴快速補充能量的飲

料那樣，感覺精力高低起伏不定。

就寢之前

接受我們雜誌意見調查的對象中，超過半數說他們精力較差的時候，會吃得比較多；將近 30% 的讀者說，他們心情低落時會吃甜食。感到疲憊時，我們都會幫自己快快找療方，本能就知道食物有幫助，哪怕選擇的不一定是最好的。話又說回來，解決疲憊問題的核心，是解決睡眠的問題，而選擇正確的食物也能幫助睡眠。

睡眠不足對我們來說可能是最常見的問題，因為它與心臟疾病、肥胖症、抑鬱症、記憶力不好都有關。另外，睡覺的時間也扮演重要角色，也就是說，並非所有時間的睡眠效果都相同。

有些數據顯示**午夜之前的睡眠時間比午夜之後重要**，具體來說，從晚上 10 點到早上 6 點的睡眠，對身體的益處大於從午夜到早上 8 點的睡眠。我們並不能總是趕在午夜之前去睡覺，理由林林總總，包括工作時程或自己喜愛的名流剛好在 IG 上發貼文，因而耽擱了睡眠，可是一般來說，過了午夜，大家都想趕快睡著。

雖然沒有能自動催眠的靈丹妙藥，你還是可以藉由飲食，騙身體產生熄燈的情緒。這牽涉到褪黑激素，這是由大腦松果體分泌的荷爾蒙，它率先向身體送出訊號，通知睡覺的時間到了。我最喜愛的褪黑激素來源是酸櫻桃汁（tart cherry juice，我父親小時候在一座酸櫻桃農場長大，全家人夜夜都沉睡得像嬰兒一樣）。你不須喝很多，只須**在晚餐時喝 4 盎司（約157ml）左右**，讓褪黑激素有發揮作用的時間。

　　我喜歡以氣泡水稀釋果汁，因為純果汁對我來說太甜了。加了氣泡水的果汁還是帶有一絲甜味，不但好喝，也是健康的甜點。雖然數據有限，不過小型研究顯示，酸櫻桃汁有助於減少失眠，增加總睡眠時間（含褪黑激素的食物有番茄、洋蔥、櫻桃、香蕉、燕麥、米、芝麻、南瓜籽、牛奶）。

　　我們家喜歡用來改善睡眠的祕方還有：檸檬香蜂草茶、薑黃牛奶（半小匙薑黃粉加在一杯溫牛奶裡面，再加一點蜂蜜），兩者都會讓人昏昏欲睡。我們用牛奶的原因之一，是幫助鎂的吸收，使肌肉放鬆。失眠和睡眠品質不佳的兩大原因是緊張和疼痛，因此攝取天然肌肉鬆弛劑，對這兩種情況都有幫助。

　　精力旺盛與否，往往是飲食的結果。攝取超級食物，你就會鬥志昂揚；吃垃圾食物，你就會覺得自己和垃圾沒兩樣。你的目標是給身體能挹注精力的營養素，讓你在清醒時充滿活力，在該睡覺、復原、充電的時候，酣然沉睡。

想酣睡，試這個

　　我最喜歡的一種新興茶飲，是專攻睡眠的麥可·布勞斯（Michael Breus）醫生提倡的香蕉皮茶飲，它含有幫助放鬆的鎂和鬆弛肌肉的鉀。香蕉皮茶飲的做法如下：將一條香蕉去頭去尾，然後切成三段，不要剝皮，放在水中煮沸 10 分鐘，過濾之後即可飲用。布勞斯推薦大家在就寢前 1 個小時飲用。

第 8 章
減緩疼痛的超級食物

疼痛是最複雜的醫學挑戰之一，而正確的食物會使你感覺較好。

　　我親身遭遇過最疼痛的經驗，是 10 年前牙齒斷掉那一次。當時我正搭飛機要去上歐普拉（Oprah）的節目，突然強烈亂流來襲，我嘴裡剛好咬住一顆堅果（健康的壓力紓解對策），不料飛機猛然下降 100 英呎，我感覺到牙齒啪一聲斷了。接下來牙齒越來越痛，原來是牙根裂開，遭到細菌感染並發炎了。我還是去上節目了，想來我的臉看起來大概介於花栗鼠和終極格鬥戰士之間。等到節目結束，我又搭飛機回家。

　　搭乘飛機的人，體內有任何空氣都會膨脹，不過除了耳朵之外，通常不會有什麼感覺，除非剛好像我當時那樣，身上有膿腫，那種疼痛簡直要人命，我寧願面對瘋狂牙醫的摧殘，只求能解除牙痛。下了飛機後我一路罵髒話，直接衝進本地醫院，找了一位牙科醫生，由於壓力太高，他根本沒替我上麻藥，立刻動手清除膿腫。

　　感覺、太、棒了！

　　沒錯，疼痛糟糕到當醫生把針刺進我的牙齦時，我居然感覺置身天堂一般，鬆了好大一口氣。話又說回來，即使有那次飛行的恐怖經驗，然而置身其中的你我，應該體認到，疼痛的目的並

非有害無益，事實上那是在發送求救訊號，而不是想傷害我們，疼痛是號令身體採取行動的訊息。

假設你碰到熱鍋子的鍋柄，指尖感到的灼傷會刺激神經末梢傳出訊息，立即指示身體把手拿開，以免手被燒傷。

如果沒有這個訊號，你的身體勢必無法保護自己，無法避免危險的情境。糖尿病患者的腳部神經受到損害，大腦卻收不到疼痛訊號，指示腳出了問題，如果看不到或感覺不到腳底的感染，到頭來感染可能蔓延得很厲害，最後的治療方法只有截肢一途。

會痛是身體健康的感知

因此我們必須感激，因為疼痛是人體的警示，提醒大腦：身體某個地方出錯了。身體經由兩組神經末梢感知疼痛，一組運作緩慢，另一組反應快速。反應快的那組被髓鞘包圍，髓鞘是一層脂肪保護層，迅速將疼痛的感覺傳遞到脊髓和大腦，以便迅速做出反應（例如放掉手裡的鍋子）。

運作緩慢的那組神經末梢沒有髓鞘，所以你感覺到更深沉的疼痛，而不是刺痛。慢性疼痛的病人往往就是那樣形容的：日復一日輻射到全身各處的鈍痛。

10 秒紓解頭痛

身體即使只脫水一點點，也可能導致頭痛。有項研究發現，受試者每天大口多喝 6 杯水，結果 47% 的人指出，這麼做有助於減緩慢性頭痛。

我們奧茲家和每一個家庭一樣，也為疼痛所苦。麗莎患有下背痛，我父親有嚴重的膝蓋疼痛，至於我自己，因為長年為病患動手術，也有相當麻煩的背痛。

我還是要提醒讀者，若是你有任何慢性疼痛的問題，都應該去看醫生，因為你的目標不該只是消除疼痛或抑制疼痛，而是找出根源，好好治療。即使你的疼痛背後並非嚴重的問題，疼痛也會使你在其他方面的健康變得脆弱。

當你睡不好，健康就會變差；如果你必須臥床，健康也不會好；若是你用吃巧克力蛋糕的一點點快樂來對抗疼痛，健康一定會打折扣。慢性疼痛持續不斷影響情緒狀態、工作、睡眠、娛樂、人際關係，什麼都會受影響。

疼痛的解決之道，通常須多管齊下。第一步是釐清急性疼痛的問題，設法預防或治療，舉例來說，下背痛的根本原因之一是大腿後肌、髖部和其他部位的肌肉緊繃，也有可能是椎間盤突出，壓迫到脊髓神經。

自古即以食物舒緩疼痛

所以如果你無法消除這些原因，就沒有辦法長期控制疼痛。再拿頭痛來說，原因有很多種，誘發因素也許是食物、荷爾蒙或環境。再者，當你開始探究慢性疼痛的問題時，例如纖維肌痛和關節炎，治療方法就變得很多元，差別微妙而複雜，解決對策包含醫藥、運動，有時還牽涉到比較先進的醫療選擇。

不論是哪裡疼痛，原因是什麼，你都可以用飲食來輔助主要治療計畫，以緩解疼痛。

在現代醫學發達之前，古老的文化往往使用食物與香草鎮痛，前人留下來的書寫與口傳歷史中，記載了非常多的案例。北美洲原住民利用鼠尾草減輕多種傷勢；據信古希臘人用大麥湯加醋、蜂蜜，治療胸腔疾病；埃及人給工人吃的食物，以蘿蔔嬰、蒜頭、洋蔥為主，相信能預防疾病（事實上這些食物所含的一些化合物，已證明具有預防疾病的效果）。飲食不是唯一的鎮痛方法，可是在沒有藥丸和手術的年代，先民選擇了食物、辛香料、香草治療病痛。東方古老的阿育吠陀傳統提供無數解決對策，超越了數百年後的科學技術。

有了現代知識的我們能更加準確的瞄準疼痛。為什麼這些食物有幫助？我會提出佐證解釋：假如讀者還記得那個發炎的故事，就知道發炎其實是身體對某種傷害的反應，所以發炎是好事，因為它在嘗試調遣幫手，前往身體受傷或損壞的部分和組織。

以食物緩解慢性疼痛，效果顯著

舉腳踝扭傷為例，你就能看出發炎反應的作用。不慎在人行道扭傷時，腳踝可能會腫到像哈密瓜那麼大，那裡就是發炎的地方。而感到疼痛的原因，是身體將訊號傳送到大腦，通知它近期不應該再到公園裡蹦蹦跳跳了。神經扮演重要溝通角色，告訴大腦什麼地方在痛，接著我們就會去檢查那裡的傷害情況。

發炎使腦中的危險偵測器更敏感，所以受傷之後，大腦非常清楚，並且會企圖保護你，以免受到進一步傷害。這時候走路，腫脹的腳踝極為敏感，即使走路的動作並不會真正傷害組織，那些「哎喲！」的訊息就是保護機制，好像一條生物韁繩似的，勒

頭痛是飲食導致的嗎？

感覺像槌子不斷敲打頭部似的頭痛，成因有許多，不過飲食是值得調查的罪因。

咖啡因戒斷：如果你平常習慣早上喝咖啡，忽然有一天不喝，就可能造成頭痛。原因是腦部血管習慣了咖啡因製造的收縮，如果某天錯過了，血液就會全速奔騰。於是為了容納超量血液，血管就會膨脹，造成頭痛。

不吃正餐：大腦必須供應穩定的血糖，才能正常運作。不吃午餐可能意味大腦欠缺糧食，所以頭痛是宣告大腦需要熱量的方式。請堅持攝取五大超級食物製作的點心和正餐，因為這些食物不會害血糖忽高忽低。

減重飲料：幾乎所有減重汽水都含有不同程度的阿斯巴甜（在六千多種食物中都找得到的人工代糖），研究顯示，對某些人來說，減重汽水中的阿斯巴甜可能是頭痛的食物觸媒。另有研究發現，汽水中的添加成分可能抑制身體內製造良好感覺的化學物質，像是血清素，因而引發偏頭痛。

最近吃的新食物：許多食物會激發頭痛，最有名的是巧克力、含硝酸鹽的肉類、味精，以及含有酪胺酸的食品（存在於紅酒、陳年起司、燻魚、無花果中）。如果你最近吃過什麼新食物後，開始出現較多次頭痛，不妨逐次嘗試減少特定食物的攝取量，看能否抓出罪魁禍首。

住你別再莽莽撞撞，免得把已經受傷的地方搞得更糟糕。

現在我們拿相同的原則，套用在外表可能看不出來的問題上，例如關節疼痛。長年累月的自然消耗磨損，造成關節之間的軟骨墊變薄，以至於骨頭互相摩擦，身體試圖修復，就會誘發發炎反應。這也是好事，因為免疫系統意圖修復損傷，可是發炎（想像又紅又腫的扭傷腳踝，只不過是發生在身體裡面）會刺激受傷部位周圍的神經，進而傳出疼痛訊號，讓你痛不欲生。

食物對腳踝扭傷的幫助不大，你需要的是休息、冰敷、壓迫、抬高患部，不過如果問題是慢性疼痛，像是關節炎，那麼食物的止痛效果就比較大了。攝取能抑制發炎的食物，就能壓下導致疼痛感的訊號。這並不代表你可以藉飲食治好結構性的傷害，但能用這種方式讓自己好過一些。說到疼痛，我們的主要目標不就是讓自己好受一點嗎？另一個問題是發炎時（亦即免疫系統對於打擊損傷反應過度），會造成身體分泌損害組織的化學物質。因此你不僅傷處的組織受損，發炎也會造成間接傷害。

抗發炎的好飲料

　　想來一杯雙效抗氧化飲料嗎？只須**在咖啡裡放肉桂粉**，攪拌均勻即可。這兩種食物都含有已經證明**可降低發炎**的化合物，此外肉桂還會添加一絲時尚咖啡店的氣氛！

　　控制體重之所以重要，原因之一就是要對抗發炎。脂肪細胞不是呆呆坐在身體裡面，而是動態的，意思是它們會吐出一些化合物，增加發炎，進而誘發較高的免疫反應，刺激更多發炎。要打擊這種現象，方法之一是在飲食中攝取正確的脂肪——例如omega-3（來自脂肪豐富的魚類和核桃）和 omega-6（來自種子、堅果，以及用它們搾出來的油）合在一起，能節制免疫反應，降低發炎現象。大部分的人都會攝取到足量的 omega-6，須加強補充的是 omega-3，後者有助於控制體重，舒緩慢性疼痛。

　　我們家請過一位保母，她的關節炎程度嚴重到妨礙行動，沒辦法握住鍋子，甚至不能攪拌食物，這真讓人傷心，因為她非常熱愛烹飪。這位保母設法緩解疼痛的辦法之一，是在飲食中增加魚類的分量，因為有很強的證據支持，omega-3 能有效潤滑關節，這項飲食的改變對她的幫助很大，足以讓她重拾最愛的烹飪。

擠一點點就有幫助

　　你有想過為什麼吃魚要配檸檬嗎？沒錯，這麼吃味道很好，而且也比塔塔醬（tartar sauce，醃菜蛋黃醬，魚類菜色常搭配塔塔醬佐餐）來得健康。這項傳統似乎源自中世紀，當時人們相信檸檬汁會溶解任何骨頭，萬一不慎吞下魚骨，就不怕噎住了。

美味的止痛良方

在你減少攝取容易造成發炎的食物和食材（加工食品以及單糖）的同時，也應該利用具有復原力量的超級食物來取代。五大超級食物就是你的首選，而 21 日計畫則協助你開始進行。那麼終極的抗發炎、止痛食物是什麼呢？我選擇的是鮭魚、沙拉加特級初榨橄欖油、一杯葡萄酒。理由如下：

魚類：誠如我先前說的，關於疼痛的最有力研究都以omega-3脂肪酸為重心，這種脂肪在某些魚類身上最多，例如鮭魚和鯖魚。很多研究顯示，經常進食多脂魚類有助於預防發炎疾病。

我們很難對疼痛與飲食發表概括陳述，因為研究多半以特定病痛為中心，而非泛泛的疼痛問題。不過你可以從研究的發現看出端倪：這些omega-3很重要，因為它們通知免疫小兵撤退，而不要一直作戰，藉此節制發炎反應。

有一項研究的對象是攝取魚油以舒緩頸部或背部疼痛的人，結果 60% 受試者指出，他們的整體疼痛情況已改善，另有 60%表示關節疼痛已改善。另一個例子：過去一份分析 18 項研究的報告發現，魚類的脂肪和魚油會減少風溼性關節炎患者體內的發炎物質，幅度達到 17%。

沙拉：用特級初榨橄欖油為你的超強蔬菜調味，因為證據顯示這種橄欖油具有抗發炎的特質。

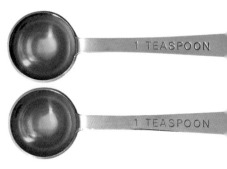

▲每一份沙拉醬最好用到 2 小匙特級初榨橄欖油。

有一項研究檢視一種源自初榨橄欖油的物質，叫做裂環烯醚萜（Oleocanthal），它能減輕關節炎的疼痛。另一項德國的研究則發現，由於橄欖油含有許多具抗發炎潛力的化合物，例如多酚和植物固醇，因此可減輕疼痛。這項研究還進一步強調，我們不須害怕脂肪，而是要擁抱健康的脂肪。另外，植物永遠是好的選擇，因為許多植物所含的維生素都能減輕各種疼痛。

葡萄酒：我的意思並非要你藉酒麻痺疼痛，而是因為葡萄酒裡含有豐富的白藜蘆醇，除了止痛，還有抗老化的功效。雖然大部分關於白藜蘆醇與疼痛的研究，主要是以動物做實驗（所以並不是真的讓牠們喝葡萄酒），但是有些研究確實認為白藜蘆醇可以降低人類的疼痛。

舉例來說，有一項研究發現，增加攝取白藜蘆醇的結果使疼痛指數降低。罹患子宮內膜異位症的受試者，在兩個月期間增加白藜蘆醇的攝取量，結果有 4/5 受試者表示她們的骨盆疼痛徹底減輕了。

還有一項實驗雖然不是直接檢視疼痛，卻證明白藜蘆醇和一種荷爾蒙的增加有關，它叫做脂聯素（adiponectin），已經證明具有抗發炎的效果。我並非主張喝一杯葡萄酒就能治好疼痛，而是喝葡萄酒既然可以稍微促進抗發炎的力量，那就不是壞事。

最重要的是，遵循 21 日計畫將是你對抗疼痛的入門磚，讓你習慣那些即將發揮助力的食物。可以確信的是：飲食是最重要的鎮痛武器之一，它能增強你的身體，而不是拖垮你。

第 9 章
使大腦靈活的超級食物

食物能改善記憶、磨利心智，使大腦終身靈活。

我們都有過這樣的經驗：想不起來剛剛把車子停在哪裡；去商店明明打算要買四樣東西，卻怎麼都想不出最後一樣是什麼；忽然叫不出朋友丈夫的名字。本來應該可以信手捻來的資訊，卻一時迷糊，完全沒有頭緒。

別驚慌，這只是老化的現象。記憶就像視力、肌肉緊張度、骨質密度一樣，是會衰退的，但往往令當事人莫名奇妙。為什麼你還記得小學三年級老師的名字，卻在出門 3 分鐘後，完全想不起來剛剛有沒有拔掉電熨斗的插頭？年紀漸長，人人都會體驗到整體腦力下降；30 歲以後，智商大概每隔 10 年掉 5 點。

也許你會被這項事實嚇到：記憶衰退其實從 16 歲就開始了（所以不要再怪社群媒體害你家青少年腦袋不清楚了）。記憶衰退的幅度微小到你根本不會察覺，可是過了 40 歲，你就會開始注意到。

人怕喪失記憶，超過怕癌症、心臟病

我們無法甩脫那些猝不及防的「老人時刻」，很多人當下都會愣住：「希望情況別變得更糟。」這是因為我們內心深處恐懼

喪失記憶，事實上，好幾項（包括我自己執行的一項）意見調查顯示，人們害怕喪失記憶的程度超過癌症、心臟病和意外事故。

你害怕的原因，可能是目睹摯愛的親友與阿茲海默氏症或失智症艱辛搏鬥，也許你聽說過這些疾病患者痛苦的經歷。我有第一手經驗，我的祖母九十幾歲時罹患失智症，過去她向來是嚴謹、守舊的祖母，但是心智改變後，卻變得好鬥、憤怒、挫折，講話時字句清晰可聞，卻不成意義。祖母有個偏執的恐懼，她很怕別人在背後談論她，我們確實有那樣做，但不是她想像的那樣——我們只是在哀嘆，眼看她逐漸凋零，大家內心都非常難過。毫無疑問，目睹最親愛的人連自己是誰都不知道，真的很傷心。

多運動、多動腦，可以防失智

不過有一點很重要：阿茲海默氏症、失智症或與記憶有關的問題，不見得無法逃避。你可以事先預防、減緩惡化，甚至逆轉病程。

根據研究，保護大腦最有效的方法是運動。根據一份回顧 16 項研究的報告顯示，時常活動的人罹患**阿茲海默氏症的風險降低了 45%**。怎麼樣算「時常」？不複雜：**每週做 150 分鐘中等強度的有氧運動**，也就是心跳加速，但不至於喘到說不出話。運動有助於提升小血管組成新網絡，讓更多葡萄糖和營養素送達大腦更多區域。

此外還有大腦運動，這是減低認知衰退的另一關鍵。動腦筋有助於大腦保持塑性和強壯，這就是老話說的「用進廢退」，你要持續不斷挑戰大腦，幫助它表現良好。「使用」正是打造大腦

基礎結構和連結的方式，可以防止神經退化。

　　最後的戰術則在食物：供應大腦所需的營養素，使其運作達到最佳狀態。不過在我們討論食物之前，先來探一探大腦這個機器的內在，這樣你就會明白，每次你進食的時候，對腦部將造成什麼影響。

大腦的內部運作

　　大腦運作就像手機網絡。大腦的神經細胞稱作神經元，它們就像個別手機用戶，互相傳送、接收訊息，當資訊從一個神經元傳遞到另一個神經元，就是成功的撥接，完成之後，神經元將資訊儲存起來。這就是建立記憶的方式：神經元彼此對話、傳遞訊息、建檔儲存以備未來使用。

　　以手機來比喻，如果要成功儲存記憶，不僅需要神經元運作良好，網絡也必須功能完整。我們都曾去過許多「沒有訊號」的地方，也就是手機網絡失靈、無法連結。並不是手機出問題，而是連結失敗。大腦也會發生同樣的情況，神經元之間的空間稱為突觸，而神經傳導介質則是穿過突觸、來回傳遞資訊的化學物質。最常見的神經傳導介質是乙烯膽鹼，少了它，就可能導致「通訊斷線」。

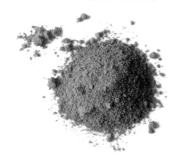

◀多年來薑黃一直扮演美味咖哩和全人醫療（holistic medicine）的明星角色。研究指出，薑黃含有抗氧化物，對健康大有幫助，包括對腦部有良好影響。如今這種辛香料已經慢慢成為主流，很多飲食都拿它當明星食材，例如茶飲和零食，烹煮食物時也可以多加利用。今天晚上煮飯時，不妨在蛋類、扁豆、烤蔬菜、米飯或其他菜色上撒一些薑黃。

還有其他狀況也可能擾亂神經元之間的訊號傳遞。舉例來說，如果你不常使用網絡，突觸就會變弱，滿有道理的，對不對？就像本來正在學鋼琴或外語，多練習就比較容易記得牢，萬一連續幾個月缺課，先前學的東西就會忘掉。突觸越常使用，就會越發達，進而創造越來越強的訊號。因為這樣的訊號以超高速度傳遞，資訊就能流動，彷彿「騎腳踏車」般風馳電掣。不過這樣的比喻並不恰當，因為若是想要取回片段資訊，你必須重複使用，才能有牢靠的記憶。

阻礙訊號傳遞的另一個因素是腦中的一種蛋白質碎片，稱為類澱粉蛋白（beta amyloid）。這種物質會切斷訊號（彷如樹枝掉落勾斷電線），被視為阿茲海默氏症的可能成因，與此相關的是神經元內部可能累積纖維，纏繞神經元，擾亂資訊交換與記憶。

保養大腦，多吃薑黃、少吃糖

類澱粉蛋白會帶來黏稠的物質，而類澱粉蛋白的多寡，主要取決於基因遺傳，所幸你可以限制損害的程度。怎麼做？身體會製造一種能掃蕩這些黏稠物質的蛋白質，稱為載脂蛋白E

---

30 秒健腦食物

需要快速提升記憶力嗎？惠靈耶穌會大學（Wheeling Jesuit University）的一項小型研究發現，接受認知測驗的時候咀嚼肉桂口香糖，有助於改善記憶功能。碰到須集中注意力的時刻，也許值得一試。

（ApoE），有些研究已經證實，我們可以影響體內有多少 ApoE。除了定時運動能帶來幫助之外，有一種食物也能發揮作用，那就是薑黃，在印度食物和五大超級食物的食譜中都有它的蹤影。攝取薑黃有助於增加 ApoE 蛋白質。

可能導致認知問題的其他原因還有：神經傳導介質乙烯膽鹼降低，以及腦源性神經營養因素（brain-derived neurotrophic growth factor，簡稱 BDNF）減少。我以園藝肥料（Miracle-Gro）來類比 BDNF 對大腦的功用，因為有 BDNF 支持神經，我們才能學習。遺憾的是，隨著年齡漸長，BDNF 越來越少。另外，發炎和壓力也可能損耗 BDNF，攝取飽和脂肪和精製糖也一樣會造成 BDNF 下降，因為這些食物會引起發炎，那就難怪了。因此你應該減少攝取這類食物，改以五大超級食物代替，這樣才能幫你守護天然的大腦肥料。

每週吃一次魚，降低失智風險

重要的不是別吃什麼，而是該吃什麼。以下是利用超級食物延緩腦力衰退的辦法。

首要之務是食用五大食療中的 F（有益的脂肪），因為大腦是身體脂肪最多的器官，攝取健康的食用脂肪是預防記憶相關疾病的關鍵。為什麼這麼說？飽和脂肪是剛性分子，而 omega-3 則是有彈性的脂肪。當大腦進行自我修復和製造神經元時，比較喜歡彈性細胞而非剛性細胞，因為後者無法迅速適應新的影響因子。

你可吃有助於大腦製造神經元所需的食材，例如魚類就是很棒的omega-3 來源，許多研究都認為多吃魚有益大腦健康。《美

國醫學會雜誌》（*Journal of the American Medical Association*）的一項研究顯示，體內 DHA（魚類脂肪）濃度最高的人，罹患失智症的風險降低了 47%。另外《美國臨床營養學雜誌》（*American Journal of Clinical Nutrition*）回顧 21 篇研究，發現每週只要吃一次魚，就能降低罹患失智症和阿茲海默氏症的風險。

要保持大腦靈活，第二種非吃不可的食物是大量蔬果，蔬果同時也能維持心臟健康。講到腦部健康，再怎麼強調植物基礎的飲食也不為過。舉例來說，最近《阿茲海默氏症與失智症》（*Alzheimer's & Dementia*）期刊所刊登的一篇研究，檢視了地中海式飲食（我的五大超級食物便是奉行這種原則），研究人員發現大量食用蔬菜（尤其是綠色葉菜類）對大腦很有益處。

蔬菜、黑巧克力、茶葉、紅酒、藍莓，減緩老化

不只蔬菜，研究人員還發現，吃很多莓果的人，認知衰退的速度也比較緩慢。

在飲食中添加種子也是個好主意，方法很簡單，把種子和莓果放在鮭魚沙拉上，所有好食物一次到位。《英國營養學雜誌》（*British Journal of Nutrition*）在 2015 年刊登的一份研究檢視飲食習慣和認知功能，研究對象超過 2,500 人，研究發現攝取較多木脂素（lignan）的人，認知功能、記憶、資訊處理的

▶**可可碎片**。烘烤過的破碎可可豆是成分百分之百的可可，黃烷醇（flavanols）含量特別高。口感香脆又不添加糖分，口味是生巧克力的味道。你可以在優格或冰沙裡加入可可碎片。

衰退程度都比較低，而木脂素是存在於芝麻、亞麻籽、南瓜籽裡面的化合物。而木脂素攝取量較少的人，他們的認知功能衰退程度多了 3.5 倍，記憶衰退多 6 倍。種子不但能提升腦力，本身也是香脆的好食物。

最後，你可以盡情享受一種糖類，那就是黑巧克力。研究發現巧克力、茶葉、紅酒、藍莓所含的植物營養素黃烷醇可以促進大腦連結，並且保護腦細胞，不受毒素和發炎的負面效果所害。有一項小型研究以記憶力好的年長者為研究對象，實驗將受試者分成三組，讓他們喝含有不同分量的可可黃烷醇的飲料，最後再請他們接受智力測驗，結果發現飲料中可可黃烷醇含量最高的那一組，智力測驗表現最好（另外還有附加好處：可可黃烷醇也能降低血壓、改善胰島素阻抗）。

曉得食物配方可以讓大腦這個全身最複雜的器官運作順暢，就像上了潤滑油的機器一樣，豈不令人欣喜？只要攝取我推薦的五大超級食物，就能保持大腦強壯。

減輕體重，腦筋靈光

體重過重不但使你行動緩慢，心智也跟著變遲鈍。亞利桑那大學（University of Arizona）過去有一份針對兩萬一千多人所做的研究，發現體重較重的人，晚年認知衰退的風險比較高。為什麼？因為體重過重的人往往發炎情況較為嚴重，這與記憶問題是有關聯的。

如何吃魚不吃汞？

　　我吃很多魚，理由散見本書各處。吃魚對大腦好，對體重控制好，對心臟也好。不過吃魚有個潛在的缺點，那就是魚類可能含有有毒的水銀（汞）。先前我發現自己體內的汞超出應有的標準，而有些證據顯示水銀對大腦功能有不良影響。

　　為此我必須**減少攝取體型較大的魚類**，因為大魚位居食物鏈上層，活得久、也吃得多，因此體內含汞量也比較高。雖然我們還未完全了解魚類含汞的風險，但是絕大多數人目前都沒有攝取到

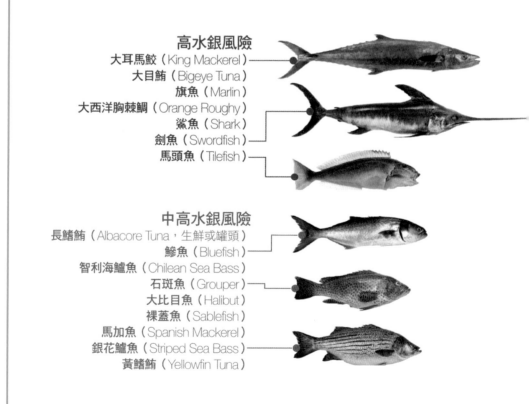

高水銀風險
大耳馬鮫（King Mackerel）
大目鮪（Bigeye Tuna）
旗魚（Marlin）
大西洋胸棘鯛（Orange Roughy）
鯊魚（Shark）
劍魚（Swordfish）
馬頭魚（Tilefish）

中高水銀風險
長鰭鮪（Albacore Tuna，生鮮或罐頭）
鯵魚（Bluefish）
智利海鱸魚（Chilean Sea Bass）
石斑魚（Grouper）
大比目魚（Halibut）
裸蓋魚（Sablefish）
馬加魚（Spanish Mackerel）
銀花鱸魚（Striped Sea Bass）
黃鰭鮪（Yellowfin Tuna）

足夠的分量,所以可能不須減少吃魚的量。如果你每週吃三至四次魚,得到的好處將大於潛在風險。

除非每天都吃魚,而且都是吃水銀含量較高的魚種,否則食用過量的情況並不會發生。小型魚沒有捕食很多其他魚類,體內累積的水銀也就少很多。現在我每週吃三至四次低風險和中度風險的魚類和海產,幾乎不吃以下清單上高水銀風險的魚類。

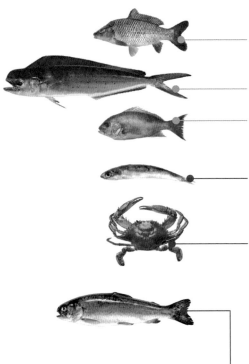

中低水銀風險
鯉魚(Carp)
鮪魚塊罐頭(Chunk Light Canned Tuna)
鱈魚(Cod)
鬼頭刀魚(Mahimahi)
鮟鱇魚(Monkfish)
嘉鱲魚(Snapper)

低水銀風險
鯷魚(Anchoives)
鯰魚(Catfish)
蚌蛤(Clams)
淡水螯蝦(Crawfish)
蟹類(Crab)
鰈魚(Flounder)
鯡魚(Herring)
鯖魚(Mackerel,北大西洋)
牡蠣(Oysters)
阿拉斯加鱈魚(Pollack)
鮭魚(Salmon,罐頭或生鮮)
沙丁魚(Sardines)
干貝(Scallops)
比目魚(Sole)
吳郭魚(Tilapia)
鱒魚(Trout,淡水)

第 10 章
情緒低落時該吃的超級食物

選擇讓心情再次飛揚的食物。

　　醫學界經常會思考一個公式：甲症狀+乙症狀=丙病況，而公式的答案則主宰治療的選項。然而有些病況並沒有明確的公式可循，有些外表看起來差異細微，治療更加棘手，還有一些診斷與其說是科學，不如說更接近藝術。

　　講到情緒議題，就是這種情況。情緒問題貼近日常生活，包含壓力、焦慮，或只是感覺消沉。純粹用 X 光、斷層掃描、驗血或其他診斷方式，都無法證明病人哪裡不對，也沒有生物標記能指出：你的情緒每分鐘達到 32 滴眼淚，所以應該用 2 湯匙某某特效藥來治療。

　　情緒和其他健康議題一樣，有不同程度的嚴重性，有些只是偶發的、輕微的程度，有些可能達到慢性、威脅生命的程度。有一點必須注意：嚴重的心理疾病需要專業協助，所以請不要依賴本章內容，以為能奇蹟式的解決。如果你對自己現在的感覺懷有疑慮，不曉得是不是嚴重到該去看醫生，答案是「應該」。

　　我在這裡要談的是常見的、普通的情緒起伏，包括挫折、焦慮和憂鬱，都是許多人在生活中會遇到的。有輕微情緒問題的人，可能發現很難形容自己的心理狀態，最擅長捕捉這方面的也

許是藝術家。想一想畢卡索（Picasso）在藍色時期的繪畫，或是一首古典音樂，或是一首歌詞辛辣的流行歌曲，它們能抓住負面而非正面的感受。

然而即使一般人無法釐清自己情緒的由來，還是會直覺尋求一種對策：食物。

備好食物，應對情緒和理智拔河時

當我們感到情緒不佳時，會自我治療，很多時候會選擇用食物當藥方。我把這幾種「問題」劃入一類，就是低落、焦慮、憤怒等感覺，不過它們確實有個共通點：都會讓我們陷入情緒性進食。

找東西吃的本能，不見得不好，事實上，如果運用得當，食物可以改變大腦的化學變化，平衡那些會影響情緒狀態的荷爾蒙。遺憾的是，多數人給自己開的藥方都是錯的。有人情緒不佳時會吃掉半瓶花生醬，或一海碗冰淇淋，也有人酗酒，這種在廚房找來的藥物其實是危險的，可能還會上癮。現在先來看看情緒動力學。

人們做決定時，會受到不同力量左右。腦部的執行功能（位在**大腦皮質**）幫當事人看出問題、分析問題、做出選擇、找尋對策的能力，這就是我們每天能完成那麼多事務的道理。大腦的這一部分有助於我們生存、進步，並且持續延伸我們個人和全人類的生命。執行功能使你能夠閱讀本書，做出關於食物的決定，使你能明智的選擇飲食。

反觀其他決定就比**較偏向情緒和直覺層面**，此時當事人比較像在反應，而非思考。這些反應和大腦的**杏仁核有關**，它能幫助節

化過妝的點心

如果能有一種壓力繞道手術，可以治療心理堵塞和隨之而來的食物渴望，豈不是太棒了！可惜天不從人願，沒有這種手術。所以你需要的，是能滿足渴望，也不會損害身體的食物。

意即你不能任性的隨手抓身邊的點心吃。而是要隨時準備好，吃了會讓你滿足的替代點心，才能幫你維持精力。當你情緒不佳時，試試以下幾個概念：

起司味：爆米花的調味改成酵母，既保有類似的口味，熱量又比切達起司（cheddar）低。

軟滑口感：在原味希臘優格上滴一滴香草精，再放一些藍莓，食材雖然簡單，但是口感很豐富。

香脆口感：烤鷹嘴豆，你可以自己做，或是買現成的，鷹嘴豆的蛋白質含量高，當你渴望來一包洋芋片時，是絕佳的替代品。

鹹香味：在毛豆上撒一些海鹽，也可滴幾滴薄鹽醬油。

辛辣味：在鷹嘴豆芝麻醬上面淋一圈甜辣醬，然後用你最喜愛的蔬菜沾著吃，就是可口的點心。

甜味：水果加花生醬，花生醬給人飽足感，還可減緩糖的吸收速度。

制恐懼、愛、誘惑、焦慮。當你在商場看見蛋糕時，**杏仁核會驅使你狼吞虎嚥吃下去**，因為你看見一個小孩正在吃蛋糕，蛋糕看起來好吃極了。某個親戚傳給你一則氣死人的簡訊時，也是杏仁核驅使你抓住身邊那袋洋芋片。杏仁核替你做關於食物的決定，並不會事先和你商量，而是先反應了再說。

這兩種功能常常並肩合作。舉例來說，情緒可能告訴你，某個人讓你很心動，而執行功能則容許你想出最好的辦法，主動開口和對方約會。但有意思的是，杏仁核的說服力超強，因此情緒才會凌駕邏輯和理智。在混亂的情況下，情緒衝動可能會把理性執行推到一旁，所以，自我控制確實需要努力訓練和策略。

缺乏努力訓練和策略，我們可能就淪為情緒和衝動的祭品，而不是依據知識做出決定，就像祖先留下來的直覺：碰到敵人時，唯一的決定是要戰鬥還是逃跑，他們可沒有時間在洞穴的牆壁上塗塗改改，慢慢策劃利弊得失。祖先們不需要 21 日計畫，因為根本不曉得 21 分鐘後，自己是活還是死，直覺反應給了最佳保命機會。

吃糖只能一時麻木，但長期來看無益

現在我們來想想，當你感到疲倦、暴躁、無精打采時，會發生什麼事？你的身體知道自己需要加油打氣，而最快的方法，就是用大量的糖餵飽身體，這就是為何你在面對困難的狀況時，心裡會渴望糖和碳水化合物。即使邏輯告訴你，吃糖不是最好的選擇，然而想要補充精力和改善情緒的衝動，依舊推著我們往販賣機跑。

問題是，這項犒賞像是打了一記營養麻醉針，只會暫時掩飾自己情緒低落的事實。吃一塊糖或許能一時麻木你所受的傷害或壓力，但長期來看卻沒有幫助。等到麻藥退了，疼痛還會繼續。反觀聰明的食物策略就不同，它能幫你化解心情低落、疲倦或憤怒的時刻。高度壓力和悲傷的感覺，是最常見的情緒議題，要特別注意。

壓力：不論令你緊繃的誘因是什麼，過程都是一樣的。神經傳出訊息給大腦，讓你知道該做點什麼，好讓被挑起的情緒平靜下來。一旦杏仁核接收到訊號，就通知大腦的另一個部分，趕緊分泌一些有幫助的荷爾蒙。

其中之一就是腎上腺素，這在古代是合理的，因為危急的當下需要刺激，才能做好戰鬥或逃跑的準備。另一種則是壓力荷爾蒙皮質醇，它能進入血流，促使血糖激增，幫忙做出反應。皮質醇的作用方式是動用身體儲藏的養分，同時干擾胰島素，這樣就能召集更多血糖、補充精力。

為什麼這會是好事？因為壓力提供能量，如果須逃離野獸的攻擊，或是趕上工作截止期限，就非常管用。但假如面對的是慢性壓力，那麼血糖增加對循環系統就不妙了。你不是在戰鬥或逃跑的時刻用掉血糖，所以血糖只會待在血流中，這樣造成的壞處之一就是糖分開始慢慢刻蝕動脈。另一個壞處是形成惡性循環：血糖激增之後暴跌，然後你又會開始找那些單糖吃。如此這般，身體像旋轉木馬：混亂的荷爾蒙、混亂的飢餓感、混亂的進食，最後身體毀了。

憂鬱：研究顯示**有兩種關鍵荷爾蒙影響你的情緒至深：血清素和多巴胺**。多巴胺與血清素濃度高的時候，你覺得很棒，而感覺很棒的時候，你會想要繼續做那些增進血清素和多巴胺的事情。

猜猜看，什麼東西會刺激分泌這兩樣帶來愉悅感的荷爾蒙？就是糖。甜食會刺激大腦酬償中樞的多巴胺（具有相同效果的還有社交刺激、性愛、藥物等），也會間接促進血清素分泌。所以當你覺得情緒低落時，想要吃可以讓自己開心的食物，也就是糖

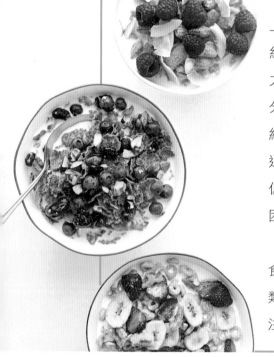

擔心維生素 B 群不足嗎？

年紀超過 50 歲的人中，三成以上欠缺足夠的維生素 B12。隨著年紀增長，身體吸收維生素 B12 的能力不如以往，所以經由食物獲得的分量就減少了。這會有什麼問題？維生素 B12 幫助神經細胞互相溝通，若是你體內的維生素 B12 濃度低，神經細胞傳遞和接受訊息就有困難，會讓你較容易憂心和焦慮。

由於維生素 B12 只存在動物食物中，包括魚類、貝類、某些肉類、蛋類和乳製品，因此素食者要注意多用黃豆和麥片來替代。

分高的點心，是很常見的事。

　　常常吃糖可以暫時掩飾心情低落，然而長期下來，同樣的問題又會傾巢而出：血糖升高，動脈會出現連帶損害，以及體重增加等問題。

蔬果的抗氧化物讓大腦快樂

　　到底該怎麼辦？

　　我希望你用食物當提振情緒的工具，但不是用以往的方式。你要想如何用飲食解決問題，而不是消除症狀？要怎樣把食物當成長期處方，使你每天都覺得比較好、舒緩壓力、比較快樂？讀者閱讀至此，應不會對我提出的對策感到意外，那就是攝取五大超級食物。理想上，攝取蛋白質和吸收緩慢的碳水化合物（例如地瓜、堅果、糙米等），能緩和想要找糖吃的時刻。

　　增加蔬果攝取量是改善情緒的法寶之一，因為華瑞克大學（University of Warwick）醫學院的研究人員過去針對 14,000 人做了一項研究，發現在心理幸福感測驗中得高分的受訪者中，約 1/3 表示自己每天都吃五份以上蔬果，每天吃不到一份蔬果的受訪者只有 7%。研究人員推測，有些蔬果含有抗氧化物，能影響大腦內與樂觀心態有關的部分。

　　想透過飲食增進良好情緒，不僅五大超級食物中的 X（額外的水果蔬菜）不可或缺，我那一整套強調健康油脂、豆類、植物，更是大腦健康的基礎。一項針對 3,500 位年長者所做的研究發現，多攝取地中海飲食的人，出現情緒問題的風險比較低。研究人員推測發揮效用的是維生素 B 群、抗氧化營養素、健康脂肪。

omega-3 脂肪酸尤其重要，主要來源如鮭魚、核桃、種子。
2015 年有一項針對 omega-3 益處的研究回顧，發現 omega-3 能保
護人們不受情緒與焦慮之苦，原因是它能改善大腦功能。

另外在 2016 年一份整合 13 項研究的分析也發現，omega-3 對
和抑鬱症有關的症狀，具有良好效果。為什麼？原因還不清楚，
但可能和這些健康脂肪的抗發炎力量有

鮭魚最健康

鮭魚含有豐富 omega-3 脂肪
酸，對心臟和情緒的益處都很大。
omega-3 可以控制膽固醇，保護血
管，降低血壓。

整片烤：在烘焙紙上疊放一片
鮭魚排、切成薄片的蔬菜、檸檬片，
然後將紙往上摺，再把四周邊緣捏起
來，形成一個小包裹。用攝氏 200 度
將鮭魚烤熟（大約需要 15 分鐘）。

健康的貝果吃法：一片全穀物貝
果塗上茅屋起司，然後鋪上燻鮭魚、一片番茄、紅蘿蔔和黃
瓜薄片、紅洋蔥片。

鮭魚沙拉：用叉子將罐頭鮭魚搗碎，加一大匙原味希臘
優格，擠一點檸檬汁，拌入切丁的酪梨。這種沙拉還可當三
明治的內餡，或和蘇打餅乾、蔬菜拼盤一起享用。

關（據信發炎會阻礙大腦內的訊號，而這種情況則與抑鬱症和情緒有關聯），健康脂肪也有助於大腦的細胞膜具彈性，如此一來就能迅速創造新的連結，並且適應壓力。

還記得魯伊吉和藍區的故事嗎？事實上，藍區食物也對抑鬱症有幫助。心理學家史蒂芬・史考特・易拉迪（Stephen Scott Ilardi）檢視好幾個沒見過抑鬱症的文化，其中之一是巴布亞紐幾內亞高原的卡魯里族（Kaluli），他指出有一份研究訪談了 2,000 位卡魯里人，發現只有一人勉強算有點抑鬱症，如果比照當地人過的艱苦生活，你會覺得不可思議。易拉迪指出，這個民族的暴力致死率、嬰兒夭折率、疾病感染率都很高，既然如此，他們為什麼不會得抑鬱症？

易拉迪以卡魯里族六種特別的生活方式解釋，包括運動、社會聯繫，當然還有食物。卡魯里人飲食中的 omega-3 和 omega-6 達到適當的平衡。

易拉迪認為現今美國人食用了太多 omega-6，這種油脂可能會導致發炎（因此和抑鬱症有關），而抗發炎的 omega-3（來自魚類和其他來源）卻攝取得太少。卡魯里人吃很多魚，所以他們攝取充足的omega-3，這對於情緒控制是很重要的因素。

omega-3 帶來的巨大好處只是我將魚類列入 21 日計畫的原因之一，魚不但是這項計畫的重要成分，也是你一輩子都該攝取的超級食物。魚類所含的營養素有利大腦運作，不僅使你更敏銳，也使你感覺比較好。

但難道你就永遠不會渴求糖了嗎？當然不可能，在特殊場合偶爾吃點糖，也不打緊，重點是「偶爾」。如果每天渴望，怎麼

辦？請參考我在第三章所提的策略，若你能事先準備好對付飢餓和誘惑的健康食物，放在身旁，隨時可以拿到，你就會在嘴饞時吃到超級食物，而不是垃圾食物，如此，你得到的就是執行力強的大腦。

第 11 章
增加免疫力的超級食物

對抗流感和更嚴重的入侵者，你需要免疫大軍。

你有沒有好奇過：祖母怎麼曉得你一生病就要趕緊喝橘子汁和雞湯？我們的祖母和她們的祖母，總是可以從食物中找到治病對策，早在科學昌盛以前，她們就知道：人吃得好，身體就會健康。可能是出於本能，可能是反覆試驗的結果，也可能是代代相傳的智慧，就像家族的節慶儀式和結婚戒指一樣。

感冒時喝雞湯──補充水分與溫暖

還有可能是先人參照邁德尼蒙（Moses Maimonides）的歷史，據說這位 12 世紀的猶太醫生兼哲學家，是第一個寫下雞湯具有醫療功效的人。他寫道，這種雞湯能「中和體質」，其實就是 12 世紀的人表達「食療」的方式。

雞湯代表的是兩樣東西──補充水分與溫暖，兩者都有助於緩解重感冒時的黏鼻涕，使呼吸道暢通，讓生病的你感覺好一點。且雞湯含有很多鈉，所以會讓你多喝水。不管什麼時候，多

▶自家熬煮的雞湯。

喝水都是好事。其他研究甚至指出，雞湯之所以有療效，是因為它改變了免疫系統的功能，使其活動力更強，更能保護身體。

儘管祖母可能不知道這些原理，卻總能在廚房裡做出治感冒的偏方，甚至防患未然。

上次我病得很慘是什麼時候的事？記得那次是食物中毒，我懷疑是吃了腐敗的魚或醬汁（也許兩者都腐敗了）。當時我的身體強烈反應，上吐下瀉，消化道清得乾乾淨淨，簡直不須清腸就馬上可做大腸鏡檢查了。但是除了那一天外，我沒有久病的經驗，因為我根本不生病。過去 10 年中，我沒有請過一天病假，也許每年會鼻塞或喉嚨痛一、兩次，但不會更嚴重了。

好笑的是，我應該更常生病才對，因我天天和上百個人握手，這可是染病的來源之一，因為細菌和病毒會在人與人之間傳播。我的職業生涯中，大部分是在醫院裡工作，堪稱細菌傳播大本營。不過，哪怕全家人都病了，我也知道自己大概不會生病，而且我也不會整天戴著橡皮手套和手術面罩。

飲食（和睡眠）保護我，且因為我遵循五大超級食物的原則，免疫防衛系統得以強化，可以擊潰進入身體的侵犯者。強壯的免疫系統不僅能預防小病，也有助於平息發炎反應，前文中已

> ### 抵抗感冒的祕訣
>
> 用水漱口 1 分鐘左右。日本研究人員發現，每天漱口三次的人比較不會感冒，就算真的感冒，症狀也比不漱口的人輕微。

四種微量礦物質的來源

各式各樣的礦物質都會幫助你的身體運作，這也是你須平衡飲食的原因，若擔心攝取不足，不妨每天吃一顆綜合維生素。務必確認你有吃到四種礦物質：

銅：你只需要一點銅，每天吃一顆綜合維生素就夠了。另外，牡蠣、腰果、羽衣甘藍、蕈菇、蚌蛤裡也含有銅。

鐵：年過 50 歲的女性對鐵的需求量會降低，所以為這個年齡層所設計的綜合維生素，也會反映這一點。不過你也毋須遠離含鐵量豐富的食物，像豆腐、菠菜、扁豆依然可以吃。

硒：大部分美國人從食物中獲得足夠的礦物質硒。巴西堅果中飽含硒（所以每天不要吃超過 3 顆，以免過量）。另外，鱈魚、蝦子、鮪魚、鮭魚中也含有硒。

鋅：可從牡蠣、牛肉、芝麻、腰果、南瓜籽、菠菜、鷹嘴豆中獲取。與感冒奮戰時，多一點鋅可能有幫助，但是攝取太多反而有害，最終導致欠缺銅。如果你服用綜合維生素，一旦出現感冒症狀，每 2 至 3 個小時吃 1 顆鋅錠，會有額外的好處：鋅是味覺不可或缺的元素，所以病人抱怨自己失去味覺時，我都會開鋅錠給他們。

▶球芽甘藍、腰果、牡蠣、芝麻都含有豐富的鋅。

經提到，發炎正是許多疾病的根源。

經由食物強化免疫系統，重點在攝取大量維生素和礦物質，蔬菜水果有最豐富的維生素和礦物質。目前的看法是，微量營養素（維生素 A、D、C、E、B6、葉酸、B12、鋅、硒、鐵、銅）是強化免疫系統的主力。

理由是它們會強化體內的免疫士兵。如果把免疫系統想成一支作戰部隊，隨時準備抵抗攻擊，那麼你當然要提供能強化這些士兵的食物，讓它們有能力抵禦強大的侵略者。

吃五大超級食物強化免疫系統

以下就是五大超級食物強化免疫系統的方式：

想像身體是一座飛機場。唯有經過重重安全關卡的人，才能

補充維生素 C

提到維生素 C，大家不免想到橘子汁，其實你也能從草莓中獲得很多維生素 C，保護免疫系統。草莓不僅富含纖維、葉酸、鉀，還含有大量維生素 C，每天只要吃 10 顆草莓，就可滿足一天所需。將草莓加進冰沙或優格中當作甜點，或是用草莓來製作健康又讓人滿足的花生醬草莓三明治：在全麥麵包塗上無糖花生醬，再疊一層切片草莓。

進入候機室。身體有一部分的免疫系統作用就像美國運輸安全管理局（TSA）的篩檢員，他們會故意放一些東西到檢查站，檢驗這些東西是否安全，須不須隔離銷毀。萬一入侵者躲過 TSA 檢查員這一關，可能就會造成傷害。

　　從細胞的層次來說，一切都始於溝通。巨噬細胞時時保持警覺，在身體裡來回巡邏，以防出現麻煩，它們就好比機場裡的保安攝影機或專門嗅聞毒品的緝毒犬。巨噬細胞探查全身狀況，同時也會吞噬普通的細菌，不過一旦察覺重大問題，就會召來增援部隊，那就是負責防禦的 T 細胞和 B 細胞。

三種吃蘋果的方法

　　1 顆大蘋果擁有 5 公克纖維，以及 14% 你每日所需的維生素 C，對免疫系統非常重要，還有助於減重。你大可把蘋果當零食或甜點，如果想換個口味，試試以下方法。

　　蘋果脆片：將蘋果切成薄片，上面撒一些肉桂粉，然後以攝氏 107 度烤約 45 分鐘即可。

　　油煎蘋果：蘋果切成楔型，和新鮮百里香、檸檬汁一起在橄欖油中慢慢煎，最後撒一點義大利黑醋。

　　拌入沙拉：蘋果切塊，拌入高麗菜絲和紅蘿蔔絲，做成生菜沙拉。至於醬汁，試試原味希臘優格、檸檬汁和一點楓糖漿，全部調勻即可。

免疫系統能夠辨認外來物種，就像 TSA 官員可以看出誰有異狀，因此每一個細胞都須擁有某種識別。假如你的免疫系統察覺到身體內有細胞欠缺正確的身分識別，就會殺死這些進犯的外來細胞。

有些細胞一碰到進犯者就大開殺戒，不論對方是病菌、細菌、病毒還是免疫系統不熟悉的其他東西。有時候它們會對那些外來入侵者過度反應，結果導致嚴重的發炎反應（例如過敏症狀便是發炎反應，顯示免疫系統正在設法消除特定的過敏原）。這些細胞甚至可能攻擊你的身體，誤以為健康的細胞是外來者，例如自體免疫疾病就屬於這一類，你也可以把它想成誤傷同胞。

食物是重要的防禦，因為很多種營養素對免疫細胞的功能具有正面效果，能使免疫細胞發揮能力，不論是辨認外來入侵者、摧毀入侵者，還是保護你不受體內小型戰鬥所害。

用水果蔬菜補充失去的免疫力

現在我們假設戰鬥發生在普通感染之處，你的免疫細胞抵達患處，卯足全力投入戰場，結果造成發炎反應，你的身體開始出現症狀，例如流鼻水、喉嚨痛，或是半夜跑廁所的戲碼。

隨著老化的腳步，我們會喪失一

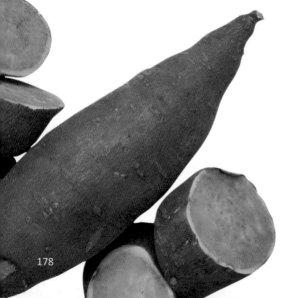

◀用烤箱或微波爐將地瓜煮熟，還可加上南瓜籽、芝麻、帕馬森起司或綠色蔬菜，增添風味，同時攝取維生素 A。

些製造免疫細胞的能力，所以比較難打敗身體的感染。這時可藉食物增加防禦力。

為了透過飲食強化免疫系統，你應該平衡攝取維生素和礦物質，也就是要特別注意攝取五大超級食物中的 X（額外的水果蔬菜）。一盤色彩繽紛的蔬果，是**改善免疫系統**最好的方法之一，因為它們代表整個植物王國裡的各種化合物，能強化你的身體。

具體來說，研究確實指出**維生素 A 擁有最強大的火力**，而欠缺足夠的維生素 A，就較容易發生感染和免疫功能降低的問題。維生素 A 如何發揮助力？它能幫助製造免疫細胞，打擊病原體。補充維生素 A 最有效的方法是食用地瓜、紅蘿蔔、南瓜、綠色蔬菜。

除了攝取含有維生素 A 的食物之外，還有別的食物也有增進免疫力的特別功效。

大蒜：具有抗細菌、抗病毒、抗真菌的功效。你可以將大蒜和蔬菜放在一起烤，也可磨成蒜泥加入沙拉醬汁中，或者在烤雞或烤其他肉類時拿來抹在肉面。大蒜還有別的功效：證據顯示能減少低密度膽固醇、降低總膽固醇、降低血壓，還能減少血栓和中風的危險。

蕈菇：含有 Beta-葡聚糖（Beta-Glucan）這種強大的化合物，提升免疫功能的力量，早為人所知。Beta-葡聚糖會結合巨噬細胞和會吞噬外來入侵者的其他白血

球，藉此刺激免疫系統，活化抗感染的功能。

優格或克菲爾菌（kefir）：優格中的好菌
（益生菌）對免疫系統大有幫助。事實上，有一
項研究發現，讓感冒的人服用益生菌補充劑，復原
速度比服用安慰劑更快，而且服用益生菌的人中，34％
表示自己的感冒症狀減輕了。

購買此類產品時，要選購含有「乳桿菌屬」（Lactobacillus，
即乳酸桿菌）與「雙歧桿菌屬」（Bifidobacterium，又稱比菲德氏
菌）菌種的優格才好。

感冒時該吃什麼？

我建議喝雞湯，原因是能緩
解發炎的鼻腔和呼吸道。不要相
信斷食解熱的迷思，身體虛弱時，
真的需要營養及大量水分。所以生病時還是
要進食，以下是營養祕訣：

綠茶和蜂蜜：綠茶的營養素有助於預防病毒滲
透到體內，蜂蜜則可包覆在喉嚨上，減輕咳嗽。

冷凍葡萄：吸吮冷凍的葡萄可以讓疼痛的喉嚨麻
木。此外，葡萄提供維生素 C，是免疫系統需要的主
要營養素之一。

蔬菜汁：感冒時食慾不好，不妨喝些蔬菜汁，幫助身體
獲取亟需的營養素。

第 12 章
美膚與美髮的超級食物

外在美始於內在美。

　　我喜歡打趣的說，麗莎和我是奉父母之命、媒妁之言結婚，因為早在我和她初次相遇之前，我們的父親就是多年好友了。

　　我是在土耳其認識麗莎的父親傑瑞（Gerry），當年他以客座教授身分到土耳其，我自告奮勇當他的導遊，可是並沒有見過他的子女。後來我在醫學院念書時，有天晚上我爸媽和麗莎的父母約在費城吃晚餐，我陪他們一起去，而麗莎也來了。

　　第一次見到麗莎時，她看起來就像隻白鴿，容光煥發、純潔、天生麗質。

　　她以為我是餐廳的服務生。

　　我們的故事和眾多伴侶結緣的經歷很像，也就是一見鍾情。

　　我們對彼此的吸引力造就了一輩子精神、性靈的緊密結合。外表確實代表良好的健康，而且我們大腦的潛意識會用別人的相貌，去評估對方的壽命和適應力。

　　麗莎全家人的外貌都出色。他們的皮膚乾淨透亮，髮量豐盈，從裡到外都流露健康的氣息。甚至他們家養的貓、狗、馬匹也都神采奕奕，可以當海報上的模特兒。

　　我毫不懷疑，麗莎一家人之所以那麼健康，絕對和飲食有

關。誠如我在前言提到，他們在家裡種植蔬菜，減少含糖食物，甚至家裡寵物的食糧，也不是現成的商品。

我想談一下肌膚和頭髮，它們或許不如重大疾病那麼要緊，但是依然很重要，原因有兩個。第一，肌膚和頭髮的問題可能是其他身體系統出現問題的表徵。第二，你的外表和身體功能息息相關。

外表是內在健康的溫度計。一個人如果看起來生龍活虎，也會覺得自己體力旺盛。我們在廚房裡準備的食物，和我們在浴室化妝鏡前做的努力，重要性並無二致，這是因為維生素和營養素

關於番茄

多吃有益肌膚的食物：番茄和紅蘿蔔含有抗氧化物（茄紅素、貝塔胡蘿蔔素），用橄欖油加以烹調，這類抗氧化物的功效會更強大。至於含有抗氧化維生素 C 的食物（甜椒、青花菜、羽衣甘藍），最好是生吃或快炒，過程要簡短，以免破壞蔬菜的顏色或脆度。順便一提，美國人平均每年吃 10 公斤左右的番茄，其中 59% 來自罐頭，又以披薩為最大宗。接著就是添加很多糖分的番茄醬和番茄泥，這都是加工食品，不是真正的番茄。最好還是食用天然番茄。

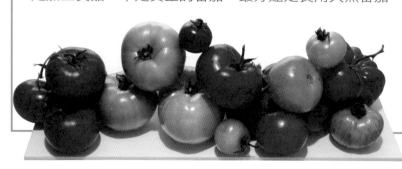

食物也可以抹在臉上

　　你可以用食物自製去角質磨砂膏，用它輕輕按摩臉部。

每週一、兩次在晚上洗臉前，用這種方法去角質。添加下面

這些材料（每一欄選一樣），混合好就成了肌膚救星。

去角質成分 （4大匙）	黏合劑 （4大匙）	精油 （幾滴，自選 喜愛的香味）	強化劑 （2小匙）

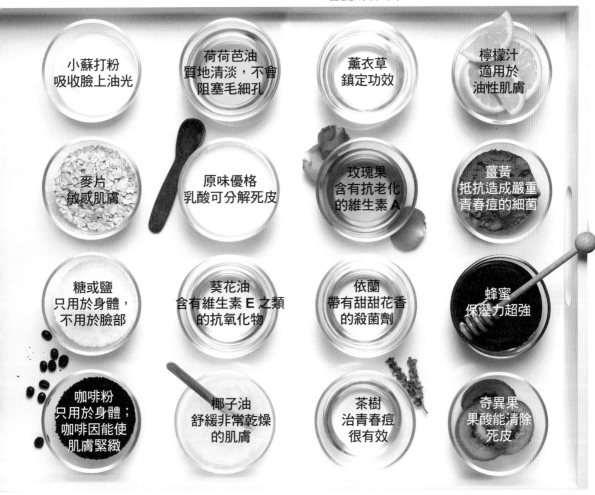

去角質成分	黏合劑	精油	強化劑
小蘇打粉 吸收臉上油光	荷荷芭油 質地清淡，不會 阻塞毛細孔	薰衣草 鎮定功效	檸檬汁 適用於 油性肌膚
麥片 敏感肌膚	原味優格 乳酸可分解死皮	玫瑰果 含有抗老化 的維生素 A	薑黃 抵抗造成嚴重 青春痘的細菌
糖或鹽 只用於身體， 不用於臉部	葵花油 含有維生素 E 之類 的抗氧化物	依蘭 帶有甜甜花香 的殺菌劑	蜂蜜 保濕力超強
咖啡粉 只用於身體； 咖啡因能使 肌膚緊緻	椰子油 舒緩非常乾燥 的肌膚	茶樹 治青春痘 很有效	奇異果 果酸能清除 死皮

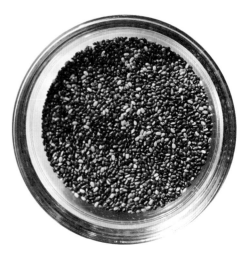

▲omega-3 超級食物的運用方法很多，這裡提供一種：將 1 大匙奇亞籽浸泡在 1 大匙水中，使其膨脹，然後拌入沙拉醬汁中食用。

從內在滋養皮膚和頭髮，所以許多美肌、美髮化妝品都標榜含有抗氧化劑和維生素，畢竟這些營養素有助於建構頭髮與肌膚的基礎結構。

你可能已經猜到，我很喜愛古老文化利用食物改善健康的故事，先民也曉得食物和容貌的關聯。據信古阿茲特克人吃酪梨不僅是為了味道好，還因為酪梨油可以幫他們的肌膚補充水分，不受強風凜冽的惡劣氣候所苦；遠東地區的文化早就懂得使用各種香草，製作肌膚的保養品；古埃及人用芝麻油之類的油脂，讓皮膚看起來柔軟、年輕，他們也用橄欖油製作肥皂。據說埃及豔后克麗歐派翠拉（Cleopatra）用牛奶洗澡，就是為了去角質，使肌膚光滑。

這些文化憑本能用食物做實驗，以強化、美化他們的身體，覺得有效的，就持之以恆的用下去。現代人也沒有兩樣，我女兒艾萊貝拉（Arabella）有一段時間皮膚乾燥暗沉，我們建議她多攝取 omega-3 脂肪酸食物，因為這種脂肪有益肌膚。由於 omega-3 含有豐富的 DHA 和 EPA 兩種化合物，對肌膚大有幫助，這種脂肪果然緩解了她的症狀。

對身體內部好的食物，對身體外部也有好處。如果你嘗試 21 日計畫，未來也繼續吃五大超級食物，那麼不僅會攝取到有益肌

可以保養頭髮的食材

清潔頭髮時使用某些食材，能讓頭髮更好看、更健康，以下這些方法，每週進行一次即可。

摩洛哥堅果油（argan Oil）：這種油來自摩洛哥的堅果，含有抗氧化物和維生素 E。摩洛哥堅果油可預防頭髮斷裂，使髮絲觸感較柔順。將硬幣大小的堅果油抹在溼頭髮上，然後用梳子將油脂均勻分布在頭髮上，之後再按平常的方法做造型。

紅糖：天然的去角質磨砂膏，可以除去頭皮上的死細胞。將紅糖和酪梨油（富含維生素與抗氧化物）以 2：1 的比例混合，頭髮先打溼，再用混合好的紅糖和酪梨油按摩頭皮幾分鐘。沖洗乾淨，然後按照平常的方法，使用洗髮精和潤絲精洗頭髮。

蒸餾咖啡（espresso）：在潤絲精裡加一點濃咖啡，可以幫助棕髮多一點色澤，使髮色看起來更深、更豐富。金髮的人可以用洋甘菊茶（chamomile tea），紅髮的人則可用一份紅蘿蔔汁兌一份甜菜根汁液，混合好後加進潤絲精裡，細細按摩溼髮，靜候 15 分鐘，再徹底洗淨。接下來用未加這些食材的潤絲精按摩一次，最後再清洗乾淨即可。

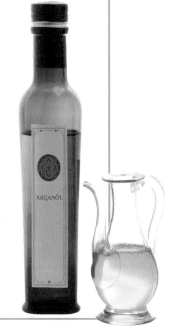

膚、頭髮的食材，還能清除害你失去光彩的元凶。

愛美，真的不能吃糖

對你皮膚最有害的食物，名列前茅的就是糖，這算是意料之中。為什麼？理由就是發炎。吃甜食的時候，血糖會竄升達 15 分鐘，為了因應這種情況，身體會製造一種蛋白質，造成發炎。有些人吃過甜食後，會出現皮膚問題。此外，高血糖會使膠原纖維硬化，使皮膚失去彈性。糖還會附著在蛋白質上，造成皮膚色澤變得灰黃，這就是糖尿病患皮膚變色的原因。

皮膚是身體結構的外層包裝，我們大部分人只在肌膚燙傷、有了皺紋，或是不明原因出了狀況（例如螞蟻咬傷、粉刺或黴菌感染）才會關心。然而人們真的要更感激皮膚，因為皮膚真的是鬼斧神工的結構。

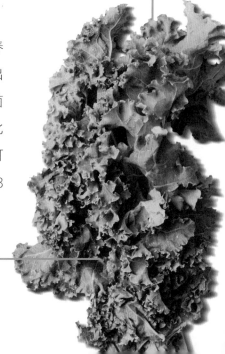

與臉有關的食物

如果你的皮膚因為玫瑰痤瘡或青春痘而變成粉紅色，那麼你的腸子也許出問題了。羽衣甘藍之類的食物含有益菌生（prebiotics，是一種纖維，提供消化系統裡的好菌食物，不是益生菌），可能幫得上忙。核桃含有大量 omega-3 脂肪，也能舒緩情況嚴重的青春痘。

皮膚的 70％ 是水分、25％ 是蛋白質、5％ 是脂肪，是人體最大的器官，占身體重量 15％。皮膚扮演身體與外在環境間的緩衝，也是吸收體。舉例來說，我們生活在現代世界中，可能有成千上萬種化學物質被皮膚吸收，因此要用好的營養素餵養這層包裝，不僅強化外表，也要鞏固其下結構，讓製造發炎的化學物質在我們的身外止步。

防晒、吃滋養肌膚的食物，減少皺紋

身體的表皮層是我們可以看見的一部分皮膚，由於每 30 天左右死細胞就會脫落，因此表皮層堪稱自動回春層。肌膚的最裡層是皮下組織，由脂肪組成，幫助身體隔離。

營養素真正發揮作用的地方在皮膚的中間層，也就是真皮層，毛囊、汗腺與微血管都在這裡（皮膚所需的營養素就是由微

補水，光彩耀眼

皮膚受損的原因之一是缺少溼氣。每天喝足量的水（沒有硬性規定，一天喝 8 杯是好目標），能幫你像大明星一樣光彩耀眼。許多新鮮食物都含有大量水分（小黃瓜的水分占 96％、番茄占 49％），吃一塊西瓜也可以為皮膚大量補水。其他具有相同效果的水果還有哈密瓜、香瓜、草莓。

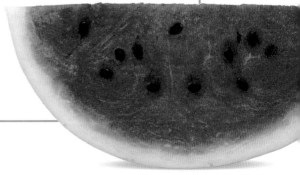

血管輸送的），另外這裡還有淋巴結，幫助抵擋毒素。

組成真皮層的細胞稱為纖維原細胞，它們是身體的主力細胞，因為膠原蛋白和彈性蛋白就是由它們製造，這些蛋白質給予肌膚力量、柔軟度和韌性。

皮膚老化或失去光澤的主要原因，是膠原蛋白和彈性蛋白逐漸衰弱。年齡老化、陽光曝晒、接觸毒素或營養不良，都會損害肌膚，使皮膚失去延展能力，變得僵硬、鬆弛、破裂。

由於肌膚與肌肉相連，臉部和身體活動時皮膚就會產生皺摺，久而久之，皺褶形成溝痕，有點像是疲勞性骨折；長時間的反覆活動會耗損肌膚，造成發炎和破壞膠原蛋白。年復一年，這個過程使得溝痕越來越深，就成了皺紋。

所以如果你想盡量減少損害，消除肌膚的皺紋和整體暗沉，就得保護皮膚不遭受外來的攻擊（固定使用防晒乳），並攝取各種食物以滋養肌膚，保持彈性蛋白和膠原蛋白的強度。

再來談一下頭髮。普通人的頭上有 15 萬個毛囊，這個數字經年累月改變不大，有變化的是髮絲的粗細和狀況，以及在你

讓頭髮閃閃發亮的超級食物

高品質巧克力含有類黃酮（flavonoids），可以促進血液流到皮膚表皮層，增加幅度高達百分百。有一項研究發現，血液會將氧氣、維生素、礦物質輸送到表皮層，製造新細胞。我最愛的三種巧克力是可可含量 70% 的黑巧克力、巧克力碎片、無糖黑可可粉。

的頭上留不留得住。最有意思的一點是，知曉每一根髮絲都有自己的血液供應——身體的血液會流進毛囊裡的微血管。髮絲底部圓鼓的部分就是毛囊，它是活的，至於毛囊上面的髮絲，卻是死的，不過它們是由蛋白質組成的，會影響頭髮外觀。正確的食物有助於滋養細胞，使頭髮長得茂密，同時改善頭油的品質；我們須靠頭油潤滑每一根髮絲，使它們閃閃發亮。

我的五大超級食物食譜中有很多營養素能改善臉部、頭皮、全身的肌膚，想關注皮膚的健康？不妨從每天的早餐開始，這些特別設計的餐點能讓你光彩煥發。

飲品：從喝綠茶開始。根據《營養學雜誌》（*Journal of Nutrition*）刊登的一項研究顯示**女性持續飲用綠茶 3 個月後，因為紫外線而受損的頭髮，損害程度減輕了 25%**，因綠茶含有兒茶素（EGCG），這種抗氧化物可以保護皮膚不受太陽晒傷（但你仍需要防晒乳），因此能增進皮膚健康。另外，務必整天都補充水分。

吃食：

- 蔬菜烘蛋：雞蛋含有賴胺酸和脯胺酸，都是能夠幫助製造膠原蛋白的胺基酸。別害怕吃**蛋黃，它擁有維生素 B12，能對抗黑斑**，還有葉黃素、玉米黃素等保溼營養素。在烘蛋中加入任何你喜歡的蔬菜。

- 深綠色葉菜富含一種叫類胡蘿蔔素的植物營養素，能幫助肌膚保持緊緻。黃甜椒、紅蘿蔔、南瓜也是很好的選擇，理由同樣是含有豐富的類胡蘿蔔素。英國研究者發現，食用這類蔬菜較多的女性，魚尾紋比較少。再加一些香菇，因為它含有豐富的鋅，這種礦物質已經證明能夠改善皮膚

自我修復能力。香菇裡還有銅，這是身體製造膠原蛋白的必要元素。

加料麥片或加料冰沙：不論你選擇麥片還是冰沙，至少加一項以下食材。

- 奇亞籽：每兩大匙中含有 5,000 毫克 omega-3 脂肪酸。omega-3 有助於預防肌膚流失水分，能減緩皺紋生成。此外，攝取 omega-3 還可以幫助預防黑色素瘤增生。

- 石榴籽：含有抗氧化物和維生素 C，有助於刺激生成新的皮膚細胞。有一項研究發現，飲食中攝取大量維生素 C 的人，皮膚比較不會乾燥、有皺紋。

- 覆盆子：含有抗氧化物鞣花酸，保護肌膚不受陽光傷害，避免膠原蛋白流失。

- 不加糖的椰子：富含抗發炎的脂肪，藉由抑制發炎，有助於防止膠原蛋白受損。

- 速成早餐：想吃有益皮膚的速成早餐？一片塗上杏仁醬的全穀物吐司，上面放切片香蕉和些許蜂蜜。兩大匙杏仁醬提供的維生素 E，足夠一日所需的一半，維生素 E 這種抗氧化物能預防自由基的傷害，自由基就是導致提早老化和皮膚癌的原凶。此外，杏仁醬也含有不飽和脂肪酸，能舒緩皮膚乾燥、淡化皺紋。蜂蜜裡有少量礦物質，例如鎂和硒，可以對抗自由基，和白

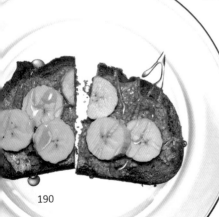

糖相比，也不會造成血糖突然升高；血糖激增和皮膚老化
有關。

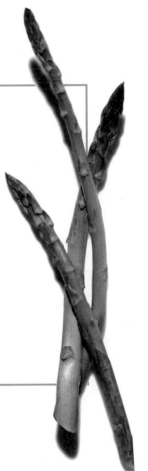

早生華髮的原因

　　早生華髮可能是因為身體欠缺維生素 B9
（葉酸）或維生素 B12。這些維生素有助於製
造 DNA、RNA 和蛋胺酸，蛋胺酸是與頭髮色澤
有關的胺基酸。

　　富含葉酸的食物有蘆筍、鷹嘴豆、扁豆、
皇帝豆、菠菜，和煮熟的米飯及義式麵食。成
人每天應該攝取 400 微克葉酸，孕婦則應攝取
到 600 微克葉酸，哺乳的女性每天需要 500 微
克葉酸。

第 13 章
照顧肚子的超級食物

讓腹部舒服不僅照顧到肚子，也會改善整體健康。

談到肚子，大部分人會想到兩件事。第一是：為什麼我的肚腩那麼大？第二是：為什麼我那麼容易脹氣、便祕，或是肚子動不動就很難受？

不論你心裡想的是哪樣，我要你把心思放在第二件事上，而且要這樣想：肚子確實是你的第二個大腦，因為肚子對於你的情緒、免疫力和整體健康，都扮演吃重的角色。所以在我開始討論常見的腹部疾病之前，大家都必須了解這個重要的控制中樞。

胃部、結腸、小腸和大腦一樣，管控我們的感覺、行為和健康狀況。這些器官甚至和大腦共用相同的荷爾蒙，舉例來說，肚子裡就有很多令人產生美好感覺的血清素。現在就來看看這個部位怎麼運作。

人體內約有100兆個細菌，我們稱之為人類微生物群系（microbiome）。不同類別的細菌具有不同的功能，大概可以分成好菌和壞菌兩類；有些細菌對健康有益，另一些則會傷害身體健康。可是你的目標並非消滅壞菌，而是建立兩者的平衡。

有些研究人員喜歡將這個系統比喻成雨林，因為你需要非常廣泛的物種，才能使當地的生態系統欣欣向榮。正如你的猜想，

好菌會促使你的系統茁壯，壞菌太多則會製造問題，而且可能毒害身體。

體內的好菌越多，身體就越健康

　　欣欣向榮的雨林充滿多樣性，而微生物群系也一樣，體內的好菌越多樣，身體就越健康。關於這些微生物，還有很多地方須進一步研究，不過我們確信，肚子是身體擁有最多種細菌的地方，總數超過 1,000 種。很多專家相信，腹部健康對整體健康的影響力，和先天基因的影響力不相上下。舉個例子，肚子裡的細菌影響很多東西，包括：

　　發炎：有些細菌從你的飲食中獲取營養素，並且善加利用這些營養素。如果你飲食得當，這些細菌就會幫助身體製造維生素，並且將食物轉化成其他營養素，像短鏈脂肪酸就是身體內威力十分強大的抗發炎介質。不過，若是你吃下不健康的脂肪和澱粉，體內的壞菌就可能分泌一種叫做內毒素的物質，引發免疫系

▶朝鮮薊富含纖維，雖然吃它簡直像一場探險活動，不過料理比想像中的簡單。把朝鮮薊外層堅硬的葉子切下來丟掉，然後把剩下來的葉片尖端部分切除就行了。

在滾水中擠一點檸檬汁，放入朝鮮薊，轉小火，蓋上鍋蓋悶煮 30 到 40 分鐘。起鍋之後在朝鮮薊上再滴一些檸檬汁，加些鹽巴。

吃的時候把葉片剝掉，用牙齒抽出裡面美味的柔軟薊芯食用。過程挺麻煩，但是滋味極美。朝鮮薊芯外面還包著毛茸茸的保護層，將它刮除。保護層底下的部分十分甜美、柔軟，是最好吃的部分。

統發動防禦功能，引起發炎反應。

食慾：科學家觀察到**身材纖瘦的人，體內的細菌種類很豐富，反觀肥胖的人，體內菌種就少得多**。有一類細菌似乎會影響飢餓肽這種荷爾蒙的分泌量，而飢餓肽本身就是控制食慾的。你選擇的食物對這些細菌有影響，例如，蘋果裡無法消化的化合物會刺激肚子裡好菌的成長，進而穩定新陳代謝，幫助你感覺飽足。

免疫力：身體將近 3/4 戰鬥力強大的免疫細胞住在肚子裡，所以免疫系統和肚子可以互相溝通，決定該攻擊什麼對象。研究人員相信，肚子裡的細菌種類越多，免疫系統就微調得越細緻。

情緒：由於肚子裡有充沛的血清素，所以腸子也會影響情緒狀態。肚子裡的微生物群系擁有多元菌種，有助於降低抑鬱症的症狀。

要有強健的微生物群系，就要多吃蔬果

好菌的最大優點是能阻止你渴求垃圾食物，因此幫助攝取更多五大超級食物。食用好食物後，肚子裡的細菌就會讓食物發酵，製成氣體和短鏈脂肪酸，等於向大腦放送不要再吃的訊號，因為吃太多會造成有害的效果。

想改善體內生態系統，不須做任何新奇或複雜的事情。**你不必斤斤計較哪一種菌種才是「好」菌**，因為科學家說目前還沒有足夠的研究，可以確認造成肥胖症、心臟病、腦部健康等大問題的關鍵角色是哪些。

目前來說，健康飲食是創造強健微生物群系的首要方法，一旦你開始改變，體內的細菌就會迅速回應，肚子裡的細菌組成也

可能在短短數小時內發生變化。

你的主要目標是吃很多蔬菜，只要按照本書吃五大超級食物，就能保證這一點。纖維是微生物群系最喜歡的食物。因為餵養「好」菌的是纖維。大部分單一澱粉和低纖維食物的問題，是它們很少能到達結腸，可是絕大多數細菌卻生活在結腸裡。

單一碳水化合物和糖會被小腸立刻吸收，然後移動到身體不同的地方，不是當作能量使用掉，就是轉化成脂肪，任何沒有用掉的部分會繼續在系統中旅行。反觀富含纖維的食物不會在胃中消化，也不會在小腸中被吸收，換言之它們會不斷旅行，最終抵達結腸成為健康細菌的食物。**纖維超級食物包括：杏仁、朝鮮薊、大麥、豆類、豆薯、燕麥**，它們都是益菌生，意思就是能幫助提升肚子裡好菌的功能。

此外，假如你自行做實驗，更能幫助促進肚子生態系統的多樣性。所以不要只依賴自己喜歡的兩、三樣蔬菜，每次採購時，不妨趁機買一種新的水果或蔬菜，不但可以解決身體的許多問題，還能為枯燥乏味的餐點增添色彩。

現在來談談：益生菌是怎麼回事？近年來益生菌受到大力吹捧，宣稱是肚子裡好菌重新繁殖的關鍵。許多發酵食品裡都有益生菌的蹤跡，像是優格、德國泡菜（sauerkraut）、克菲爾菌產品，這些食品所含的微生物都聲稱可以改善消化系統。

▶好菌將包心菜變成德國泡菜。你不喜歡泡菜？那麼試試味噌、醬油、克菲爾菌、優格、韓式泡菜或發酵過的醃菜。

以微生物群系健康（也就是細菌多樣性）的角度來說，我們無從得知特定食物中的特定菌種，是否就是你需要的那一種。所以，**健康的發酵食品雖好，但不必花大錢買可疑的營養補充劑。你該做的就是多吃普通的多纖食物**，還有各式各樣的水果蔬菜。

一週排便一次，怎麼辦

現在你對肚子已有全面認識，也明白怎麼做才能影響它，維持你的健康。不過如果你有胃腸方面的問題，怎麼辦？我指的是很多人抱怨的諸多症狀：有人跑廁所太頻繁、有人便祕難解，還有人脹氣、有人碰到特定食物難消化，或是體內在醞釀狂風暴雨的感覺。

我還記得，在我的電視節目開播早期，有一名女子提到她惱人的症狀：每週只排便一次。一週一次？見鬼了，我認識有人一天排便四次：朝陽東升、夕陽西沉時各一次，中間還要上兩次。可是我從沒見過 168 小時，消化系統才清空一次的事。

這名女子感到很沮喪又很難受，她的肚子裡彷彿塞滿磚塊，更糟的是，她完全束手無策，相信自己怎麼做都解決不了問題。

我開給她簡單的對策：飲食中攝取更多纖維。一般人每天大概吃 16 公克纖維，我建議她增加纖維攝取量，最後提高到每天 25 公克，要她多吃水果、蔬菜，以及纖維英雄食物：豆類（過程緩慢，因為如果驟然增加太多纖維，會產生氣體，有太多副作用）。這位女子的故事結局圓滿：她很快就恢復「正常」，本來的症狀都減輕了。

肚子經常作亂的人，我建議以食物調理，鎮壓亂象。讀者可

以根據自己的問題，調整配方。

停吃小麥，緩解肚子痛

即使你沒有被醫師診斷患有乳糜瀉（因為麩質損害小腸而起），但可能還是對若干食物或營養素有不耐受症狀。如果是這樣，你應該先排除可能造成問題的食物，以釐清真正的禍源。

人們最常用的辦法，是先從飲食中排除小麥製品，所有形式的小麥都不能吃，連有益身體的全穀物製品也不行，看看小麥是不是造成你疼痛和難受的根源。許多人發現一旦停吃小麥製品，肚子就平靜下來了。

你也可以用同樣的方法試其他的食物，例如乳製品或肉類。不過我要提醒讀者，那些食物並不是「壞」，只是因每個人都不一樣，我們的身體對特定食物的反應也都不同。耐心做實驗，就能找出造成你肚子騷動的原因。

若要從飲食中排除某些食物，一次試一種，否則萬一身體變好了，卻無法確定究竟是排除哪種食物造成的。先試 1 至 2 週，若覺得沒有改善，就把這次排除的食物加回日常飲食中，然後再試著排除另一種食物。

對付便祕

正如我在節目中對那名女子說的，一切都和纖維有關，而我們吃的分量都不夠。纖維幫助腸胃蠕動，和水混合後會變成一種凝膠狀的物質，在消化道裡膨脹，這樣你就不必再像擠牙膏似的，努力將排泄物擠過長達 5 呎（約 150 公分）的結腸。纖維也

會降低食慾，因為它在消化道中占據更多空間，所以增進食慾的荷爾蒙分泌就變得比較慢，飽足感也會維持得比較久。

關於腹瀉

益生菌雖然不見得能使你的微生物群系重新繁衍，但是有證據顯示，益生菌對腹瀉有幫助。舉例來說，研究證明如果腹瀉的起因是服用抗生素或感染一種危險的結腸菌，如難治的梭狀芽孢

優格優點多

優格是牛奶經由細菌發酵之後變成的，它含有好菌，能幫助消化系統維持健康，緩和肚子不適的症狀。我喜歡老派的優格，就是希臘優格，因為它已經過濾掉乳清，因此質地比較濃稠，蛋白質也較豐富。不過別只因為優格對你的肚子有幫助才吃它，優格本身含有鉀（1 杯優格的鉀含量比 1 條香蕉還多），有助於改善血壓。

此外，優格含鈣，可以強化骨骼，有些優格還添加維生素 D，幫助你吸收鈣質，甚至能降低罹患第二型糖尿病的風險。根據哈佛大學的研究顯示，每天吃 1 份優格，得糖尿病的風險可降低 18%，原因大概是優格裡的益生菌能平息發炎，並平衡血糖。我有個很棒的吃法：在優格中加奇亞籽，奇亞籽在水中能吸收比本身重量多 27 倍的水分，形成濃稠膠質，減緩消化速度，有助於調節血糖。

桿菌（Clostridium difficile），有兩類好菌（**LGG 乳桿菌和啤酒酵母菌**）能縮短腹瀉的病程。難治的梭狀芽孢桿菌可能會致命，所以萬一腹瀉時間太久，務必找醫生確定原因。還有好幾項研究發現，**益生菌有助於緩解大腸激躁症的症狀，例如腹痛和脹氣。**

洩掉脹氣

有幾種食物能幫你減少脹氣，例如：

蘆筍：有天然利尿效果，幫助身體排除多餘水分。反之，高麗菜和花椰菜會讓你脹氣。

茴香：可以減少腹中氣體和鼓脹的感覺。

薑：能幫助你排氣，而腹內氣體可能就是肚子痛的由來。

木瓜：含有木瓜蛋白酶，可幫助身體分解難消化的食物。它有瀉藥的作用，能幫腸子蠕動，減緩會造成氣體和腹脹的便祕。

南瓜：有溫和的利尿作用，幫助排除多餘的水分。

我想再多說一則故事，以強調消化系統對身體其他系統影響重大的事實。我女兒佐依（Zoe）17 歲的時候，甲狀腺亢進嚴重，醫生建議投藥治療。然而佐依和大部分青少年一樣，不願意長期吃藥，因為那會擾亂她的甲狀腺功能，而且很難斷藥。於是我們開始進行飲食實驗，她停吃小麥、乳製品、紅肉，此外還在飲食中添加五大超級食物。實驗結果證明，佐依雖然沒有吃藥，甲狀腺卻回歸正常，過了五年多，也沒再復發。現在佐依仍然不吃麵包和紅肉，但是重新攝取乳製品，至於甲狀腺，至今都很健康。

新奇的碳水化合物替代品

碰到消化系統不順，最常見的解決辦法就是戒吃精製碳水化合物和糖。別傷心，這不代表你從此之後「不能再吃義式麵食」。市面上有很多加工程度較輕的義式麵食替代品，含有更多有益處的營養素，口味也很棒。這裡舉幾種替代品，每杯中含有如下所述營養素：

糙米麵條：4 公克纖維；4 公克蛋白質。

鷹嘴豆義式麵食：8 公克纖維；14 公克蛋白質。

藜麥義式麵食：4 公克纖維；4 公克蛋白質。

蕎麥麵條：3 公克纖維；6 公克蛋白質。這種麵條的原料是有堅果味的蕎麥，有些早期研究顯示，蕎麥所含的黃酮類化合物，例如槲皮素，或許能幫助認知與記憶。蕎麥也是很好的維生素 B 和鎂的來源。

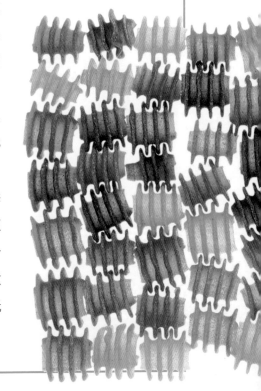

假如你經常吃義式麵食，不妨添加額外的纖維和健康脂肪，像是油煎番茄和橄欖油，以降低精製碳水化合物的負面影響。水煮義式麵食時，煮到剛達到彈牙程度即可，這樣能減低升糖指數。

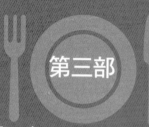

第三部

執行你的
超級食物計畫

第 14 章
21日超級食物計畫

你將會遠離添加糖的食物，重新訓練味蕾，

這樣就不會再想念甜食了。

在孩子心裡，還有 3 週才過生日，感覺像一輩子那麼長。對大人來說，3 週內完成一項重大計畫，感覺時間嗖的一聲就過去了。快與慢，只看當事人怎麼想。和一生的光陰相比，21 日短若一瞬間，只是無數個一瞬間中的一個。

我現在要求你的，就是騰出其中的一瞬間，給我 3 週，讓你：

● 重新訓練味蕾。

● 開始在廚房裡做實驗。

● 養成新的健康習慣，摒除不健康的舊習慣。

● 減輕重量——如果你的目標是減重的話。

● 教導身體吃優質食物的感覺有多棒。

澄清一下：我不是在叫賣「21 日減 21 磅」快速減肥餐，也不是暗示你在短短幾週內就能徹底改變飲食、減輕心臟疾病或治好糖尿病。

這是有理有據、步調適中的計畫，不會讓你感到被剝奪或餓到抓狂，滿腦子都是起司漢堡的影子。如果你老實遵守這項計畫，第 1 週就能減重 3、4 磅，將近 2 公斤——雖然減的多半是水分，但感覺超爽。

第 2 週還會再減 1、2 磅，到第 3 週結束時，可以減掉 7、8 磅。由於菜單裡有很多令你飽足的餐點，雖然分量不多，卻能幫助身體滿足；拿人生中的一瞬間來換，實在很划算。

改變行為，需要 21 日

為什麼是 21 日？從 1960 年代開始，行為科學界就偏愛這個單位，後來廣為大家接受——要改變行為並建立習慣，21 日是合適的時間。這 3 週，你可以得到如下收穫：比以往攝取更多蔬菜，並與第二章所介紹的五大超級食物成為好朋友，事實上每一餐都會出現幾個好朋友。

你將食用可以降低貪嘴慾望的食物，你將遠離添加糖分的食物，重新訓練味蕾，這樣就不會再想念甜食了。你將吃到讓自己愉快的食物，取代讓自己有罪惡感的歡愉，你將會攝取健康的脂肪，分量比你以為「獲准」的更多，足以讓你感到飽足而愉快。

你將學會更多家常餐點烹調法，且十分簡單。你會發現廚房裡有些技巧能增添食物風味，不須油炸、裹厚重醬汁，反而能保留蔬菜原味和營養價值，讓你的味蕾驚豔。

我的計畫把超級食物當主角，因為它們對身體更具主場優勢。記得第二章的教訓嗎？你的細胞和器官會立刻辨認和了解自己究竟吃了什麼東西。吃下超級食物時，身體知道這不是高度加工食物，會很清楚該把超級食物的營養素送到哪裡，促進整體健康。此外，超級食物的飽足感比較強，味道更豐富，也少有讓你發胖的垃圾成分。

有了這三十幾道好吃、容易飽足、料理輕鬆的菜色（全都擁

有超級食物當食材），你不但會找到自己喜愛的食譜，也將重新找到烹調的樂趣。更重要的是，不理想飲食方式所造成的傷害，將可逆轉。

輕鬆達成 21 日超級食物計畫

如果你喜歡一絲不苟的遵照細節，大可分毫不差的執行 21 日計畫，把它當成你的營養地圖。不過你也可以視個人健康的需求換著吃，以配合自己的生活方式。

計畫中的早餐、午餐、晚餐、點心都可混搭，以你的滿足為主。最重要的是，我希望這項計畫可以輕鬆達成，為此我為讀者計算過所有的熱量：早餐每份低於 420 卡、午餐低於 430 卡、點心每天總計 400 卡以下、晚餐低於 520 卡——因此你完全不必擔心總熱量。我也附上一張採購清單，讓你輕鬆儲備食材。

現在你離更苗條、更健康、更快樂只有 3 週了，屆時你也會了解自己多麼想未來都這樣吃，一生不改。我們開始吧！

21 日計畫：基礎

這 3 週中的每一天，你都要吃三餐加兩次點心。你可以遵照我替你構想的時程表，也可以自己從 5 種早餐、7 種午餐、21 種晚餐、21 種點心中任選組合。

假如你決定自己排時程表，只要遵守以下五項簡單規則即可：

1. 每週至少吃兩次魚。前文已經提到，吃魚和心臟健康、大腦健康、長壽都有關。如果有剩菜很好，你可以拿前一天晚餐剩下的鮭魚前菜，當第二天午餐沙拉裡的蛋白質。

嘗試新食物

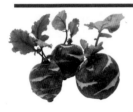 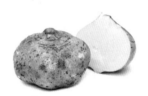 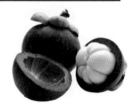

球莖甘藍：和包心菜是親戚，不論生吃、水煮、燒烤或煮湯，都味道絕佳。

豆薯：切塊加入沙拉，口感清脆好吃。

山竹：味甜，是很好的維生素 C 來源。

2.將紅肉視為特殊犒賞。牛肉、豬肉這些紅肉對你而言，比不上較為精瘦的蛋白質（家禽、魚類和植物性蛋白質）。不過你也不必完全不碰紅肉，只是不應該天天吃，如果你擔心膽固醇過高，更應該小心。所以我的計畫中只收納一道紅肉，而且這 21 日中，你最多只能吃兩次。

3.多吃豆類。越來越多研究指出，植物蛋白質有益身體健康。你每週至少要有一頓晚餐以植物為主，讓豆類、乾豆或豆腐扮演餐盤中的明星。

4.補充水分。你的大腦常常分不清渴和餓，導致有時其實只須喝點水就足夠，卻變成過量進食。所以你應該把目標定在每天喝 8 杯水以上，並且想辦法達成目標，例如買瓶裝氣泡水（無糖的），然後在裡面加一點新鮮柑橘類果汁，以增添滋味，或是設定手機鬧鈴，提醒自己喝水。

5.大膽嘗新。如果你遇到不熟悉的食材，試試看。假若你看到不感興趣的食物，再給它一次機會，很可能你討厭它的原因，是

小時候吃過烹調不恰當的版本，或吃的是罐頭而非新鮮的版本，換句話說，別讓記憶中平淡的豆腐或煮爛的蔬菜阻止你，其實調味完美的板豆腐或青翠繽紛沙拉淋牛奶醬汁，都美味無比。

這項計畫的目標是：

每頓餐都有蛋白質：蛋白質是主要營養素，飽足感無可匹敵，你的早餐、午餐、晚餐裡都有蛋白質，幫你維持久一點的飽足感。

每天至少兩份複合碳水化合物：加入糙米、豆類和全穀物，這些都是極佳纖維來源，就像蛋白質一樣，能維持飽足感。纖維還可幫助消化，降低「壞」的低密度膽固醇，較不會讓你的血糖急遽增加，反觀單一碳水化合物就有這樣的缺點，例如白麵食、餅乾、蛋糕，都會造成精力忽高忽低的波動。

吃非澱粉類蔬菜，分量隨你高興，越多越好：蔬菜都是好東西，我會提供祕訣，教你如何拿它們當點心或加入三餐食譜中，不過不論你吃什麼，都可恣意將它們堆進餐盤中。

水果分量恰到好處：每天攝取一到兩份水果。並非所有水果的本質都一樣，有些水果較不會讓血糖竄高，吃了後渴望再吃更多，例如蘋果、莓果、櫻桃、梨子、葡萄柚、梅子、桃子。另一些水果則相反，例如鳳梨和西瓜。

但這不代表你不能吃其他水果，只是必須和正確的食物一起吃。在我的計畫中，水果永遠搭配一種含有豐富蛋白質的食物（像是堅果或優格），這樣就有助於平衡水果的天然糖分，避免造成副作用。

可以無限量吃的蔬菜清單

　　所有蔬菜都是好蔬菜，不過非澱粉類蔬菜有個最厲害的優點：它能使你飽足，熱量卻非常低。所以你可以盡情的吃，不管什麼時候想吃都行。你能拿生的蔬菜當點心，在上面加點醋或檸檬汁調味。你也可以將蔬菜蒸熟，加入任何餐點以充實分量。

朝鮮薊（Artichokes）：有簡單的料理方法，你也可以買罐頭的水煮朝鮮薊。

蘆筍（Asparagus）：新鮮的或罐頭都可以。

竹筍（Bamboo shoots）：罐頭包裝，把它加到糙米裡調味，或是其他食材一起快炒，還可以切成薄片，加在沙拉裡，增加清脆的口感。

甜菜根（Beets）。

綠花椰菜（Broccoli）：如果你買的是一整朵，可以將莖部用蔬果調理器切成螺旋條狀，加到義式麵食中以增加分量。水煮義式麵食的時候，在起鍋前幾分鐘將這種綠花椰菜「麵條」一起丟進去煮。

球芽甘藍（Brussels sprouts）。

包心菜、高麗菜（Cabbage）。

白花椰菜（Cauliflower）。

西洋芹（Celery）。

小黃瓜（Cucumber）。

白蘿蔔（Daikon radish）：蒸熟之後，擠一些檸檬汁，或拿它來當零嘴，切片後沾花生醬，非常好吃。

茄子（Eggplant）：切成薄片後蒸 15 分鐘，然後加進帶有醬汁的菜色中，例如快炒菜或義式麵食。

綠色葉菜（Greens）：芥藍菜、羽衣甘藍、蘿蔓生菜、菠菜等。

棕櫚芯（Hearts of Palm）：罐頭包裝，直接加在沙拉中，或是切碎放入番茄醬汁，還可蒸熟後，用果汁機打碎加入湯品裡，增加濃稠度。

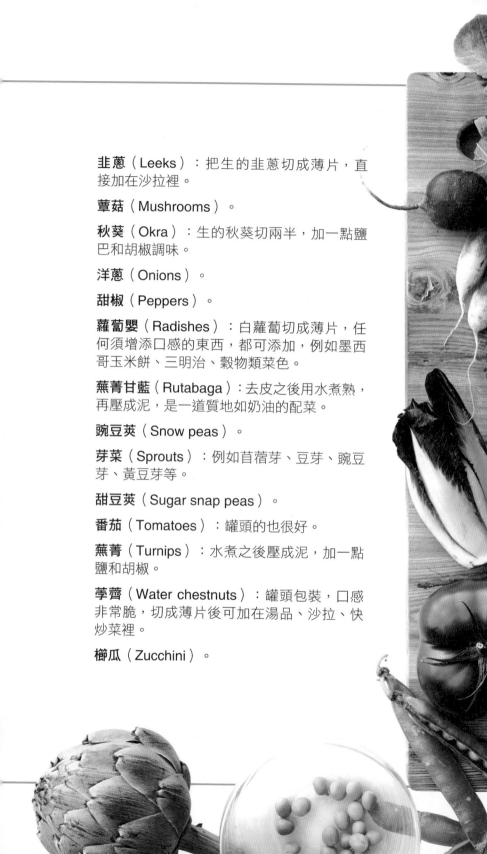

韭蔥（Leeks）：把生的韭蔥切成薄片，直接加在沙拉裡。

蕈菇（Mushrooms）。

秋葵（Okra）：生的秋葵切兩半，加一點鹽巴和胡椒調味。

洋蔥（Onions）。

甜椒（Peppers）。

蘿蔔嬰（Radishes）：白蘿蔔切成薄片，任何須增添口感的東西，都可添加，例如墨西哥玉米餅、三明治、穀物類菜色。

蕪菁甘藍（Rutabaga）：去皮之後用水煮熟，再壓成泥，是一道質地如奶油的配菜。

豌豆莢（Snow peas）。

芽菜（Sprouts）：例如苜蓿芽、豆芽、豌豆芽、黃豆芽等。

甜豆莢（Sugar snap peas）。

番茄（Tomatoes）：罐頭的也很好。

蕪菁（Turnips）：水煮之後壓成泥，加一點鹽和胡椒。

荸薺（Water chestnuts）：罐頭包裝，口感非常脆，切成薄片後可加在湯品、沙拉、快炒菜裡。

櫛瓜（Zucchini）。

　　比較健康的攝取脂肪方式：越來越多新的研究發現，最好的脂肪種類（單元不飽和脂肪）可以提高「好」的高密度膽固醇，改善血糖控制。你也聽說過它們對腦部、血流、消化、發炎等都大有好處。因此這項計畫會讓你每天攝取 2 大匙橄欖油或芥

每週都要運動 2.5 小時

　　這項計畫適合需要中等活動量的人，也就是**每週做兩個半小時中度有氧運動**。有很多辦法可以達到這個標準，例如週六登山兩個半鐘頭，或是在平常上班日，進行一堂兩個半小時的健身課程，都可以幫你達成目標（220—年齡＝最高心率，最高心率 X〔0.5 至 0.7〕＝中強度運動）。

　　同理，每週一到五，天天快走三回，每回走 10 分鐘，效果也一樣。不然你也可以每週上一小時的水中有氧運動課，打幾局雙人網球，再健走 30 分鐘。再不然也可以每週選 4 天下班後快走 15 分鐘，第五天慢跑半小時，到了週末，花 30 分鐘做園藝等家務，另加兩次各 15 分鐘的徒手訓練，像伏地挺身、靠牆屈膝、弓步運動等，選擇變化多端。

　　這對飲食有何意義？如果你比上述的活動量小，也許每天只須吃一次點心，而不是兩次。如果減重是你的重要目標，每週選 3、4 天只吃一次點心。另一方面，如果你的運動量比上述大，也就是每週做 3 個小時以上中等強度的運動，或是想要多做激烈運動（跑步、長泳），就可以在健身之前多吃一次點心。

花油。此外，你也會吃到超級食物裡的健康脂肪，例如魚類、酪梨、堅果、種子等。

沒有糖？是我故意的

你覺得計畫中好像少了一樣東西？糖，對吧？你在這些食譜中絕對找不到額外的甜食。我要你在這短短 3 週裡限制額外的糖分，每天最多只能吃 3 大匙糖。我這裡說的糖分，是指一切型態的糖：普通的白糖、蜂蜜、楓糖漿、龍舌蘭糖漿、粗糖、糙米糖漿，以及食材中包含糖的便利食品。

有些食物你吃起來不覺得甜，其實還是有糖悄悄溜進去，例如番茄泥、優格、莎莎醬，所以要仔細閱讀食品標籤。減少攝取糖分，以及注意偽裝的糖分來源，會幫你削減對糖的渴望，重新訓練味蕾。3 週結束時，你可能會驚奇的發現，自己一度認為美味的食物，如今嘗起來卻覺得太甜了。

我寧願你竭盡所能避開所有人工糖——記住，這項計畫講究的是真正的超級食物，那些紅橙黃綠藍各色紛呈的包裝食品不應該入列，很多市售食品和飲料多含額外添加的人工代糖，也必須排除。有些專家甚至認為，人工代糖可能造成微生物群系改變，使你對甜味變得比較不敏感，因此得吃更多糖，才能感到滿足。結果就是——變胖了。

至於飲料，拜託，請堅持喝最基本的，也就是水、咖啡、茶。咖啡裡添一點牛奶沒有關係，但是加味的糖漿可不行。氣泡水裡擠一些柑橘類果汁，可以。汽水（不論是無糖或普通汽水），不行。同樣原則也適用於加糖果汁，像橘子汁和蘋果汁。

現在已經萬事俱備了。記住，成功的關鍵之一，是準備好適當的環境，使進餐變得更容易。因此我要說的最後一件事是：在你開始進行這項計畫之前，先把食物儲藏櫃、冰箱、冷凍庫裡任何會誘惑你的垃圾食物都清空。當你開始把家裡清得乾乾淨淨，就有機會把自己的身體也清理乾淨。

男性可以吃多一點

這些餐飲計畫同時針對男性和女性，但是男性通常個子比較高，體重也比較重，因此需要更多熱量，才能維持身體基本運作，所以男性可能須吃得比計畫中建議的量略多一點。

21日飲食計畫

提醒：要一絲不苟的遵循計畫，還是任意混搭，你高興就好。

第1週

	第1天	第2天	第3天	第4天	第5天	第6天	第7天
早餐							
	希臘優格加莓果	炒蛋、莎莎醬加上豆子	藍莓麥片百匯	希臘優格加莓果	桃子冰沙	花生醬香蕉麥片	炒蛋、莎莎醬加上豆子
點心							
	蘋果加堅果醬	希臘優格加堅果或莓果	起司條加鹹餅乾	水煮蛋加鹹餅乾	蔬菜加起司條	蔬菜加堅果醬	水果加上堅果
午餐							
	開放式蔬菜三明治	彩虹沙拉：綜合綠色葉菜加雞肉佐白脫牛奶醬汁	超級綠色沙拉加雞肉、帕馬森起司	野米沙拉加蛋	鮭魚能量沙拉	罐沙拉	開放式義式火雞肉三明治
點心							
	煙燻鷹嘴豆芝麻醬加蔬菜	海鮮味爆米花加超級種子	煙燻鷹嘴豆芝麻醬加蔬菜	堅果醬蔬菜捲	地瓜條	冷凍葡萄加優格	地瓜條
晚餐							
	檸檬鮭魚、綠花椰菜加番茄	全麥斜管麵加雞肉	辛香扁豆、烤四季豆加藜麥	辣味蝦仁加藜麥沙拉	白花椰菜瑪格莉特披薩	芥末藜麥脆皮鮭魚加白花椰菜飯	莎莎醬火雞肉堡加烤地瓜條

第2週

	第1天	第2天	第3天	第4天	第5天	第6天	第7天
早餐	希臘優格加莓果	炒蛋、莎莎醬加上豆子	藍莓麥片百匯	希臘優格加莓果	桃子冰沙	花生醬香蕉麥片	炒蛋、莎莎醬加上豆子
點心	蘋果加堅果醬	希臘優格加堅果或莓果	起司條加鹹餅乾	水煮蛋加鹹餅乾	蔬菜加起司條	蔬菜加堅果醬	水果加上堅果
午餐	罐沙拉	鮭魚能量沙拉	超級綠色沙拉加雞肉、帕馬森起司	開放式義式火雞肉三明治	彩虹沙拉：綜合綠色葉菜加雞肉佐白脫牛奶醬汁	開放式蔬菜三明治	野米沙拉加蛋
點心	蔬菜加朝鮮薊沾醬	紅椒粉杏仁爆米花	蔬菜加朝鮮薊沾醬	咖哩紅蘿蔔條	辣椒南瓜籽	蔬菜加酪梨沾醬	辣椒南瓜籽
晚餐	鮭魚地瓜雜燴加太陽蛋	黑豆沙拉（可加烤雞肉）	蝦仁香草義式麵食沙拉	地中海式鷹嘴豆堡	全麥麵包粉與香草脆皮雞肉	牛排、沙拉加北非小米	辣味吳郭魚墨西哥玉米餅

第3週

	第1天	第2天	第3天	第4天	第5天	第6天	第7天
早餐							
	希臘優格加莓果	炒蛋、莎莎醬加上豆子	藍莓麥片百匯	希臘優格加莓果	桃子冰沙	花生醬香蕉麥片	炒蛋、莎莎醬加上豆子
點心							
	蘋果加堅果醬	希臘優格加堅果或莓果	起司條加鹹餅乾	水煮蛋加蔬菜	起司條加鹹餅乾	蔬菜加堅果醬	水果加上堅果
午餐							
	鮭魚能量沙拉	開放式義式火雞肉三明治	超級綠色沙拉加雞肉、帕馬森起司	罐沙拉	彩虹沙拉：綜合綠色葉菜加雞肉佐白脫牛奶醬汁	野米沙拉加蛋	開放式蔬菜三明治
點心							
	蔬菜加毛豆青醬	海鮮味爆米花	蔬菜加毛豆青醬	球芽甘藍脆片	烤鷹嘴豆	番茄披薩	烤鷹嘴豆
晚餐							
	速簡雞肉炒飯	亞洲風味豆腐排加麵條	全麥義式麵食佐綠花椰菜醬汁	芝麻菜沙拉、煎蛋加蘆筍	義式黑醋烤雞、球芽甘藍加糙米	鮪魚義大利麵	烘蛋加瑞士甜菜葉

基本食材採購清單

　　第一步先採購 21 日計畫會用到的基本食材。此外，這段期間你每週都要採購一次保存期很短的生鮮食材。

乾貨
- 水煮朝鮮薊罐頭 3 罐（每罐14盎司，即 396g）
- 黑豆罐頭 4 罐（每罐 15盎司，即 425g）
- 糙米（大包）
- 布格麥（小包）
- 酸豆（capers）
- 奇亞籽
- 鷹嘴豆罐頭 3 罐（每罐15盎司，即 425g）
- 番茄丁罐頭（每罐 28 盎司，即 792g）
- 亞麻仁粉
- 健康鹹餅乾（主要原料是全穀物、種子或堅果）
- 棕櫚芯罐頭
- 乾燥綠扁豆
- 芥末籽
- 堅果醬，例如花生醬、杏仁醬
- 堅果，例如杏仁片（小包），另加你想選作零嘴的任何堅果
- 油漬鮪魚罐頭（每罐 5 盎司，即 141g）
- 橄欖，產地希臘卡拉瑪塔（Kalamata，大瓶裝）
- 義式麵食：全麥斜管麵 2 包、全麥長麵條 1 包、全麥貝殼麵 1 包

- 爆米花仁
- 藜麥（大包）
- 烤紅甜椒（每瓶 16 盎司，即 453g）
- 燕麥片
- 莎莎醬（可以自製，若是買現成的，買 3 瓶無添加糖分的商品）
- 白芝麻
- 去殼葵瓜子
- 無添加糖番茄泥 1 瓶（每瓶 24盎司，即 679g）
- 純香草精
- 低鈉蔬菜高湯，也可買現成的
- 全穀物麵包（注意要買百分百全穀物者）
- 全麥北非小米（couscous，小包）
- 全麥麵包粉（小包）

香草和辛香料
- 羅勒
- 黑胡椒
- 辛香醃肉粉
- 辣椒粉
- 肉桂粉
- 芫荽粉
- 小茴香粉

- 咖哩粉
- 蒜粉
- 海鮮調味粉
- 洋蔥粉
- 奧勒岡（oregano，亦名牛至）
- 紅椒粉（paprika）
- 煙燻紅椒粉
- 乾辣椒末
- 迷迭香
- 鹽
- 粗鹽
- 百里香
- 薑黃粉

油脂和醋
- 義大利黑醋
- 芥花油
- 芥花油噴霧罐
- 特級初榨橄欖油
- 橄欖油
- 紅酒醋
- 雪莉酒醋
- 白酒醋或義大利白醋

調味料
- 第戎（Dijon）芥末醬
- 第戎粗粒芥末醬
- 低鈉醬油
- 甜辣醬

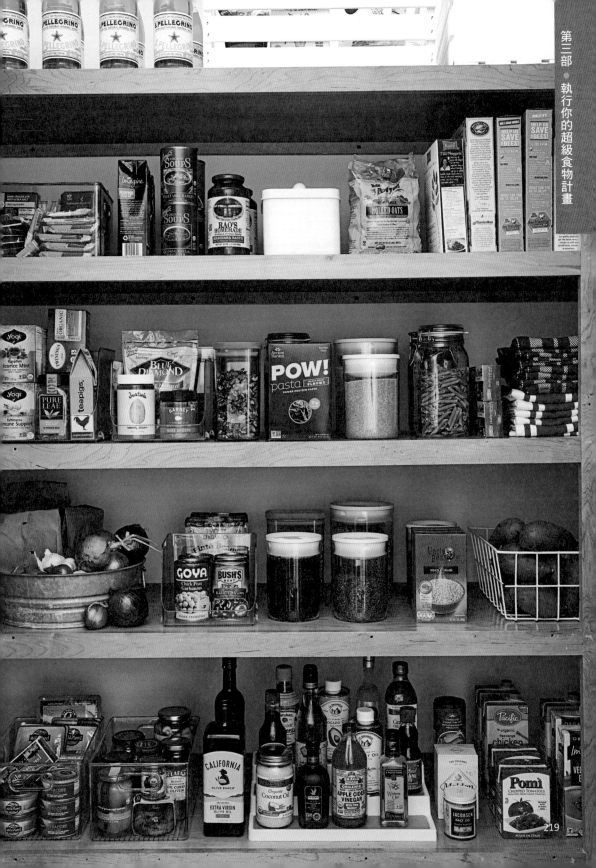

第 15 章
五大超級食物食譜

這些食譜是為 21 日計畫設計的，不僅營養均衡，還能使你擁抱烹調的成就感。

　　這些食譜做法都非常簡單，因為烹飪不應該像是組裝宜家（IKEA）的櫃子那麼複雜；對我來說，那樣一點樂趣都沒有。你會發現這些食譜的食材清單都很短，步驟也很簡單。但你還是會在過程中學到新廚藝，嘗到許多出乎意料的滋味。現在就開始烹調我最喜歡的一些菜色吧！

早餐

用威力強大的蛋白質、飽足的纖維、美好的滋味喚醒你，展開活力充沛的一天。

所有早餐都是 1 人份。

希臘優格加莓果

食材：1人份

**1杯原味希臘優格
（乳脂 2%）**

**1/2杯莓果（新鮮
或冷凍皆可）**

做法：

優格和莓果放進小型碗中混合均勻即可（如果你受不了優格的酸味，可以加一滴純香草精，或將優格與莓果放入果汁機中攪打，這樣莓果的甜味就能徹底分散到優格當中）。

提示：

如果你覺得莓果太多了，不妨加一點堅果或新鮮香草。

營養：熱量 192 卡，5g 脂肪（3g 飽和脂肪），20g 蛋白質，18g 碳水化合物，16g 糖，2g 纖維，76mg 鈉。

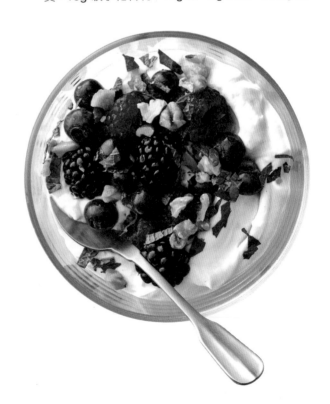

炒蛋、莎莎醬加上豆子

這道莎莎醬很容易做，你也可以用 1/3 杯市售瓶裝莎莎醬取代（但要先確定沒有添加糖分）。這道低熱量配菜可增添餐點味道，你可以一次做兩倍或三倍的分量，當未來餐點的配菜或拿蔬菜沾來吃。

莎莎醬做法：在小碗裡混合番茄、紅蔥頭、香菜、青辣椒末。擠一點萊姆汁，加一撮鹽調味。

炒蛋做法：開中火加熱中型平底鍋。鍋內噴上芥花油，加入雞蛋翻炒，直到雞蛋全部凝固，時間大約 4 分鐘。炒蛋的同時，將黑豆放入微波爐中，強火微波 2 分鐘。雞蛋裝盤，黑豆和莎莎醬放在炒蛋上面。

額外的蔬菜力：平底鍋噴油之後，加蘑菇小火煎5 分鐘，之後再加雞蛋。也可以在餐盤中用菠菜墊底，上面再放炒蛋。

營養：熱量196卡，10g 脂肪（3g 飽和脂肪），
　　　15g 蛋白質，12g 碳水化合物，3g
　　　糖，3g 纖維，428mg 鈉。

食材：1人份

莎莎醬：
1/3杯番茄丁

1大匙紅蔥頭，切碎

1大匙新鮮香菜，切碎

1/2小匙墨西哥青辣椒末

萊姆

粗鹽

炒蛋：
芥花油噴霧罐

2顆雞蛋

2大匙罐頭黑豆，清洗後瀝乾

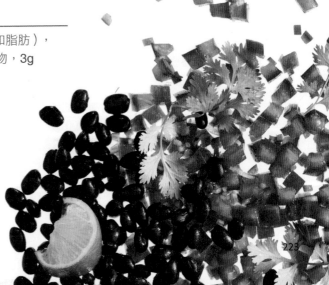

藍莓麥片百匯

食材：1人份

1/4杯燕麥片

1杯原味希臘優格
（乳脂2%）

1杯藍莓（新鮮或冷
凍皆可）

1大匙奇亞籽

1/4小匙肉桂粉

做法：

在玻璃罐或碗中依序放入以下食材，並且一層
一層鋪好：燕麥片、優格、藍莓、奇亞籽、肉
桂粉。吃的時候攪拌均勻即可（假如你喜歡軟
一點的燕麥，可以在前一晚先做好，然後放在
冰箱裡，隔天早上再吃）。

營養：熱量 362 卡，5g 脂肪（4g 飽和脂肪），24g 蛋白
質，49g 碳水化合物，24g 糖，10g 纖維，78mg
鈉。

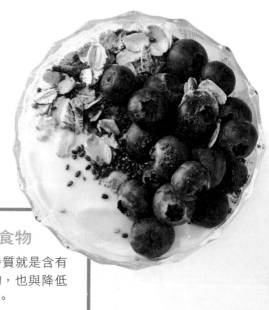

藍莓是超級食物

藍莓最有名的特質就是含有
豐富的抗氧化物，也與降低
心臟病風險有關。

桃子冰沙

做法：

將桃子、優格、香蕉、杏仁醬、亞麻仁粉、香草精放進果汁機，另加 1/4 杯冰塊和 1/4 杯水，攪打到質地滑順為止。

額外的蔬菜力：攪打冰沙之前，放入一把生的菠菜或羽衣甘藍，根本嘗不出來它們的味道。

營養：熱量 411 卡，22g 脂肪（5g 飽和脂肪），24g 蛋白質，35g 碳水化合物，23g 糖，6g 纖維，139mg 鈉。

食材：1人份

8 瓣冷凍桃子

1/4杯原味希臘優格（乳脂2%）

1/2根中型香蕉

2大匙杏仁醬

1大匙亞麻仁粉

1/2小匙純香草精

花生醬香蕉麥片

做法：

在碗中混合牛奶、燕麥片、花生醬、香蕉、奇亞籽。蓋上蓋子，放進冰箱冷藏過夜。隔天早上取出再次攪拌均勻即可。

營養：熱量 340 卡，11g 脂肪（4g 飽和脂肪），15g 蛋白質，51g 碳水化合物，19g 糖，6g 纖維，133mg 鈉。

食材：1人份

1杯牛奶（乳脂2%）

1/2杯燕麥片

1小匙花生醬（或其他堅果醬）

1/2根小型香蕉

1大匙奇亞籽或1大匙亞麻仁粉（可省略）

午餐

告別中午的昏昏欲睡，以及想要偷偷解開牛仔褲最上面那顆釦子的
願望，這些餐點供應你能量，而不會拽著你沉淪。
所有午餐都是 1 人份。

鮭魚能量沙拉

食材：1人份

1/2 杯糙米飯

**3 盎司（85ｇ）熟鮭魚
（魚排或罐頭皆可）**

**1/4 罐熟黑豆（每罐
15 盎司，即425g），
清洗後瀝乾**

**2 大匙莎莎醬（參考本
書第223頁）**

萊姆

你喜歡的無限量蔬菜

做法：

碗中放入糙米飯，上面繼續疊放鮭魚、黑豆、
莎莎醬，再擠一點萊姆汁。從無限量蔬菜清單
中選取任何喜歡的種類，加在上面。

不用避開冷凍鮭魚，它的價格比較便宜，但和
新鮮鮭魚一樣健康。如果急著要烹煮，將魚放
在塑膠袋中封好，整個袋子沉入冷水中，10
分鐘之後就可以拿出來料理，而且保持良好口
感，尤其適合烘烤的菜色。

營養：熱量 302 卡，4g 脂肪（1g 飽和脂肪），25g 蛋白
質，42g 碳水化合物，2g 糖，8g 纖維，609mg 鈉。

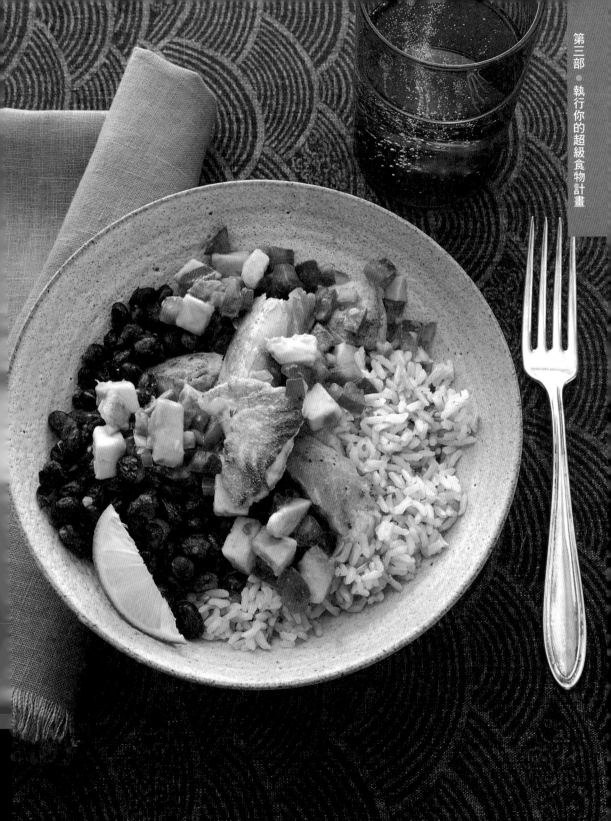

彩虹沙拉：綜合綠色葉菜加雞肉佐白脫牛奶醬汁

食材：1人份

1/2杯羽衣甘藍嫩葉

1/2杯蘿蔓生菜心，切碎

1/2杯煮熟雞胸肉，切片

1顆水煮蛋，切成4等份

1/2杯小番茄，切成兩半

1/2杯甜椒，切碎

1/4杯冷凍玉米粒，解凍

1/4顆酪梨，切片

1/2杯小黃瓜，切片

1/4杯紅洋蔥，切碎

白脫牛奶醬汁（參考本書第269頁）

做法：

在大碗或容器底部鋪羽衣甘藍和蘿蔓生菜，上面放入雞肉、雞蛋、小番茄、甜椒、玉米粒、酪梨、小黃瓜、洋蔥。淋上白脫牛奶醬汁。

營養：熱量 364 卡，16g 脂肪（4g 飽和脂肪），33g 蛋白質，25g 碳水化合物，10g 糖，8g 纖維，136mg 鈉。

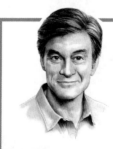

雞蛋是超級食物

雞蛋是完美的蛋白質，含有人體所需的全部 9 種必需胺基酸。

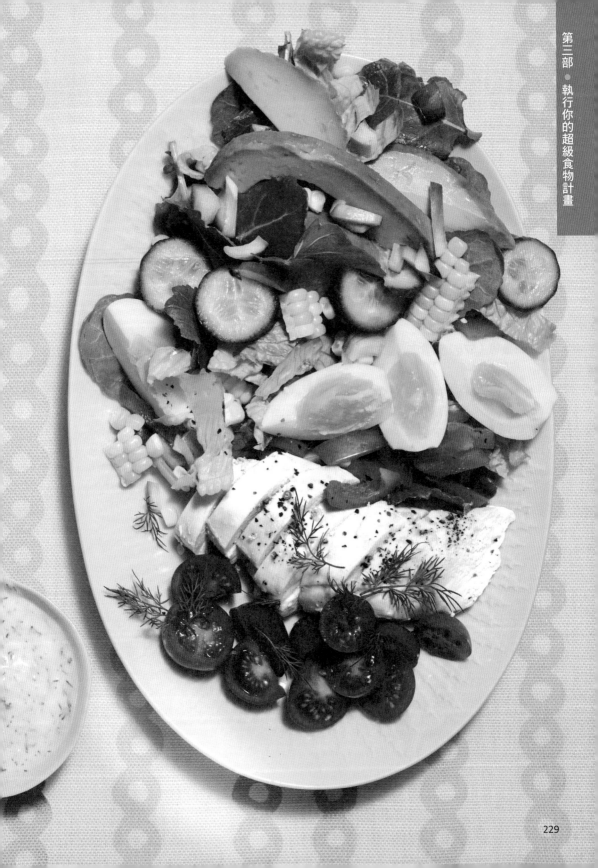

超級綠色沙拉加雞肉、帕馬森起司

食材：1人份

1/4杯新鮮薄荷葉

1/2小匙橄欖油

1大匙檸檬汁

2盎司（57g）去骨去皮的雞胸肉

3杯任何種類的綠色葉菜

1/4杯刨成薄片的帕馬森起司（重量約1盎司，即28.3g）

2大匙雪莉酒醋醬汁（參考本書第268頁）

做法：

以中大火加熱格紋燒烤鍋，或是在戶外燒烤架上直接以中大火加熱。

薄荷葉切碎，放在碗中，加入橄欖油和檸檬汁，然後放入雞胸肉，將醬汁塗抹在雞胸肉上，再揉捏一下。醃好的雞肉放在燒烤鍋內，每一面各烤 2 至 3 分鐘，或是直到雞肉不再呈粉紅色為止。

餐盤中先鋪好綠色葉菜，雞肉擺在上面，撒上起司。最後淋上雪莉酒醋醬汁，再放幾片薄荷葉點綴。

額外的蔬菜力：烤雞肉時，可以放一些蘆筍一起烤，上菜時更豐富。

營養：（加醬汁之前）熱量 230 卡，12g 脂肪（5g 飽和脂肪），24g 蛋白質，7g 碳水化合物，24g 糖，10g 纖維，78mg 鈉。

開放式義式火雞肉三明治

做法：

小碗中放入橄欖油、芥末醬、檸檬汁、細香蔥、洋香菜，快速攪打。

將一半的綜合芥末醬汁塗在吐司上，然後放上火雞肉、烤紅甜椒、朝鮮薊芯，再淋上剩下的一半芥末醬汁。

如果喜歡吃辣的話，可以撒一些乾辣椒末調味。

最後鋪上生菜葉，當作是「麵包」上蓋。

額外的蔬菜力：可添加一些切片的小黃瓜、紅洋蔥或蘿蔔嬰。

營養：熱量 385卡，14g 脂肪（3g 飽和脂肪），32g 蛋白質，29g 碳水化合物，0g 糖，6g 纖維，862mg 鈉。

食材：1人份

2大匙特級初榨橄欖油

2小匙第戎芥末醬

1小匙新鮮檸檬汁

1小匙細香蔥，切碎

1小匙新鮮平葉洋香菜，切碎

1片全穀物吐司

3盎司（85g）切片火雞雞胸肉

1/4杯瓶裝烤紅甜椒，瀝乾

3顆罐裝水煮朝鮮薊芯，瀝乾

乾辣椒末（可省略）

2大片生菜葉（例如菊苣或蘿蔓生菜）

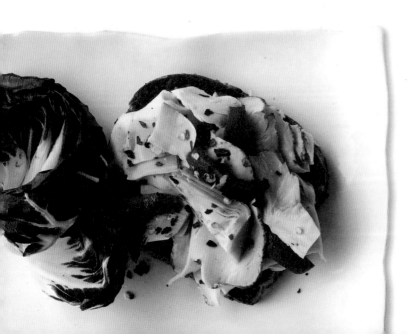

罐沙拉

食材：1人份

2大匙第戎油醋汁（參考本書第268頁）

1/2杯小番茄，對切

1/2杯切片棕櫚芯

1/2杯紫高麗菜，切絲

1/2杯煮熟藜麥

3盎司（85g）去皮去骨的熟雞胸肉，切丁

1/2杯甜椒，切片

1杯芝麻菜嫩葉

做法：

在容量 946ml 的玻璃罐或容器中，依序放入以下食材：第戎油醋汁、小番茄、棕櫚芯、高麗菜、藜麥、雞肉、甜椒，剩餘的空間全部用芝麻菜填滿。蓋上罐蓋，放入冰箱冷藏，要吃的時候取出來，搖晃均勻即可食用。

營養：熱量 421 卡，19g 脂肪（3g 飽和脂肪），29g
蛋白質，38g 碳水化合物，6g 糖，7g 纖維，
867mg鈉。

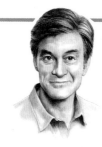

藜麥是超級食物

許多人以為藜麥是穀物，其實它是種子，含有豐富蛋白質、鎂、磷、錳。

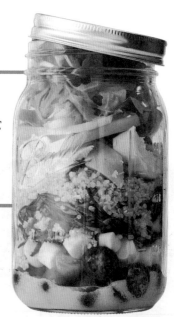

開放式蔬菜三明治

做法：

黑豆、萊姆汁、小茴香粉、鹽、橄欖油放進小碗中，用叉子將所有食材一起壓碎，然後塗在吐司上。

鋪上櫛瓜、小黃瓜、芽菜。撒胡椒粉調味，頂部放置生菜和番茄。

營養：熱量 258 卡，7g 脂肪（1g 飽和脂肪），12g 蛋白質，39g 碳水化合物，6g 糖，9g 纖維，416mg 鈉。

食材：1人份

1/3杯罐頭黑豆，清洗後瀝乾

1顆萊姆，榨汁

1/4小匙小茴香粉

一撮粗鹽

1小匙特級初榨橄欖油

1片全穀物烤吐司

1/4杯櫛瓜，切絲

6片小黃瓜

2大匙芽菜

現磨黑胡椒粉

生菜

番茄，切片

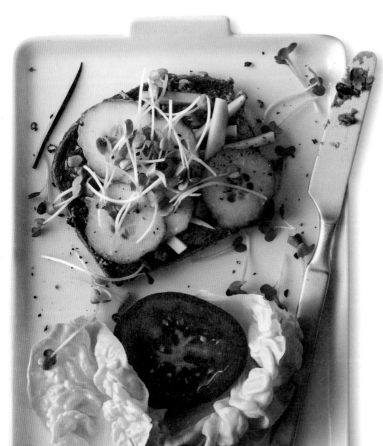

野米沙拉加蛋

食材：1人份

1/2杯野米

2杯壓實的菠菜嫩葉

粗鹽

現磨黑胡椒粉

1顆雞蛋，只煎一面，
成為太陽蛋

做法：

按照產品包裝說明將野米煮熟。野米煮熟後鍋子離火，加入菠菜，攪拌到菜葉萎軟為止。撒鹽和胡椒粉調味。盛盤，太陽蛋放在上面。

提示：

可以一次多煮一些野米，它幾乎和任何菜色都很搭，加入一點就能增添額外的分量，包括湯品、沙拉，甚至燕麥粥都是如此。

營養：熱量 305 卡，10g 脂肪（2g 飽和脂肪），14g 蛋白質，47g 碳水化合物，2g 糖，9g 纖維，530mg 鈉。

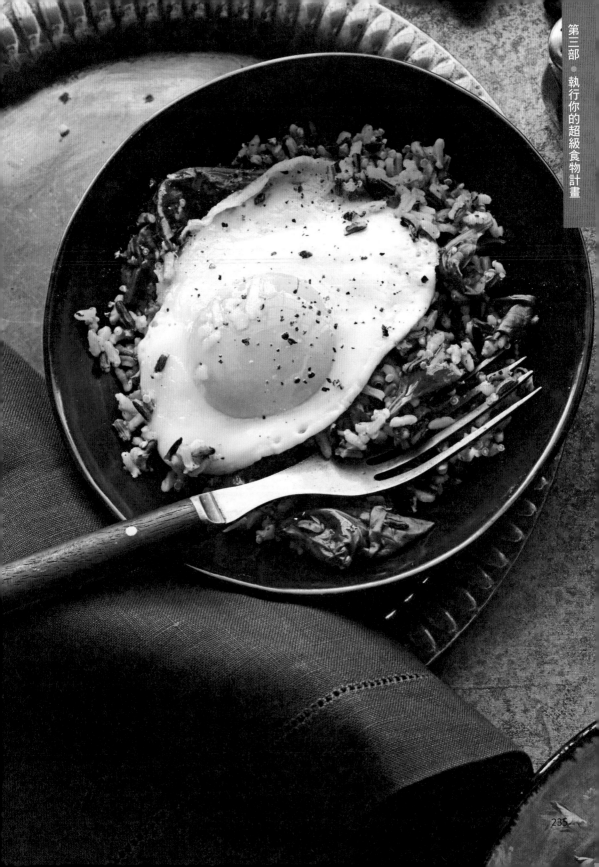

晚餐

你將不是唯一喜愛這 21 道晚餐的人，你的家人、朋友都會愛上這些食物。每一道菜色營養素都完美平衡，且滋味非常濃郁。

這些晚餐的分量都是 2 人份或 4 人份，你可以按照進餐的人數，或留不留剩菜，來調整分量多寡。

檸檬鮭魚、綠花椰菜加番茄

食材：4人份

2顆檸檬

2大匙橄欖油

1個綠花椰菜（大約450g 重），並切成6公分長的小塊

10盎司（283g）小番茄（大約2杯）

4瓣大蒜，切薄片

1/4小匙乾辣椒末

4片去皮鮭魚排（6盎司，即170g）

1/2小匙粗鹽

現磨黑胡椒粉

1杯去核黑橄欖

做法：

擠一顆檸檬的汁液（大約 2 大匙）放入小碗，然後和橄欖油一起快速攪打。另一顆檸檬切成薄片。

在大型平底鍋裡鋪滿綠花椰菜、番茄、蒜頭，上面撒上乾辣椒末。再將全部鮭魚均勻放在上面，以鹽和胡椒調味，最後放上檸檬片。鍋裡倒入一半的檸檬橄欖油和一杯水，蓋緊鍋蓋，大火燒開，然後轉中小火，慢慢燉煮，直到魚肉熟透、綠花椰菜變軟，大概要 10 分鐘。黑橄欖撒在上面，盛盤時，舀一點鍋底的醬汁和剩餘的檸檬橄欖油，淋在每一份餐點上面。

營養：每一份熱量 390 卡，20g 脂肪（3g 飽和脂肪），40g 蛋白質，13g 碳水化合物，4g 糖，4g 纖維，511mg 鈉。

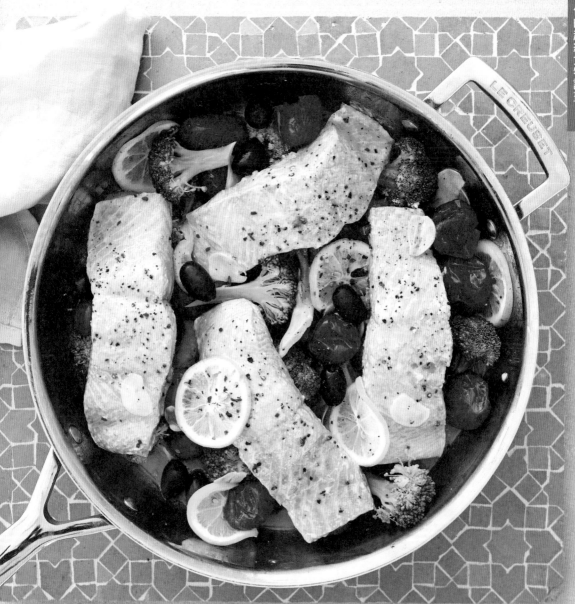

全麥斜管麵加雞肉

食材：2人份

4盎司（113g）全麥斜管麵（大約2/3杯）

2大匙橄欖油

3杯茄子，切丁

粗鹽

2杯櫛瓜，切丁

1杯小番茄，對切

2瓣大蒜，切末

6盎司（170g）熟雞胸肉，切片

現磨黑胡椒粉

羅勒（新鮮或乾燥皆可）

做法：

煮一大湯鍋的水，加一些鹽，水滾後放入斜管麵，按照包裝上的烹調說明，煮到彈牙。保留2/3 杯煮麵的水，然後斜管麵瀝乾備用。

煮麵的同時，取平底鍋，以中大火加熱橄欖油，放入茄子和四撮鹽，拌炒到茄子呈金黃色，時間大約 4 至 5 分鐘。加入櫛瓜和另外四撮鹽，拌炒至金黃色，大約 6 分鐘。再加入番茄和蒜頭，同樣拌炒至番茄變軟，約 2 分鐘。加雞胸肉、保留的煮麵水和斜管麵，大火拌炒約 3 分鐘。用胡椒粉和另外四撮鹽調味，最後撒一些羅勒點綴。

額外的蔬菜力：在平底鍋中倒入橄欖油之後，不妨加一點切碎的韭蔥。起鍋前拌入一把芝麻菜。

營養：每一份熱量 515 卡，19g 脂肪（3g 飽和脂肪），39g 蛋白質，56g 碳水化合物，10g 糖，10g 纖維，798mg 鈉。

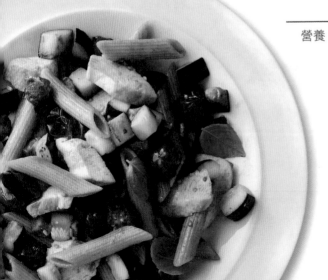

辛香扁豆、烤四季豆加藜麥

做法：

烤箱預熱至華氏 425 度（約攝氏 220 度）。小湯鍋裡混合扁豆、高湯，開火煮沸。蓋上鍋蓋，轉中小火，悶煮 25 至 30 分鐘，直到扁豆變軟，熄火，倒掉湯汁。鍋中輕輕拌入蒜粉、芫荽粉、洋蔥粉、辣椒粉、一小撮鹽和一小撮胡椒粉。

煮扁豆的同時，四季豆和橄欖油放進大碗中拌勻，撒一點鹽和胡椒粉調味。將四季豆平鋪在有邊的烤盤裡，放入烤箱，每隔一會兒拿出來翻動一下，大概烤 20 分鐘，或待四季豆變軟即可。

裝盤。趁熱將扁豆放在藜麥上，烤好的四季豆放在一旁。

食材：2人份

2/3杯綠色乾扁豆

2杯低鈉蔬菜高湯或水

1小匙蒜粉

1小匙芫荽粉

1/2小匙洋蔥粉

1/2小匙辣椒粉

鹽

現磨黑胡椒粉

4杯洗淨四季豆

2小匙橄欖油

1杯熟藜麥

營養：每一份熱量 380 卡，11g 脂肪（0g 飽和脂肪），19g 蛋白質，55g 碳水化合物，11g 糖，17g 纖維，290mg 鈉。

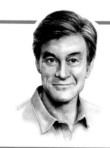

扁豆是超級食物

光是一杯煮熟的扁豆，就有 16g 令人飽足的纖維，含量高得驚人。

辣味蝦仁加藜麥沙拉

食材：2人份

2大匙橄欖油

2又1/2杯櫛瓜，切片

2瓣大蒜，切末

6盎司（170g）蝦子，剝殼，去腸泥

兩撮鹽

兩撮乾辣椒末

1小匙乾燥奧勒岡

1杯小番茄，對切

1杯熟藜麥

做法：

取中型平底鍋，以中火加熱橄欖油，放入櫛瓜，拌炒到開始呈現金黃色，大約 2 至 4 分鐘。放進大蒜和蝦仁，煮到蝦仁開始變粉紅色，大概 2 分鐘。加鹽、乾辣椒末、奧勒岡、番茄，煮到番茄變軟，2 分鐘左右。起鍋裝盤，鋪在藜麥之上。

額外的蔬菜力： 加入櫛瓜之前，先用橄欖油慢火炒洋蔥絲，或是蝦仁快熟的時候，在鍋裡放進一、兩把綠色蔬菜，像是羽衣甘藍、芥藍菜、菠菜嫩葉等。

營養：每一份熱量 330 卡，17g 脂肪（2g 飽和脂肪），18g 蛋白質，28g 碳水化合物，5g 糖，4g 纖維，616mg 鈉。

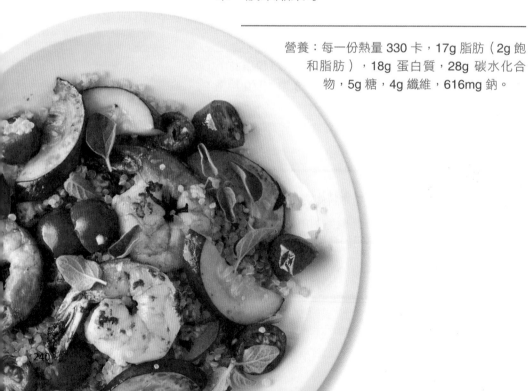

白花椰菜瑪格莉特披薩

做法：

烤箱預熱至華氏 425 度（攝氏 220 度）。

從莖部將白花椰菜切成一朵朵，用食物調理機分批攪打花椰菜，直到變成粉碎蓬鬆狀（不要過度攪打）。將白花椰菜放進耐微波的碗中，蓋上保鮮膜，在保鮮膜上戳幾個洞。強火微波 5 分鐘。取下保鮮膜，攪拌白花椰菜，稍微放涼。

用乾淨的餐巾紙包住白花椰菜，用力擰乾水分，越乾越好。再將白花椰菜放入大碗中，加入雞蛋、蛋白、帕馬森起司、奧勒岡、鹽。充分攪拌，然後倒入烤盤中，將白花椰菜雞蛋糊拍出一個1/4英寸（約 0.6 公分）厚的圓，直徑 10 至 11 英寸（即 20 至 22.4 公分）。放進烤箱中，烤至金褐色，大約 25 分鐘。取出烤盤，鋪上番茄泥和莫札瑞拉起司，重新放回烤箱，烤到起司融化為止，大約需要 10 至 15 分鐘。最後撒上羅勒和乾辣椒末。

額外的蔬菜力：鍋中加熱一點橄欖油（要超過 1 大匙），小火煎蘑菇、甜椒或切片櫛瓜，直到蔬菜變軟為止。披薩放入烤箱之前，先把這些蔬菜加上去。

食材：4人份

1顆（900g左右）的白花椰菜

1顆雞蛋，打散

1顆雞蛋的蛋白，打散

1/3杯壓實的帕馬森起司

1/4小匙乾燥奧勒岡

1/2小匙粗鹽

1/2杯市售番茄泥，無添加糖

6盎司（170g）新鮮全脂莫札瑞拉（Mozzarella）起司，切片或撕成小塊

新鮮羅勒葉，裝飾用

乾辣椒末，調味用

營養：每一份熱量 204 卡，13g 脂肪（7g 飽和脂肪），14g 蛋白質，8g 碳水化合物，3g 糖，2g 纖維，524mg 鈉。

芥末藜麥脆皮鮭魚
加白花椰菜飯

食材：4人份

芥末藜麥脆皮鮭魚
1/4杯白芝麻

1/4杯藜麥

4小匙芥末籽

4小匙紅椒粉

1小匙粗鹽

1小匙現磨黑胡椒粉

4片去皮鮭魚排（6盎司，即170g）

1/4杯第戎芥末醬

1大匙+1小匙橄欖油

白花椰菜飯
8杯切成小朵的白花椰菜

1大匙橄欖油

1/2小匙粗鹽

芥末藜麥脆皮鮭魚做法：

烤箱預熱至華氏 400 度（攝氏 205 度）。

淺盤中放入白芝麻、藜麥、芥末籽、紅椒粉、鹽、胡椒粉，混合均勻。在鮭魚表面塗上芥末醬，之後裹上混合好的芝麻酥脆粉並仔細按壓。

在大型不沾平底鍋中倒入橄欖油，中大火加熱，鮭魚入鍋，每一面煎 4 分鐘，直到脆皮變成黃褐色。將鮭魚移到有邊的烤盤，進烤箱烤 8 分鐘。

白花椰菜飯做法：

烤箱預熱至華氏 425 度（攝氏 220 度）。用食物調理機將白花椰菜打成米粒狀（也可使用粗孔廚房刨刀）。取出拌入橄欖油和鹽。平鋪在有邊的烤盤上，送進烤箱烘烤 20 至 30 分鐘，不時拿出來翻攪一下。

營養：芥末藜麥脆皮鮭魚：每一份熱量 241 卡，7g 脂肪（0g 飽和脂肪），5g 蛋白質，13g 碳水化合物，0g 糖，3g 纖維，854mg 鈉；白花椰菜飯：每一份熱量 83 卡，4g 脂肪（1g飽和脂肪），4g 蛋白質，11g 碳水化合物，4g 糖，4g 纖維，304mg 鈉。

莎莎醬火雞肉堡
加烤地瓜條

莎莎醬做法：

混合番茄、芫荽、洋蔥、青辣椒、萊姆汁、鹽，攪拌均勻。備用。

火雞肉堡做法：

混合火雞絞肉、辣椒粉、鹽，以及 1/2 杯番茄莎莎醬。拌合好後，做成兩個肉餅。不沾平底鍋裡倒入橄欖油，以中大火加熱，煎熟肉餅，中途要翻一次面，直到兩面煎成黃褐色，大概 4 分鐘。轉小火繼續煎，蓋上鍋蓋，約 5 分鐘。盛盤，放在生菜上，加入剩餘的番茄莎莎醬以及芫荽葉。

烤地瓜條做法：

烤箱預熱至華氏 450 度（攝氏 230 度）。地瓜切成 0.6 公分粗細的條狀，放入有邊的烤盤上，加橄欖油和鹽，攪拌均勻。放入烤箱中，烤 20 至 25 分鐘，直到酥脆為止，途中將烤盤拿出來晃動一次。

營養：莎莎醬火雞肉堡：每一份熱量 248 卡，13g 脂肪（3g 飽和脂肪），24g 蛋白質，10g 碳水化合物，5g 糖，3g 纖維，1541mg 鈉；烤地瓜條：每一份熱量 110 卡，7g 脂肪（1g飽和脂肪），1g 蛋白質，12g 碳水化合物，4g 糖，2g 纖維，275mg 鈉。

食材：2人份

莎莎醬
2顆中型番茄，切碎

1杯新鮮芫荽，不必壓實，另保留幾片作為裝盤點綴

1/4杯紅洋蔥，切碎

2大匙墨西哥青辣椒，去籽，切末

1顆萊姆，榨汁

1小匙粗鹽

火雞肉堡
8盎司（226g）火雞絞肉

1/2小匙辣椒粉

1/2小匙粗鹽

2小匙橄欖油

2大片生菜葉

烤地瓜條
1個中型地瓜

1大匙橄欖油

1/4小匙鹽

鮭魚地瓜雜燴加太陽蛋

食材：4人份

1條大型地瓜，去皮

2大匙橄欖油

1片去皮鮭魚（1又1/4磅重，約568g），切成5公分立方塊

1/2小匙粗鹽

1/2小匙現磨黑胡椒粉

1顆小型紅洋蔥，切丁

2顆小型甜椒，切成粗丁

3大匙新鮮細香蔥，切碎

4顆雞蛋

做法：

小湯鍋裡加水，放入地瓜，水面高度要比地瓜高 5 公分。用中火燜煮，直到地瓜變軟，時間大約 12 分鐘。瀝乾水分，將地瓜切丁。

在鑄鐵平底鍋或不沾平底鍋中加 1 大匙橄欖油，中大火加熱。用 1/4 小匙鹽和 1/4 小匙黑胡椒為鮭魚調味。鮭魚放入平底鍋中煎到每一面都呈金黃色，大約 3 至 4 分鐘，先將魚取出盛在盤中備用。繼續將地瓜放進平底鍋中，用中大火煎到金黃色，大約 2 分鐘。

鍋中放入洋蔥、甜椒、2 大匙細香蔥，加進剩下的 1/4 小匙鹽和 1/4 小匙黑胡椒粉調味。翻炒至蔬菜變軟呈金黃色，大約 4 至 8 分鐘。鮭魚放回鍋中，輕輕攪拌，讓鮭魚散成片狀，至熟透，大約 1 分鐘。將鍋裡全部食物裝入大碗中，用一張鋁箔紙鬆鬆蓋住。

平底鍋擦乾淨，把剩下的 1 大匙橄欖油倒進鍋裡，中小火煎太陽蛋，煎到蛋白凝固，大約 3 分鐘，或是個人喜歡的熟度。將鮭魚地瓜雜燴分裝成 4 盤，然後將煎蛋放在上面。剩餘的 1 大匙細香蔥撒在最上面即可。

營養：每一份熱量 440 卡，26g 脂肪（4g 飽和脂肪），39g 蛋白質，12g 碳水化合物，5g 糖，2g 纖維，418mg 鈉。

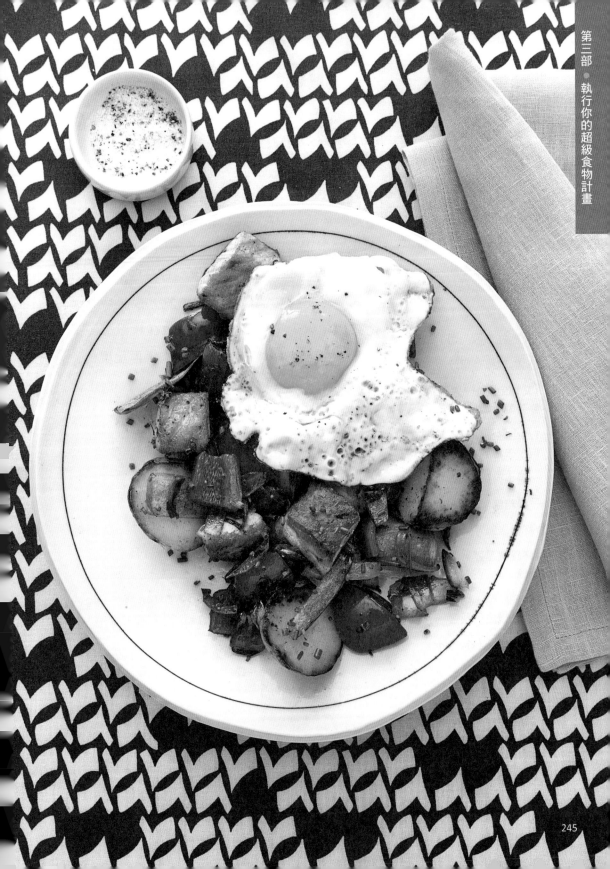

黑豆沙拉

食材：2人份

芥花油噴霧罐

1/2杯冷凍玉米粒

1塊去骨去皮雞胸肉
（5盎司，即142g）

3大匙番茄，切丁

2大匙紅洋蔥，切丁

1大匙現榨萊姆汁

1又1/2小匙+2大匙新
鮮芫荽，切碎

1/2小匙墨西哥青辣
椒，去籽，切末

一撮小茴香粉

一撮粗鹽

1杯糙米飯

1杯罐頭黑豆，清洗後
瀝乾

1/2個酪梨，切片，或
1/4杯現成酪梨醬

1/4杯切達（cheddar）
起司絲

做法：

烤箱預熱至華氏 375 度（攝氏 190 度）。

烤盤上噴芥花油噴霧，將玉米粒平鋪在烤盤上，進烤箱烤到呈金棕色，大約 15 分鐘。

在此同時，格紋烤盤以中大火加熱，或是戶外燒烤架以中大火預熱。把雞胸肉放在烤盤上，每一面烤 2 至 3 分鐘，或直到雞肉不再呈現粉紅色。將雞肉切成丁。

小碗中混合玉米、番茄、洋蔥、萊姆汁、1 又 1/2 小匙芫荽、青辣椒、小茴香粉和鹽，即為玉米莎莎醬。

將糙米飯、黑豆、雞肉、玉米莎莎醬、酪梨分別盛入兩個碗中，上面撒起司，最後用剩下的 2 大匙芫荽裝飾。

營養：（加雞肉之前）每一份熱量 391 卡，14g 脂肪（4g
　　　飽和脂肪），15g 蛋白質，57g 碳水化合物，3g 糖，
　　　6g 纖維，433mg 鈉。
　　　（加雞肉之後）每一份熱量 467 卡，16g 脂肪（4g
　　　飽和脂肪），29g 蛋白質，57g 碳水化合物，3g 糖，
　　　13g 纖維，468mg 鈉。

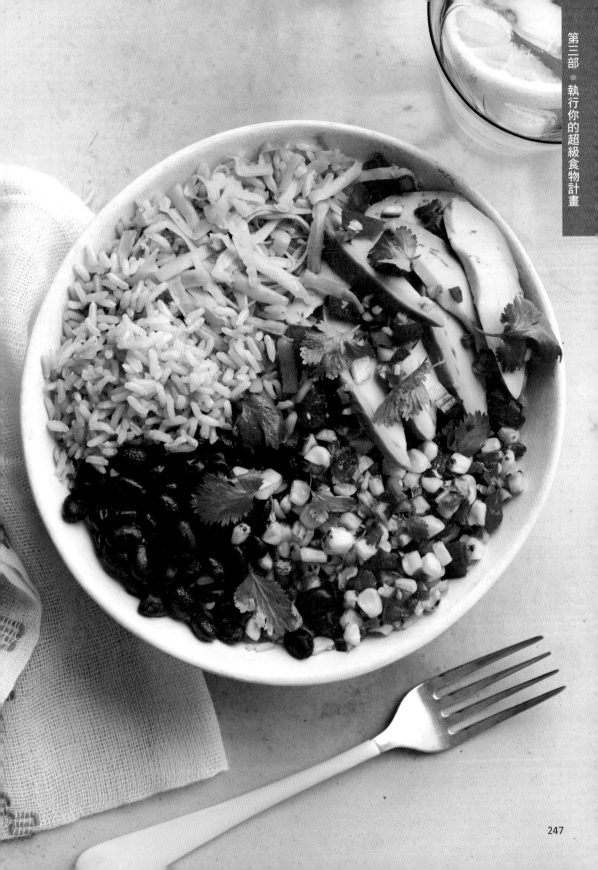

蝦仁香草義式麵食沙拉

食材：4人份

8盎司（約為226g）全麥斜管麵

1/4杯新鮮檸檬汁

3大匙粗粒第戎芥末醬

10盎司（283g）明蝦，剝殼，去腸泥，大約16隻

1/2小匙粗鹽

現磨黑胡椒粉

3大匙特級初榨橄欖油

1顆茴香球莖（fennel，又稱甘茴香），縱切成薄片，葉子留作裝飾

1/3杯新鮮細香蔥，切碎

3大匙新鮮茵陳蒿

做法：

大湯鍋中加水和鹽，煮沸後放入斜管麵，根據包裝上的說明煮至彈牙。瀝乾放涼備用。

在小碗中混合檸檬汁、芥末醬、2 大匙水，放在一旁備用。將蝦子的水分拍乾，用 1/4 小匙鹽和 1/4 小匙胡椒粉調味。

大型不沾平底鍋中放入 1 大匙橄欖油，中大火加熱，然後分批將蝦仁煎成金棕色，每一面約煎 2 分鐘。把斜管麵放入還在烹煮的蝦仁中。

平底鍋離火，拌入芥末醬汁，鍋底褐色的精華也要刮起來一起煮，然後將這鍋溫熱的醬汁和斜管麵一起拌勻。放進冰箱冷藏，冷卻之後取出，茴香球莖加入麵食中，再放進剩下的 2 大匙橄欖油、細香蔥、茵陳蒿、剩下的 1/4 小匙鹽，拌均勻，以胡椒粉調味。最後將茴香葉撒上作為裝飾。

額外的蔬菜力：添一把綠色蔬菜補充分量，例如芝麻菜、菠菜嫩葉或羽衣甘藍絲。

營養：每一份熱量 378 卡，13g 脂肪（2g 飽和脂肪），16g 蛋白質，48g 碳水化合物，5g 糖，7g 纖維，900mg 鈉。

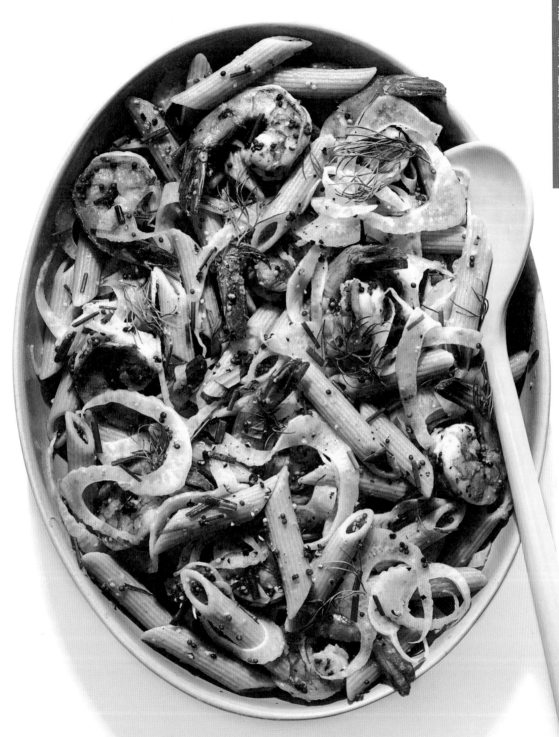

地中海式鷹嘴豆堡

食材：4人份

1/4杯布格麥

1罐鷹嘴豆（每罐15盎司，即425g），清洗後瀝乾

1/2杯搗碎的菲達起司

1顆雞蛋，打散

1/4杯新鮮平葉洋香菜，切碎

3大匙紅洋蔥，切碎

2大匙新鮮檸檬汁

1小匙小茴香粉

1小匙粗鹽

1/2小匙現磨黑胡椒粉

1/4杯橄欖油

2個全穀物口袋餅，切成兩半

做法：

2/3 杯水放進小鍋中煮滾，加入布格麥，蓋上鍋蓋，轉小火燜煮，直到水全部吸收為止，大約 15 分鐘。

用食物調理機將布格麥、鷹嘴豆、菲達起司、雞蛋、洋香菜、洋蔥、檸檬汁、小茴香粉、鹽、胡椒粉一起攪打成均勻的泥狀。取出做成 8 份餅狀（直徑 5 公分左右）。

橄欖油倒進大型不沾平底鍋中，以中火加熱煎鷹嘴豆堡，中途翻一次面，直到呈金棕色，每面煎 3 至 4 分鐘。每半個口袋餅中填入兩塊鷹嘴豆堡。

額外的蔬菜力： 加入常用的漢堡蔬菜，也就是生菜、紅洋蔥、番茄、小黃瓜。

營養：每一份熱量 333 卡，13g 脂肪（3g 飽和脂肪），13g 蛋白質，43g 碳水化合物，5g 糖，9g 纖維，663mg 鈉。

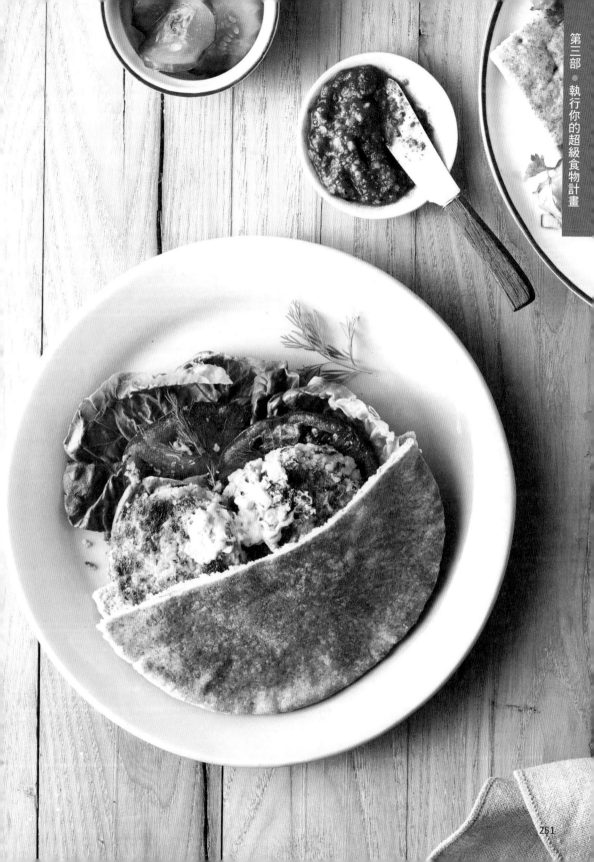

全麥麵包粉與香草
脆皮雞肉

食材：2人份

6大匙全麥麵包粉

1顆檸檬，外皮刨下檸檬皮屑

2大匙新鮮平葉洋香菜，切碎

2小匙現磨黑胡椒粉

1/2小匙粗鹽

1副去皮去骨雞胸肉（12盎司，即340g），切成兩半

2顆雞蛋，打散

2小匙橄欖油

做法：

烤箱預熱至華氏 400 度（攝氏 205 度）。

淺盤中混合麵包粉、檸檬皮屑、洋香菜、胡椒粉和鹽。雞肉沾取蛋液，然後裹上綜合麵包粉，小心拍打，確保麵包粉附著牢固。

橄欖油放入不沾平底鍋中，以中大火加熱，煎雞胸肉，每一面煎 1 至 2 分鐘。將雞肉盛出，放在烤盤上，進烤箱烤 18 至 20 分鐘。取出後和大量沙拉一起裝盤。

提示：

全麥麵包粉不只能用來裹煎炸的食物，還可以撒在燉菜上，例如墨西哥燉辣肉醬或其他文火慢燉的菜色，可以添加酥脆的口感。

額外的蔬菜力：雞肉可以搭配清蒸蔬菜，像是四季豆或蘆筍。

營養：（不加沙拉）每一份熱量 354 卡，14g 脂肪（3g 飽和脂肪），43g 蛋白質，13g 碳水化合物，糖 <1g，2g 纖維，652mg 鈉。

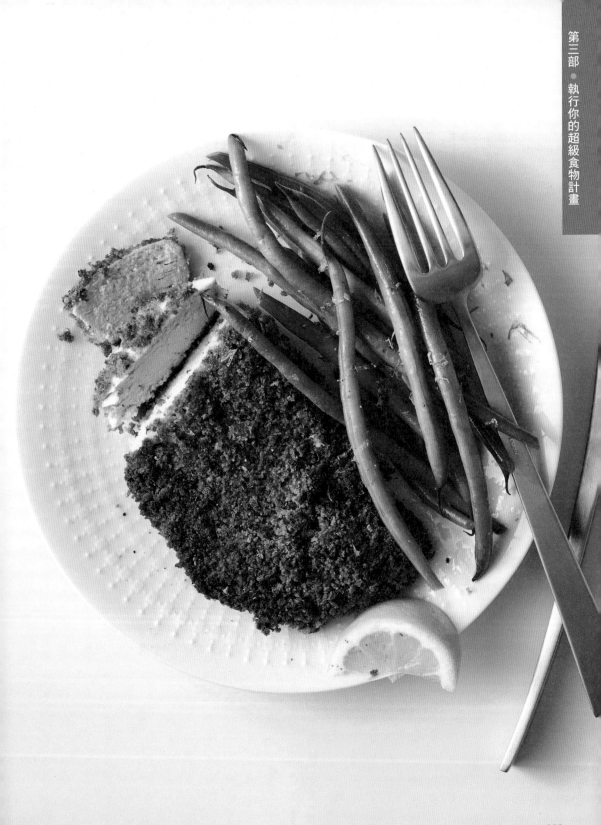

牛排、沙拉加北非小米

食材：4人份

3又1/2杯煮熟的全麥北非小米

2杯蘿蔓生菜，切小塊

1/2杯烤紅甜椒，切小塊

1/4杯無籽黑橄欖，切碎

6大匙紅酒油醋汁（參考本書第269頁）

2大匙新鮮平葉洋香菜，切碎

1/2小匙粗鹽

8盎司（226g）球花甘藍（broccoli rabe），去粗皮，切塊

8盎司（226g）無骨沙朗牛排

現磨黑胡椒粉

1大匙橄欖油

做法：

北非小米、蘿蔓生菜、甜椒、橄欖、4 大匙油醋汁、洋香菜、1/4 小匙鹽一起放進大碗中拌勻。備用。

燒一鍋開水，甘藍菜苗放在蒸架上蒸至稍軟，大約 4 分鐘，放涼。

牛排用剩下的 1/4 小匙鹽和黑胡椒粉調味。取中型不沾平底鍋，用中大火加熱橄欖油，牛排下鍋煎，中途翻一次面，5 分熟約需 5 至 10 分鐘，視牛排的厚度而定。起鍋後先靜置 5 分鐘再切。

將北非小米沙拉、甘藍菜苗、牛排分為 4 盤，最後淋上剩下的 2 大匙油醋汁。

額外的蔬菜力：蒸球花甘藍時，順便放入白花椰菜一起蒸。

營養：每一份熱量 416 卡，20g 脂肪（5g 飽和脂肪），19g 蛋白質，39g 碳水化合物，4g 糖，9g 纖維，586mg 鈉。

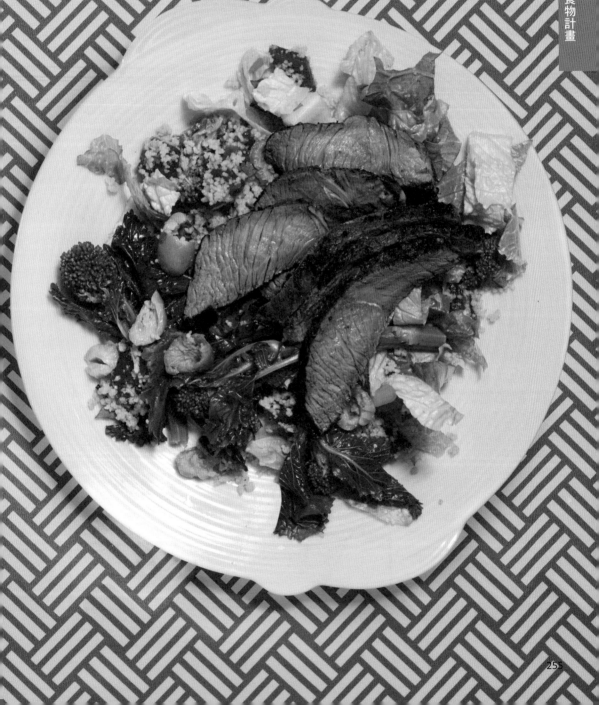

辣味吳郭魚墨西哥玉米餅

食材：4人份

2片吳郭魚排（6盎司，即170g。也可以換成鱈魚或是其他白肉魚）

2小匙辣味醃漬粉

2小匙橄欖油

3/4杯冷凍玉米粒，先解凍

1顆中型紅甜椒，切丁

8個墨西哥玉米餅（tacos）或全麥墨西哥捲餅（tortillas）

切瓣萊姆

做法：

取大型不沾平底鍋，用中大火加熱 1 分鐘。魚排抹上醃漬粉。平底鍋中加 1 小匙橄欖油，再加熱 1 分鐘，魚放入鍋中煎熟，每一面煎 2 至 3 分鐘，直到呈現焦黃為止。取出暫放一個盤子裡。

同一個鍋子裡倒入剩下的 1 小匙橄欖油，炒玉米粒和甜椒，翻炒到蔬菜表面變黃褐色，大約 5 分鐘。每一片魚排切成 4 塊，和玉米餅一起盛盤，並放上蔬菜，搭配切瓣的萊姆。

額外的蔬菜力：玉米餅最上面可以加一些高麗菜絲、生菜絲、墨西哥青辣椒片、紅洋蔥丁或切片蘿蔔嬰。

營養：每一份熱量 246 卡，6g 脂肪（1g 飽和脂肪），20g 蛋白質，31g 碳水化合物，5g 糖，5g 纖維，120mg 鈉。

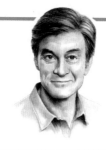

玉米是超級食物

大家對玉米的營養成分迭有批評，但我很喜歡這種蔬菜，我認為玉米不但有纖維，且天生帶甜味，可滿足對甜食的渴望。

速簡雞肉炒飯

做法：

取大型不沾平底鍋，用中火加熱 1 大匙芥花油，打入雞蛋炒熟，大約 2 分鐘，盛盤。

同一個鍋子裡加熱剩下的 1 大匙芥花油，加進糙米飯、綜合蔬菜、豌豆莢，翻炒約 3 分鐘。拌入雞絲、醬油，炒蛋一起翻炒。最後撒上蔥花。

額外的蔬菜力： 炒飯中還可加入切片的荸薺、甜豆、竹筍。

營養：每一份熱量 406 卡，20g 脂肪（4g 飽和脂肪），20g 蛋白質，43g 碳水化合物，4g 糖，5g 纖維，642mg 鈉。

食材：4人份

2大匙芥花油

2顆雞蛋，打散

3杯糙米飯

1包（10盎司，即283g）冷凍綜合蔬菜

1杯豌豆莢，切碎

2杯煮熟雞肉，切絲

2大匙低鈉醬油

蔥花，裝飾用

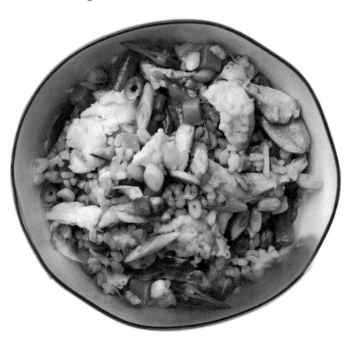

亞洲風味豆腐排加麵條

食材：2人份

2棵青江菜

4小匙芥花油

乾辣椒末

6盎司（170g）板豆腐，把水濾掉，用餐巾紙拍乾

1/2顆中型紅甜椒，切細絲

4枝蔥，切斜片。另加1/4杯蔥絲，裝飾用

2小匙蒜末

2大匙低鈉醬油

1杯煮熟的全麥義式長麵條

做法：

切青江菜。取中型平底鍋，倒入 2 小匙芥花油，中火加熱，炒青江菜，直到菜莖稍軟，但仍保留脆度，大約 3 至 4 分鐘。先盛到盤中備用。

平底鍋繼續用中火加熱剩下的 2 小匙芥花油和一小撮乾辣椒末。加入豆腐煎黃，每一面約煎 1 分鐘。加進甜椒、蔥、蒜末，繼續翻炒 1 分鐘。加醬油、2 大匙水和麵條。攪拌，使麵條裹上醬汁，大約 1 分鐘。盛盤，旁邊放置青江菜。最後撒上蔥絲裝飾。

營養：每一份熱量 310 卡，15g 脂肪（1g 飽和脂肪），16g 蛋白質，33g 碳水化合物，4g 糖，6g 纖維，653mg 鈉。

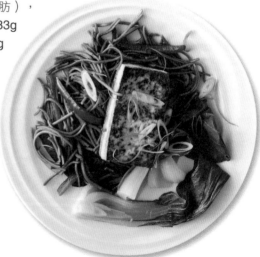

全麥義式麵食佐綠花椰菜醬汁

做法：

大湯鍋中燒水，加鹽。水開後加入螺紋水管麵，按照包裝說明煮至彈牙。保留 1/4 杯煮麵的水，其餘的水倒掉。

取大型平底鍋，以中火加熱橄欖油，放入蒜末煎 1 分鐘，加綠花椰菜和 1 杯水，蓋上鍋蓋，轉中大火燜煮 7 分鐘。打開蓋子，將綠花椰菜稍微弄碎，煮到水分蒸乾。拌入水管麵、保留的煮麵水和起司，用鹽、胡椒粉、一撮乾辣椒末調味。

額外的蔬菜力：加一些白花椰菜和綠花椰菜一起煮，可以增加分量，或是當作一道簡單的配菜。

食材：4人份

12盎司（340g）全麥螺紋水管麵

2大匙橄欖油

1瓣蒜頭，切碎

5杯綠花椰菜，切小朵

1/4杯帕馬森起司，磨碎

1/4小匙粗鹽

1/4小匙現磨黑胡椒粉

乾辣椒末

營養：每一份熱量 422 卡，11g 脂肪（2g 飽和脂肪），15g 蛋白質，69g 碳水化合物，4g 糖，10g 纖維，309mg 鈉。

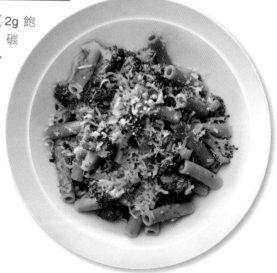

芝麻菜沙拉、煎蛋加蘆筍

食材：4人份

8盎司（226g）蘆筍，
去粗皮

1大匙橄欖油

4顆雞蛋

8杯芝麻菜嫩葉

1/4杯細香蔥油醋汁
（參考本書第270頁）

1/2杯帕馬森起司，刨
成薄片

新鮮細香蔥花，裝飾用

現磨黑胡椒粉

4片全穀物吐司

做法：

蘆筍放進蒸鍋蒸到變軟即可，大約 5 分鐘。

取大型不沾平底鍋，用中火加熱橄欖油。雞蛋單面煎到凝固，約 3 分鐘。大碗中倒入芝麻菜、3 大匙油醋汁並拌勻，然後分成 4 等分盛盤。每一盤的芝麻菜上，放置 1 個煎蛋和蘆筍，淋上剩下的油醋汁。撒上起司和蔥花、胡椒粉調味，每份沙拉旁再加 1 片吐司。

你沒看錯，照片上的沙拉（見右頁圖）確實有生火腿，它並不在 21 日計畫之內。如果你稍微調整一下，也算不上罪大惡極，只不過生火腿雖然有一點鐵質，但是含鈉量高了一點。我希望你藉由這個例子，明白 3 週結束後，你可以如何為食譜「加油添醋」：只要增加一項食材，就變成完全不一樣的餐點，這就是烹調的創意。

額外的蔬菜力：試試看「蘆筍麵」：用刨刀將生的蘆筍刨成一條條又長又薄的蘆筍條，然後加進沙拉或是全穀物義式麵食當中。

營養：每一份熱量（加油醋汁之前）275 卡，15g 脂肪（5g
　　　飽和脂肪），18g 蛋白質，17g 碳水化合物，5g 糖，
　　　4g 纖維，432mg 鈉。

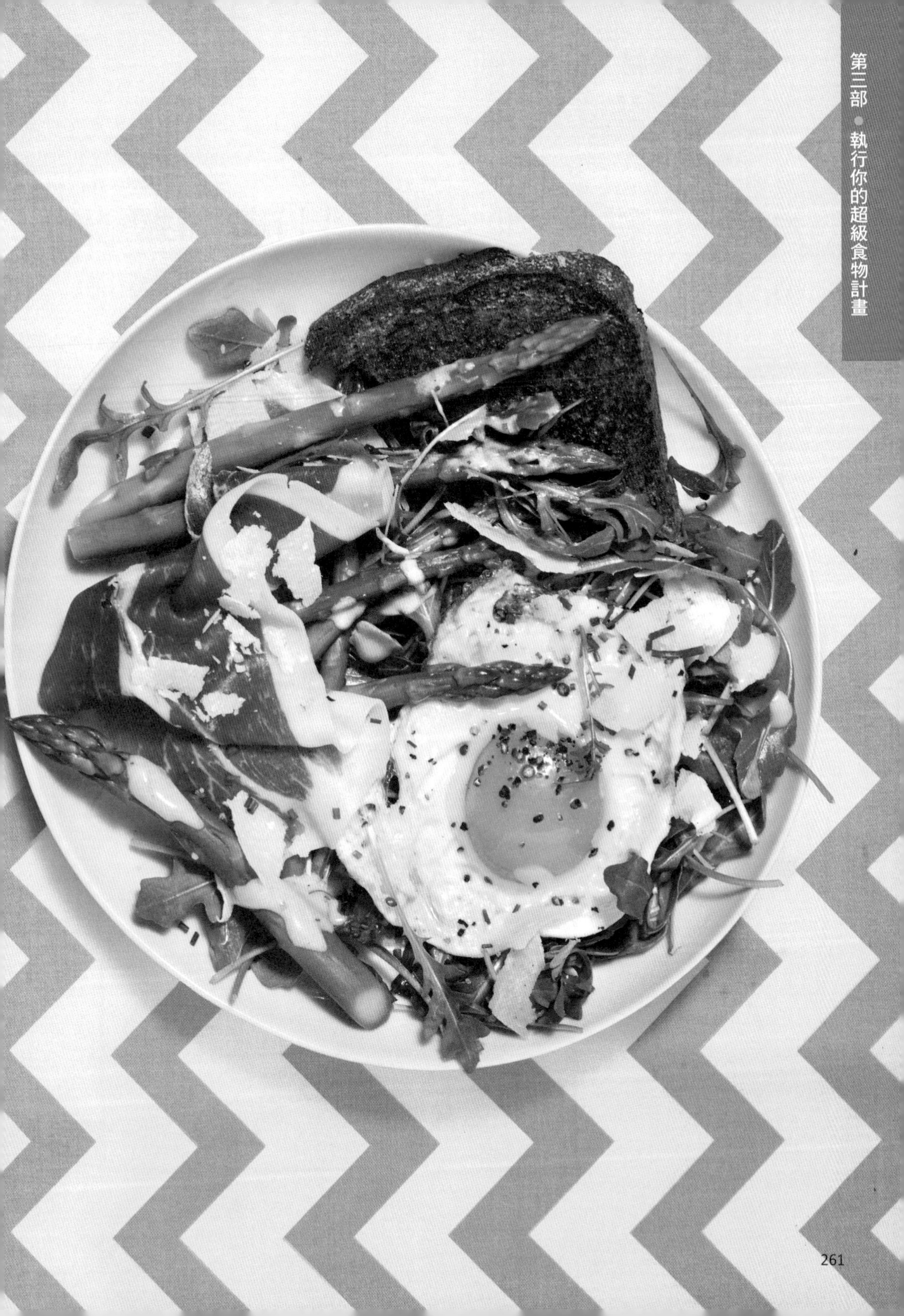

義式黑醋烤雞、球芽甘藍加糙米

食材：2人份

2塊（4盎司，即113g）雞胸肉

2/3小匙粗鹽

2小匙新鮮迷迭香，切碎

5小匙橄欖油

現磨黑胡椒粉

2大匙義式黑醋

1/2個中型紅洋蔥，切絲

8個球芽甘藍，切薄片

1杯糙米飯

做法：

取中型不沾平底鍋，用中大火加熱。雞胸肉用鹽、迷迭香、1 小匙橄欖油、胡椒粉調味。爐火轉成中火，將雞肉煎熟，每一面煎 2 至 3 分鐘。加入黑醋，再煎 30 秒，翻動雞肉，讓表面沾滿醋。盛盤備用，注意保持溫度。

把鍋子洗好擦乾。用中火加熱 2 小匙橄欖油，加入洋蔥，炒至洋蔥開始變軟，大約 5 分鐘。

加入剩下的 2 小匙橄欖油、球芽甘藍和 1/4 杯水一起翻炒，蓋上鍋蓋，燜煮 1 分鐘。打開鍋蓋，轉成大火，煮到球芽甘藍變軟，需要 3 至 4 分鐘。雞肉切片後和球芽甘藍、糙米飯一起盛盤上桌。

營養：每一份熱量 400 卡，15g 脂肪（2g 飽和脂肪），30g 蛋白質，34g 碳水化合物，5g 糖，5g 纖維，314mg 鈉。

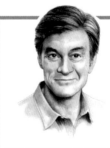

球芽甘藍是超級食物

球芽甘藍的優點很多，它含有豐富的鉀、鐵、維生素 C 和維生素 K。

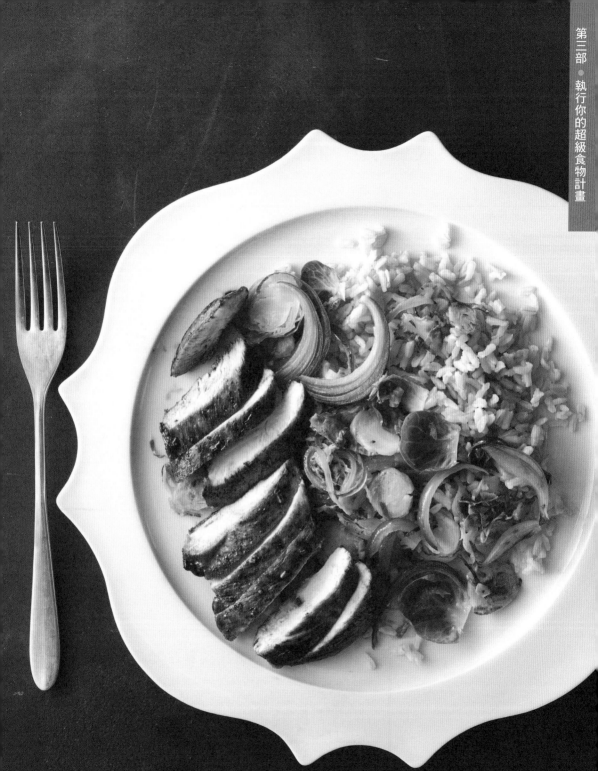

烘蛋加瑞士甜菜葉

食材：4人份

2大匙橄欖油

1杯黃洋蔥，切絲

2瓣大蒜，切末

1磅（454g）瑞士甜菜葉，洗淨，除去粗梗，切成大塊（大約12杯）

2大匙原味希臘優格（乳脂2%）

3大匙帕馬森起司，磨碎

1小匙新鮮檸檬汁

1/4小匙粗鹽，另加一撮

現磨黑胡椒粉

4顆雞蛋

4個全穀物口袋麵包，或4片全穀物吐司

做法：

選擇適用烤箱的中型平底鍋。鍋子先在爐火上以中火加熱橄欖油，加洋蔥絲和蒜末，炒至柔軟，約 4 分鐘。分批放入瑞士甜菜葉翻炒，剛變軟就停止，5 分鐘左右，離火。

拌入優格、1 大匙起司、檸檬汁、1/4 小匙鹽、胡椒粉調味。將蛋一一打進鍋中，均勻分配位置。撒上剩餘的 2 大匙起司和一撮鹽。放進烤箱中烤到雞蛋凝固，大約 10 分鐘。盛盤，每一份配一個口袋麵包。

營養：每一份熱量 250 卡，14g 脂肪（3g 飽和脂肪），13g 蛋白質，19g 碳水化合物，4g 糖，4g 纖維，543mg 鈉。

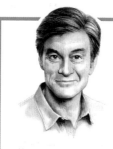

瑞士甜菜葉是超級食物

每一份瑞士甜菜葉含有人體一日所需的維生素 K，這是促進凝血的營養素。

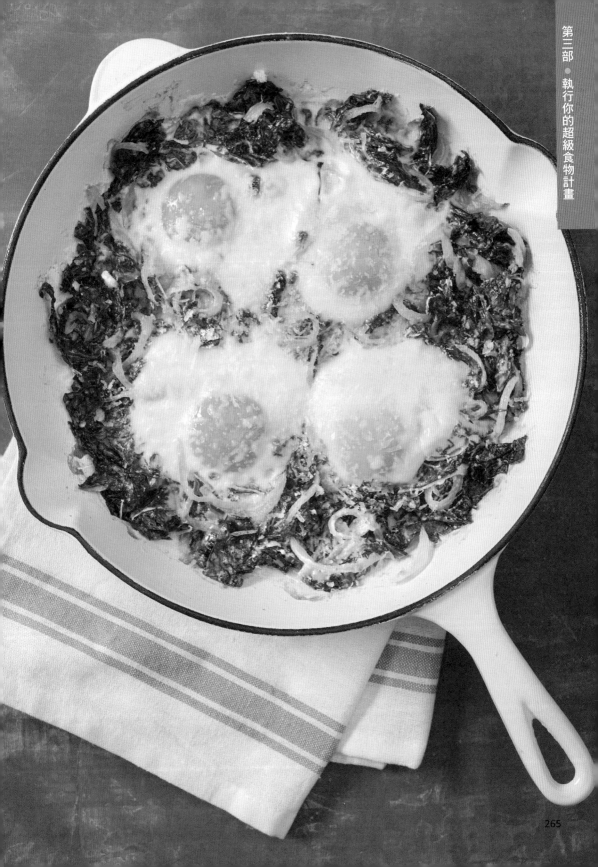

鮪魚義大利麵

食材：4人份

12盎司（340g）全麥斜管麵

1大匙橄欖油

2瓣蒜頭，切碎

1/4杯去籽黑橄欖，切碎

1大匙酸豆，切碎

1罐（28盎司，即792g）番茄丁

乾辣椒末

1罐（5盎司，即142g）油漬鮪魚，瀝乾。

做法：

煮一大鍋水，加鹽，水滾後放入斜管麵，按照包裝說明煮到彈牙。瀝乾。

橄欖油倒入大型平底鍋，中火加熱，炒蒜頭、橄欖、酸豆，約 3 分鐘。番茄丁連同汁液加入鍋中，再撒一小撮乾辣椒末，煮 5 分鐘。加入斜管麵和鮪魚，拌勻即可。

額外的蔬菜力：炒蒜頭、橄欖、酸豆時，加一些蘑菇，或是放番茄丁之後，拌入切碎的水煮朝鮮薊芯。

營養：每一份熱量 461 卡，10g 脂肪（1g 飽和脂肪），19g 蛋白質，73g 碳水化合物，9g 糖，9g 纖維，797mg 鈉。

醬汁

這些醬汁非但製作步驟簡單,而且適合冷藏儲存,使食物的風味增色不少。當你想為沙拉、麵食、蔬菜添加滋味時,一定會常用到這些法寶。只要拌一拌,沾一沾,淋一淋就大功告成了。

這些醬汁每一份都是 2 大匙。

經典油醋汁

食材:6人份

1顆中型紅蔥頭,切末

3大匙紅酒醋

1大匙第戎芥末醬

1/2小匙粗鹽

1/4小匙現磨黑胡椒粉

1/2杯特級初榨橄欖油

做法:

小碗中放入紅蔥頭、紅酒醋、芥末醬、鹽、胡椒粉,快速攪打均勻。加入橄欖油,繼續迅速攪打成乳狀。裝進瓶子或容器中冷藏(這種油醋汁的冷藏保存期限是 5 天)。

營養:每一份熱量 149 卡,18.01g 脂肪(2.49g 飽和脂肪),0.14g 蛋白質,0.92g 碳水化合物,0.39g 糖,0.18g 纖維,221.58mg 鈉。

第戎油醋汁

食材：8人份

1/4杯新鮮檸檬汁

1大匙+1小匙粗粒第戎芥末醬

1/2杯特級初榨橄欖油

一撮粗鹽

現磨黑胡椒粉

做法：

小碗中放入檸檬汁、芥末醬、橄欖油、鹽、胡椒粉，快速攪打均勻。裝進瓶子或容器中冷藏（這種油醋汁的冷藏保存期限是 2 週）。

營養：每一份熱量126卡，16.39g脂肪（2.26g飽和脂肪），0.04g蛋白質，0.67g碳水化合物，0.23g糖，0.04g纖維，90.61mg鈉。

雪莉酒醋醬汁

食材：7人份

3大匙雪莉酒醋

1/2杯特級初榨橄欖油

2大匙粗粒第戎芥末醬

1大匙紅蔥頭，切碎

1大匙新鮮平葉洋香菜，切碎

1/4小匙粗鹽

1/4小匙現磨黑胡椒粉

做法：

小碗中放入雪莉酒醋、橄欖油、芥末醬、紅蔥頭、洋香菜、鹽、胡椒粉，快速攪打均勻。裝進瓶子或容器中冷藏（這種醬汁的冷藏保存期限是 2 週）。

營養：每一份熱量 156 卡，15.44g 脂肪（2.13g 飽和脂肪），0.06g 蛋白質，0.34g 碳水化合物，0.12g 糖，0.08g 纖維，172.74mg 鈉。

白脫牛奶醬汁

做法：

小碗中放入白脫牛奶、優格、洋蔥、蒜末、蒔蘿、鹽、胡椒粉，快速攪打均勻。裝進瓶子或容器中冷藏（這種醬汁的冷藏保存期限是 2 週）。

營養：每一份熱量 19 卡，0.36g 脂肪（0.23g 飽和脂肪），1.48g 蛋白質，1.57g 碳水化合物，1.14g 糖，0.08g 纖維，113.59mg 鈉。

食材：7人份

1/4杯低脂白脫牛奶

1/4杯原味希臘優格（乳脂2%）

1大匙黃洋蔥，切末

1瓣蒜頭，切末

2大匙新鮮蒔蘿葉（dill），切末

1/4小匙粗鹽

1/4小匙現磨黑胡椒粉

紅酒油醋汁

做法：

小碗中放入紅酒醋、芥末醬、蒜頭、鹽、胡椒粉，快速攪打均勻。加入橄欖油，迅速攪打，混合均勻。拌入洋香菜。裝進瓶子或容器中冷藏（這種油醋汁的冷藏保存期限是 2 週）。

營養：每一份熱量 100 卡，10.15g 脂肪（1.4g 飽和脂肪），0.12g 蛋白質，0.49g 碳水化合物，0.02g 糖，0.11g 纖維，152.32mg 鈉。

食材：8人份

1/4杯＋2大匙紅酒醋

2小匙第戎芥末醬

2瓣蒜頭，切末

1/2小匙粗鹽

1/2小匙現磨黑胡椒粉

1/4杯+2大匙特級初榨橄欖油

1/4杯新鮮平葉洋香菜，切碎

細香蔥油醋汁

食材：8人份

1/4杯義大利白醋或白酒醋

2大匙第戎芥末醬

1/2小匙現磨黑胡椒粉

1/4杯+2大匙特級初榨橄欖油

2大匙新鮮細香蔥，切碎

做法：

小碗中放入醋、芥末醬、胡椒粉，快速攪打均勻。加入橄欖油，繼續迅速攪打，混合均勻。拌入細香蔥。裝進瓶子或容器中冷藏（這種油醋汁的冷藏保存期限是 2 週）。

營養：每一份熱量152卡，12.47g脂肪（1.72g飽和脂肪），0.05g 蛋白質，1.25g 碳水化合物，0.02g 糖，0.07g 纖維，113.81mg 鈉。

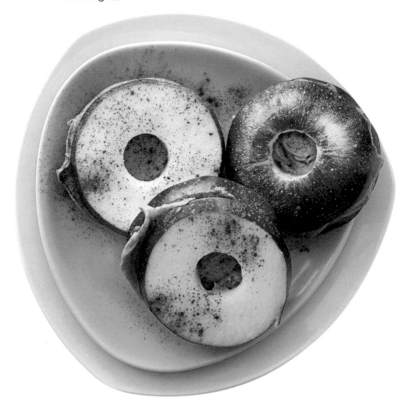

點心

從超快速點心到供多人分享的零嘴，這 21 道食譜將會讓你心滿意足。

超快速點心

步驟 1：把手伸進冰箱。

步驟 2：吃點心。你找不到更簡單的點心食譜了。

1. 將一個蘋果或梨子切片，加上 2 大匙堅果醬一起享用。喜歡的話，可以撒一點肉桂粉。

2. 1/2 杯希臘優格（乳脂2%），上面加堅果或莓果。

3. 隨時準備一些起司條，每一條配一份健康鹹餅乾。你也可以每一條起司搭一些自己喜歡的生鮮蔬菜。

4. 一顆水煮蛋配一份健康鹹餅乾，或配一大袋蔬菜。

5. 隨時準備可以拿來當點心的蔬菜，例如小紅蘿蔔、甜豆，或事先切片、切條的蔬菜，像是甜椒、蘿蔔嬰、小黃瓜、紅蘿蔔、夏南瓜（summer squash）、西洋芹。拿它們來沾 2 大匙鷹嘴豆芝麻醬，你可以自己做，也可以買現成的，但要注意選購沒有添加劑的產品。

6. 上面這些可以當作點心的蔬菜，也可以拿來沾 2 大匙堅果醬吃。

7. 吃一個水果，例如橘子、蘋果、香蕉、奇異果，另外再配 1 盎司（28.3g）堅果。

簡易點心

這些美味的點心值得你花幾分鐘時間切一切、調調味。

1. 海鮮味爆米花加超級種子：2 杯氣炸式爆米花加 1/2 小匙特級初榨橄欖油，拌勻，上面撒 1/2 小匙海鮮調味料（Old Bay seasoning）和 1 大匙烤過的去殼葵瓜子，再次拌勻即可。

2. 蔬菜加酪梨沾醬：1/4 顆酪梨加萊姆汁和一小撮鹽一起壓碎搗成泥。喜歡的話可以加一些切碎的紅洋蔥，接下來就可以拿你的點心蔬菜來沾著吃了。

3. 煙燻紅椒粉加杏仁爆米花：2 杯氣炸式爆米花加 1 小匙特級初榨橄欖油，拌勻。撒上 2 小匙烤過的杏仁片、1/4 小匙煙燻紅椒粉，以及兩撮粗鹽，再次拌勻即可。

4. 番茄披薩：餅皮用中筋麵粉。將中型番茄 3 顆切對半。撒 1 大匙刨成絲的帕馬森起司（或是混合帕馬森起司和莫札瑞拉起司），放入烤箱上層烤至金黃，大約 1 至 2 分鐘。淋 1/2 小匙義大利黑醋，再撒一些略為切過的新鮮羅勒葉。

5. 咖哩紅蘿蔔條：1 杯切成條的紅蘿蔔，加上 1 小匙切碎的新鮮芫荽、2 小匙新鮮萊姆汁、1/4 小匙咖哩粉、1/4 小匙小茴香粉、一小撮粗鹽，攪拌均勻。

6. 堅果醬蔬菜捲：6 片瑞士甜菜葉，切除粗梗，抹上 2 大匙堅果醬，再鋪上切成絲的甜椒、小黃瓜、西洋芹，然後撒上切碎的新鮮芫荽和薄荷，淋一點新鮮萊姆汁。將葉子捲緊，再橫切成蔬菜捲。

7. 冷凍葡萄加優格：1/4 杯的原味希臘優格（乳脂2％），加上 1/2 杯冷凍紅葡萄或綠葡萄（可嘗試撒上肉桂粉）。

8. 球芽甘藍脆片：12 顆個頭大一點的球芽甘藍，切除蒂頭，一葉葉剝開。將葉片和 2 小匙橄欖油拌均勻，平鋪在墊有不沾紙的烤盤上，用華氏 375 度（攝氏 170 度）烘烤約 16 分鐘，直到葉片酥脆、變成黃褐色。拌入 1/2 小匙低鈉醬油。

獨樂樂不如眾樂樂

這些零食的分量都是 4 人份，足以多人分享，或是供你自己獨享好幾天。

1. 辣椒南瓜籽：將 1 杯去殼南瓜籽、2 小匙橄欖油、1/2 小匙辣椒粉、1/4 小匙粗鹽拌勻。平鋪在有邊的烤盤中，用華氏 375 度（攝氏 170 度）烘烤，中途時時拿出來翻動一下，直到南瓜籽酥脆為止，大約 8 至 10 分鐘。

2. 軟滑朝鮮薊沾醬加小黃瓜片：將一罐（14 盎司，即 396g）罐頭朝鮮薊芯清洗後瀝乾，放入食物調理機，另外加入 6 大匙磨碎的帕馬森起司、1/4 杯原味希臘優格或一般優格、2 小匙切碎的新鮮百里香、1/4 小匙粗鹽、1/4 小匙現磨黑胡椒

粉,全部攪打均勻。和切片
的小黃瓜一起享用。

3. 毛豆青醬加蔬菜:將 1 杯解凍的冷
凍毛豆仁、2 大匙特級初榨橄欖油、切
碎的新鮮羅勒葉、杏仁片、磨碎的帕馬森起
司、1 大匙水、1/4 小匙粗鹽,1/4 小匙現磨黑胡椒
粉放入食物調理機,攪打成泥狀。取出裝盤,上面用一些羅勒
葉點綴。搭配自己喜歡的任何蔬菜享用。

4. 煙燻鷹嘴豆芝麻醬加蔬菜:將 1 罐(15 盎司,即 425g)罐頭
鷹嘴豆清洗、瀝乾,和 2 大匙特級初榨橄欖油、1 大匙新鮮檸
檬汁、1/2 小匙甜辣醬、1/2 小匙煙燻紅椒粉放入食物調理機,
攪打成泥狀。取出盛盤,上面再撒一些煙燻紅椒粉。和你喜歡
的任何蔬菜一起享用。

5. 地瓜條:2 條地瓜去皮、縱切成條,和 4 大匙橄欖油拌勻。不
沾烤盤上塗油,地瓜條平鋪在烤盤上,用華氏 375 度(攝氏
170 度)烘烤至酥脆,呈金棕色,約 15 至 20 分鐘。以兩小撮
粗鹽調味,吃剩的地瓜條放在密封保鮮盒中,可保存 3 天。

6. 烤鷹嘴豆:將 1 罐鷹嘴豆清洗後瀝乾,和 1 大匙橄欖油、1 小
匙薑黃粉、1/2 小匙小茴香粉、1 瓣切末的蒜頭、1/4 小匙粗
鹽、少許現磨黑胡椒粉一起拌勻,平鋪在有邊的烤盤上,用華
氏 425 度(攝氏 220 度)烘烤,時時將烤盤拿
出來晃動一下,烤 18 分鐘。

第 16 章
第22日與日後

想要保持健康的動能，最棒的方法就是自己烹調食物。

　　掌握了這麼多知識，足以讓你勇往直前了。現在你了解食物如何成為預防醫藥，知道營養的食物同時也兼具美味，還明白食物對我和我的家人何以意義重大。有這套 21 日計畫，你已展開自己的歷程。

　　然而計畫完成後，你要怎樣把所學應用到忙亂無緒的餘生？

　　我打賭那 21 日已經在你身上刻畫新的習慣、啟發新的思維，然而到頭來，這項計畫和最初的 21 日只有非常微渺的關聯，它真正的意義在於 21 日結束後，接下來如何繼續。

　　現在，你要關切的是自己的食譜、自己的療方、自己的家庭傳統。由你自己擘劃夢想，由你自己去完成，由你和大家分享。這當中的關鍵是管理日常生活中的三大用餐環境——家裡、餐廳、旅途。

　　你的焦點始終是在家用餐，因為想要保持健康的動能，最棒的方法就是自己烹調食物，這是控制飲食內容的唯一方法。

　　這不代表你永遠不能上餐館吃飯，只是要**減少外出吃飯的頻率，每週不超過三次**。只要用對食譜，在家烹飪的感覺就跟上館子一樣歡快。

環境1：在家用餐

　　首先，為自己完成 21 日計畫鼓掌叫好：在家裡連續煮 3 週的飯，可不是簡單的事。你為自己做了一件好事，接下來用一些簡單策略，你就能持續享有這 3 週收穫的好處。

　　一開始這些方法也許讓你感覺像在工作，可是耐心進行 1 至 2 週後，你就會進入正軌，享受到良好的作用。

　　購物前先計畫好一整週的菜單：前往超級市場買菜前，就決定好要煮什麼菜色，據此列一張採購清單，帶著它出門購物，這樣就不會半途偏離主題。

　　（採購清單能幫助你輕而易舉減少一整週的熱量攝取，根據一項研究，因此減少的熱量竟可高達 6,500 卡）。

　　只買清單上的項目，可以防止你因一時衝動而採購垃圾食物，或是大肆採購之後，2 週後卻要丟棄腐敗的食物。你可以在冰箱、食物櫃、冷凍庫裡儲備節省時間的產品，例如煮熟的甜菜

展開嶄新一天的迷人方式

　　想來個不一樣的早餐嗎？我最喜歡的早餐是酪梨吐司。把半顆酪梨搗成泥，塗在 1 片全麥吐司上，上面淋一點檸檬汁和橄欖油，再撒一點乾辣椒末。喜歡的話可以加 1 片番茄。這道早餐既美味又有飽足感，而且只要花幾分鐘就做好了。

買菜要有的策略

　　採購日用品可能像在遊樂場裡玩「誘惑的恐懼」遊戲。即使你心裡知道要買什麼，但是有那麼多食物想誘你上鉤。別害怕，以下這些祕訣能幫你信心飽滿的走進亂局。

　　上街前先吃一份健康的點心：研究顯示這樣做，採購的時候會多買 25% 的蔬菜。

　　每次都要攜帶採購清單：記住，這樣能避免衝動購物。

　　根據餐盤配菜公式採購：購物時請遵守餐盤配菜的公式，也就是 1/2 蔬菜、1/4 蛋白質、1/4 複合碳水化合物。水果蔬菜在購物車所占的空間，應該和蛋白質與全穀物的總量不相上下。那麼犒賞自己的點心呢？只留小小的角落就好，甚至不要留地方給甜點。

　　閱讀完整的產品食材標示清單：理想上應不會花很長的時間，標示清單上的成分越少越好。

　　計畫路線：做好路線計畫，可以減少你被錯誤食物吸引的機會。

　　慢慢來：康乃爾大學的研究顯示，採購時若是匆忙或身心疲倦，都會買到品質較差的食物。

　　仍然受到垃圾食物誘惑：你可以嚼口香糖。研究證明採購時嚼口香糖的消費者，最後購買的含糖食物和加工食物會減 7%。

用以下配菜比率填滿餐盤：
蔬菜 **1/2**、蛋白質 **1/4**、複合碳水化合物 **1/4**。

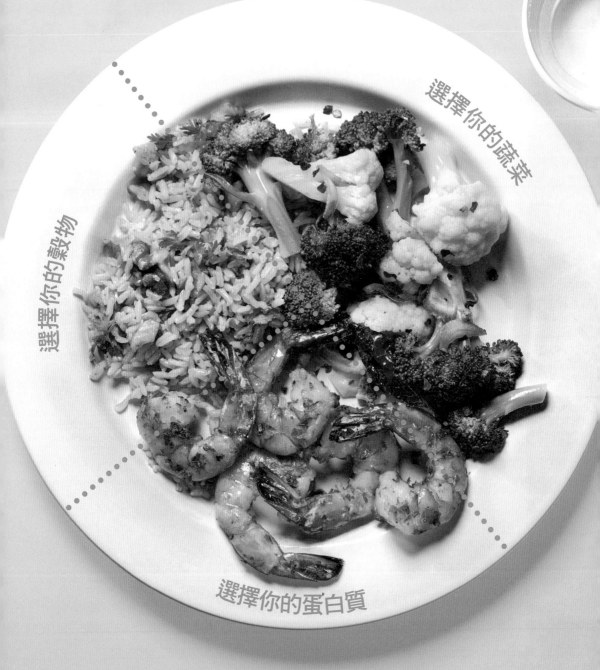

選擇你的蔬菜

選擇你的穀物

選擇你的蛋白質

根、切好並洗好的蘑菇、快煮全穀物、剝好殼的水煮蛋、冷藏全麥披薩麵團。

開啟自動模式的早餐：找一、兩種你喜愛的早餐，然後天天這樣吃。選擇越少，你就容易做出好決定。

吃沙拉：每天都要吃，這是我定的規矩，真的，如果你每天都吃一次沙拉，很容易達到每日所需的蔬菜分量。

不見得要每天都吃一大盤葉子當午餐，可以把沙拉當晚餐的配菜，或享用一碗由穀物和蔬菜絲組成的溫沙拉。

零失敗的晚餐配菜公式：晚餐決定吃什麼，影響相當大。我常**把晚餐視為飲食妥當與否的關鍵**，因為大家都將晚餐當每天的主餐，因此很容易吃太多；此外，晚上我們多半感到疲倦和懶散，只想坐下來吃一碗可以快速搞定的食物，好好安撫自己。

這些本能會使你誤入歧途，不過有一個基本配菜公式可以幫忙，理想的餐盤是：1/2 蔬菜、1/4 蛋白質、1/4 複合碳水化合物。就是這麼簡單。

每天晚上你都這樣做，就可以得到比例正確的必需營養素。例如某個晚上你吃一杯煮熟的全麥義式麵食，加上等量的青花菜，搭配雞丁，旁邊再配一個沙拉；另一個晚上，你可能吃豆腐炒蔬菜，蔬菜分量要充裕，並且搭配糙米一起吃；或者你也可以吃一盤菠菜沙拉，搭配藜麥和鮭魚。有無數種組合方式可以符合這個公式。

環境2：旅途中用餐

　　旅行的樂趣有很多：看新的風景、進行新的探險、與家人溫馨共處。毫無疑問，吃東西是旅行的另一個樂趣，但也有缺點，那就是回到家才發現胖了 5 磅，身材臃腫不少。我希望你在旅途中能無憂無慮，或許還能享受幾次令人驚喜的新食物。我不希望看到的是你因別無選擇，又回頭去吃垃圾食物。以下是我和麗莎的對策：

　　自己帶吃的：不論你是要搭飛機，還是開車長途旅行，自己帶點心都是好的做法。我們家最喜歡的健康零食包括包裝成單人份的開心果、杏仁醬、橄欖；用拉鍊袋裝好的生鮮小紅蘿蔔、綠花椰菜、切條甜椒；帶厚皮的水果，這樣吃的時候就不必清洗，像是橘子、香蕉、奇異果。

　　早餐要吃好：出門前，明智的早餐慣例是你最好的朋友。我固定吃的早餐是乳脂 2% 的希臘優格加莓果，不論我去哪裡，優格蔬果就跟我到哪裡。我回土耳其探望雙親時，吃的是土耳其優格加小黃瓜和切瓣番茄。在旅館吃自助餐時，我在原味優格上加一勺水果沙拉──你應該可以看出竅門了。這種方式有助於我一早就有個營養起點，萬一晚餐失控，點了漢堡，至少我知道自己並不是整天亂吃。

　　別忘了補充水分：隨身攜帶一瓶水，另外，選擇含水量高的蔬果當點心，像是西瓜、草莓、小黃瓜，都是良好的水分來源。

　　假期也要健康：騰出一天去參觀當地的農夫市集、去觀光果園採一桶蘋果、找一家食材產地直達的餐廳吃飯，或是登山時吃

一頓野餐。

利用旅館房間的廚房：我不會離譜到用熨斗做帕尼尼三明治，但我喜歡在旅館的迷你冰箱裡塞滿自己選的食物，例如椰子汁、優格、晚餐的剩菜。另一個便利工具是旅館的電茶壺或咖啡機，你可用熱水泡即溶麥片、全穀物北非小米，當然也能泡茶。

找出老饕的私房景點：透過部落格、本地網站、IG 尋找你想參觀的鄰近景點，這樣就不會浪費時間和精力，光顧品質欠佳的觀光陷阱。

不確定的時候，點魚就對了：我經常用一招，往往也是明智的選擇，那就是點魚吃——只要不是油炸的就行。

大膽嘗試蔬菜：如果有機會嘗試水果或蔬菜的新吃法，就放膽吃吃看。我在加州吃過入菜的橘子，它和酪梨、紅洋蔥一起拌成沙拉；南方的豆子煮玉米（succotash）令我驚豔，除了我常吃的皇帝豆加玉米，這道菜裡還加了番茄和秋葵。當你發現自己愛上一道新菜色，記得把它帶回家。

節制飲酒：一杯啤酒的熱量約 150 卡，科學證據顯示，適度飲酒能降低心臟病突發的風險。而葡萄酒的熱量是 125 卡，更含有對血管有益的抗氧化物。那麼鳳梨可樂達（Piña colada）雞尾酒呢？含有高達 80 公克的糖，熱量超過 650 卡。

放慢速度，細心品嚐：度假最棒的事之一，就是擁有大把時間，因此你可以停下來享受每一頓飯，而不是趕在 5 分鐘的休息時間內，匆忙狼吞虎嚥。即使觀光行程緊湊，也可以空出 1 個小時，享用一頓美好的午餐時光。

分食：和同伴分享餐點，你就能品嘗到更多種食物。我和麗

莎上餐館時，喜歡點兩道開胃菜分著吃，然後合吃一道分量較多的主菜，最後喝杯卡布其諾咖啡當甜點。

想吃甜點就吃：只要堅持一天只吃一次，而且要吃真正令你回味無窮的甜點。

歐陸自助餐會用標準的藍莓杯子蛋糕和西點，盡快把客人餵飽，可是你要記住，自己要的是真正特別的好料。你是要一個不太新鮮的杯子蛋糕，還是耐心等待，稍晚再享用一塊餐廳特製的珍饌櫻桃派？

每餐都吃蔬菜：不一定每餐都要吃沙拉當配菜，你可以發揮創意：如果是吃烤肉，不妨選甘藍菜類搭配起司漢堡，這樣就能減少攝取 150 卡熱量；用甜椒取代香腸當披薩餡料，每一片可以減少 50 卡；早餐麥片上放蘋果丁。

不要吃冰淇淋聖代，改吃沾了黑巧克力的草莓，這樣不但能少吃好幾百卡路里，而且還能增加纖維和抗氧化物的攝取量。

環境 3：到餐廳用餐

我雖然很愛自己在家做菜，可是人人都喜歡去餐館吃晚飯，也確實值得。事實上，麗莎和我每週都會挑一晚去餐廳吃飯，這樣她可以休息一下，不必天天煮飯，而且我們也可趁此嘗試一些不太可能在家裡做的菜色，所以是雙贏的局面。

沒錯，大家都知道餐廳菜會放比較多奶油和其他脂肪、鹽、糖，不過如果點菜時多花點心思，就夠避開一些陷阱。我列出一張清單，能幫你做健康的選擇，如此一來，你就不必違逆堅持健康的原則，也能享受餐廳的美食。

你可以點魚或雞肉當主菜，並選清蒸蔬菜或烤蔬菜搭配；點沙拉當前菜，然後請服務人員不要上麵包。

使用晚餐輪盤

想不出來晚餐要吃什麼？照這個零失敗公式就對了：蛋白質（占餐盤的 1/4 空間）、蔬菜（占餐盤的 1/2 空間）、穀物（占餐盤的 1/4 空間）。然後在各類別中任選項目，混搭組合出健康、快速、美味的餐點。

你可以在 21 日計畫中加入你最喜歡的蛋白質，加上一種容易烹調的碳水化合物和一種蔬菜，舉例：

● 藜麥脆皮鮭魚、全麥北非小米，加上燉小番茄。

● 黑醋烤雞加綜合蔬菜穀物，也就是一半白花椰菜飯和一半藜麥。

● 辛香扁豆放在炒菠菜上，外加烤地瓜。

● 亞洲風味豆腐排加炒蔬菜和一勺粟米。

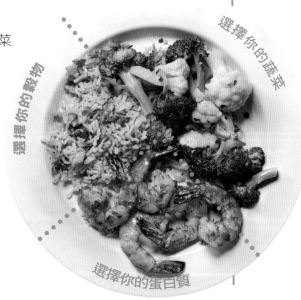

選擇你的蔬菜

選擇你的穀物

選擇你的蛋白質

你也可以點餐廳裡最健康的菜色：

● 點中式綠花椰菜炒雞肉，外加清蒸蔬菜和糙米飯。

● 點肉丸子全麥義大利麵加一大盤沙拉。

● 點鮭魚酪梨糙米壽司，另加一盤毛豆。

晚餐想試新口味？ 以下三大類食物中各有健康菜色選項，你可以自由挑選搭配，輪流交替，找出最美味的組合。一旦有了公式可循，其他的就簡單了。

蛋白質

乾煎香草蝦仁
番茄醬汁鷹嘴豆
柳橙橄欖雞肉

蔬菜

白綠雙椰菜
簡易烤蔬菜
洋蔥炒青菜

穀物

檸檬味藜麥
香草粟米加核桃
二粒麥燉飯
（farro pilaf）

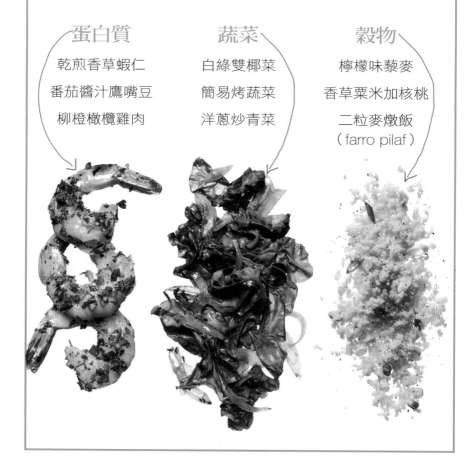

第一步，挑選蛋白質

乾煎香草蝦仁

做法：

取大型平底鍋，用中火加熱橄欖油，加入蒜頭炒至金黃色，約 1 分鐘。加入蝦仁，翻炒 3 至 4 分鐘，或直到蝦肉不再透明為止。放入洋香菜，以鹽和胡椒粉調味。

營養：每一份熱量 113 卡，5g 脂肪（1g 飽和脂肪），16g 蛋白質，2g 碳水化合物，0g 糖，0g 纖維，644mg 鈉。

食材：4人份

1大匙橄欖油

1小匙蒜頭，切碎

1磅（454g）明蝦，剝殼，去腸泥，大約20隻

1/4杯新鮮平葉洋香菜或芫荽，切碎

鹽

現磨黑胡椒粉

番茄醬汁鷹嘴豆

做法：

將鷹嘴豆放入小鍋子或耐熱微波碗中，加入義式紅醬和乾辣椒末調味。用爐火或微波爐徹底加熱，按照喜好自由撒上菲達起司（營養成分另加1g 蛋白質、25 卡熱量、2g 脂肪）。

營養：每一份熱量 126 卡，4g 脂肪（1g 飽和脂肪），7g 蛋白質，17g 碳水化合物，4g 糖，5g 纖維，310mg 鈉。

食材：4人份

1罐（15盎司，即425g）鷹嘴豆罐頭，清洗後濾乾

1/3杯義式紅醬（marinara sauce，自製或市售都可）

乾辣椒末

1/4杯搗碎的菲達起司

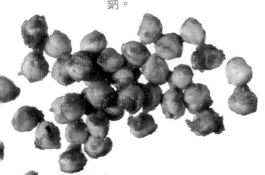

柳橙橄欖雞肉

做法：

烤箱預熱至華氏 350 度（攝氏 175 度）。

耐烤箱的中型平底鍋先在爐火上以中大火加熱橄
欖油。雞胸肉用鹽和胡椒粉調味，放入平底鍋
中，每一面各煎 2 至 3 分鐘，直到顏色呈黃褐色
為止。

將平底鍋移入烤箱，烤 15 分鐘，或是雞肉的中
心不再呈粉紅色為止。取出雞胸肉備用。平底鍋
重新放回爐火上，加入臍橙皮屑和橙汁，中大火
煮滾，將鍋底褐色的精華刮起來一起煮。放入橄
欖，煮到汁液略為濃稠，再把雞肉放回平底鍋中，整個裹上醬汁。

營養：每一份熱量 171 卡，6g 脂肪（1g 飽
和脂肪），24g 蛋白質，3g 碳水化合
物，2g 糖，0g 纖維，254mg 鈉。

食材：4人份

1小匙橄欖油

2塊（8盎司，即
226g）去皮去骨
雞胸肉

鹽

現磨黑胡椒粉

1顆臍橙的皮屑和
汁液

1/4杯去籽黑橄
欖，切碎或切片

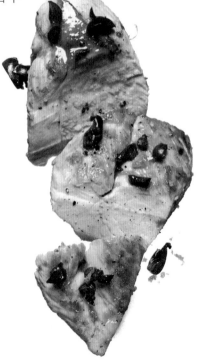

第二步，挑選蔬菜

白綠雙椰菜

做法：

白、綠花椰菜放入蒸鍋，蒸到花椰菜變軟，但仍帶點脆度，大約 4 分鐘。（如果沒有新鮮的花椰菜，可以將 3 又 1/2 杯冷凍的花椰菜微波 3 分鐘代替）。

蒸花椰菜的同時，取小型平底鍋，以中小火加熱橄欖油，放入蒜片炒至金黃色，大約 3 分鐘。取出蒸鍋裡的蔬菜，加入平底鍋，和大蒜和橄欖油一起翻炒，檸檬擠出汁液灑在上面。用鹽和乾辣椒末調味。

食材：4人份

1/2顆中型綠花椰菜，切成小朵

1/2顆中型白花椰菜，切成小朵

1大匙橄欖油

2瓣蒜頭，切薄片

1/2顆檸檬

鹽

乾辣椒末

營養：每一份熱量 63 卡，4g 脂肪（1g 飽和脂肪），3g 蛋白質，7g 碳水化合物，1g 糖，3g 纖維，32mg 鈉。

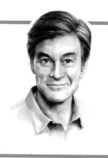

白花椰菜是超級食物

白花椰菜提供的維生素 C 多到令人震驚，一杯白花椰菜就抵得上每日所需維生素 C 的一半，且它也含有豐富的纖維、維生素 K 和葉酸。

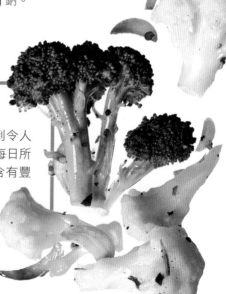

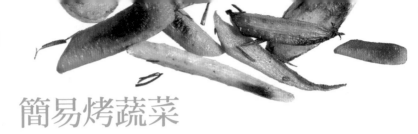

簡易烤蔬菜

食材：4人份

紅蘿蔔數根，削皮，橫切成兩半

3根歐洲蘿蔔（parsnip，又稱防風草根），削皮，縱切成兩半，再橫切成兩半

2個小蕪菁，切成數瓣

2大匙橄欖油

鹽

現磨黑胡椒粉

1/2小匙紅椒粉

1大匙新鮮迷迭香（可省略），切碎

做法：

烤箱預熱至華氏 425 度（攝氏 220 度）。

所有材料放入大碗中拌勻，然後平鋪在烤盤上，送入烤箱烤 25 分鐘。取出烤盤，轉個方向再放回烤箱，繼續烤至蔬菜呈金棕色，大概要 10 分鐘。

營養：每一份熱量 138 卡，7g 脂肪（1g 飽和脂肪），2g 蛋白質，18g 碳水化合物，7g 糖，5g 纖維，78mg 鈉。

洋蔥炒青菜

食材：4人份

1大匙+2小匙橄欖油

1顆小型洋蔥，切絲

鹽

現磨黑胡椒粉

1/4杯低鈉雞高湯

1又1/2磅（681g）瑞士甜菜葉（1大把或2小把），除去粗梗，葉子撕成大塊（可改成你喜歡的其他葉菜）

做法：

取大型平底鍋，以中大火加熱 2 小匙橄欖油。加入洋蔥絲，用鹽和胡椒粉調味，翻炒至洋蔥變褐色，8 至 10 分鐘。高湯倒進鍋中，將爐火轉成中低火，滾 6 分鐘。取出洋蔥，放入碗裡備用。

平底鍋重新以中大火加熱1大匙橄欖油，放入瑞士甜菜葉，用鹽和胡椒粉調味，以清淡為宜，翻炒 2 至 3 分鐘。洋蔥倒回鍋內，與甜菜葉拌勻，取出盛盤。

營養：每一份熱量 71 卡，6g 脂肪（1g 飽和脂肪），2g 蛋白質，4g 碳水化合物，2g 糖，1g 纖維，182mg 鈉。

最後，選擇一樣穀物

檸檬味藜麥

做法：

小湯鍋中放入高湯煮沸，加入藜麥，調成小火，蓋上鍋蓋，煮到水分都吸收了為止，大約 15 分鐘。用叉子將藜麥鏟鬆，拌入檸檬汁、橄欖油和蔥花。以鹽和胡椒粉調味。

營養：每一份熱量 130 卡，4g 脂肪（0g 飽和脂肪），4g 蛋白質，19g 碳水化合物，0g 糖，2g 纖維，134mg 鈉。

食材：6人份

1又3/4杯低鈉雞高湯

1杯藜麥

1/2顆檸檬的汁液（1至2大匙）

1大匙橄欖油

4枝蔥，切成蔥花

鹽

現磨黑胡椒粉

香草粟米加核桃

做法：

取中型湯鍋，在鍋中混合粟米和 2 杯水。煮滾，轉成小火，蓋上鍋蓋，煮到水分全部吸收為止，約 15 分鐘。離火，不要掀鍋蓋，靜置 10 分鐘。開蓋，用叉子鏟鬆，將粟米移入碗裡，加入碎核桃和芫荽。用鹽和胡椒粉調味。

營養：每一份熱量 148 卡，5g 脂肪（1g 飽和脂肪），3g 蛋白質，24g 碳水化合物，1g 糖，2g 纖維，100mg 鈉。

食材：6人份

1杯粟米（即小米）

1/3杯核桃，切成粗粒，稍微烤一下

1/4杯新鮮芫荽或平葉洋香菜，切粗段

1/4小匙鹽

現磨黑胡椒粉

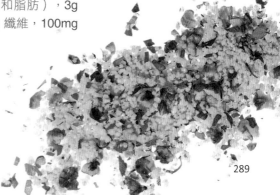

二粒麥燉飯

做法：

取中型湯鍋，用中小火加熱橄欖油，放進洋蔥，炒 8 至 10 分鐘，直到洋蔥變軟，呈金黃色。加入蘑菇和一撮鹽，繼續翻炒，直到蘑菇變軟，需要 3 至 4 分鐘。加二粒麥拌炒 2 分鐘，再加高湯煮沸，轉小火慢慢滾 25 至 30 分鐘，直到所有液體都吸收完畢，二粒麥變軟為止。

食材：6人份

1大匙橄欖油

1顆小型黃洋蔥，切碎

1又1/2杯褐色蘑菇或洋菇，切碎

鹽

1 杯二粒麥（farro）

2杯低鈉雞高湯

營養：每一份熱量 144 卡，3g 脂肪（0g 飽和脂肪），5g 蛋白質，25g 碳水化合物，1g 糖，4g 纖維，201mg 鈉。

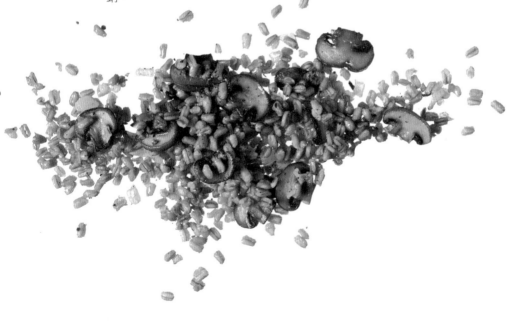

上中菜餐館

豆干炒綠花椰菜

豆干提供令人滿意的蛋白質，加上綠花椰菜之類的優質蔬菜，就是我認證的健康菜色。

羅漢齋

這是結合豆腐和蔬菜的燴菜，不會讓你大腹便便。這道菜熱量大約 300 卡。

餃子

蒸餃比油炸餃子熱量低，不過每份也只少 10 至 30 卡。其實重要的是餡料，選擇花素餃子或蝦餃，不要選豬肉餡的餃子，每一份的熱量就能減少將近 100 卡。

炒飯

炒飯聽起來熱量很高，其實只要控制好分量，就沒有問題，你該點像杯子蛋糕容量那麼多的飯，如果是糙米飯，就更理想了，因為糙米飯所含的纖維是白飯的 4 倍。

蘑菇蓋飯

我很愛這道雞肉菜色，裡面有滿滿的蘑菇。蕈類是維生素 B 的來源，幫助身體燃燒食物，轉化成能量。

木須雞絲

這是我們一家人很喜歡的一道菜，食材裡有高麗菜，具有抗癌的潛力。不要點蔥油餅捲木須雞絲的版本，而該點用生菜葉包木須雞絲吃的版本。

炒青江菜

青菜含營養素和抵抗疾病的化合物。

肋排

我不能騙人：這道菜讓人產生帶著罪惡感的歡愉。有沒有祕訣？我的祕訣就是只吃一、兩根。若吃掉一整份肋排，就等於 1 天限量的飽和脂肪。

清蒸蔬菜

我吃很多蒸綠花椰菜和四季豆，其實菜單上所有的清蒸蔬菜，我都愛吃。

全魚

這是精瘦蛋白質的良好來源，也是適合大家分享的菜色。點一條烤全魚或清蒸魚，總之別點口感「酥脆」的，也就是炸魚。

餛飩湯

餛飩滿足我們對餃子的渴望，如果點的是杯子裝而不是整碗餛飩湯，熱量大概只有 70 卡。

上義大利餐館

前菜

如果你能點到有醃漬蔬菜和橄欖的前菜,而不是只有肉類和起司的那種,那就吃吧!別擔心吃進太多油脂,總的來說不過是幾湯匙油罷了(大概 80 卡),而且可能是對心臟有益的油脂。

獵人燴雞加蘑菇

精瘦蛋白質加蔬菜──聰明的選擇。

香草脆皮烤鮭魚

不論去哪裡吃飯,鮭魚幾乎是我必點的前菜。

紅醬肉丸子

和同桌夥伴一起分享這道菜。每個小肉丸的熱量大約是 40 卡,含有很多抗飢餓的蛋白質。

雜菜湯

用雜菜湯當前菜,可以減少整體的熱量攝取。此外,這道湯品裡面通常有豆子,提供豐富的纖維和蛋白質。

紅醬淡菜

淡菜(或稱貽貝)含有很多蛋白質和維生素 B,我最喜歡紅醬口味的淡菜,畢竟白酒醬汁口味的恐怕會夾藏太多奶油。

大蒜橄欖油炒菠菜

這是我最喜愛的前菜之一。它可以帶來飽足感,且熱量通常少於 100 卡。

蒜味奶油蝦

這個選擇不錯,但是搭配的義式麵食要選全麥的,而且要多吃蝦、少吃麵。

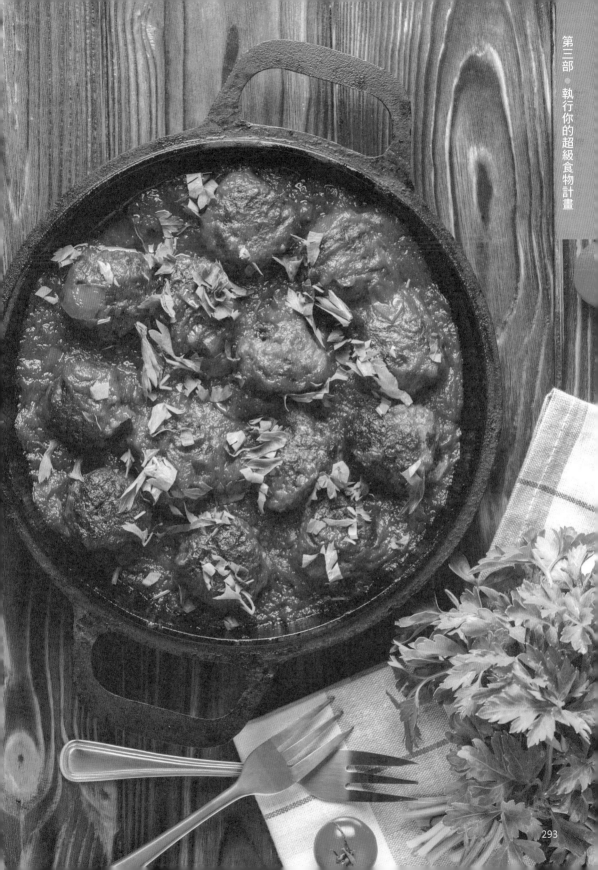

上墨西哥餐館

黑豆或斑豆

兩種都含非常豐富的纖維和蛋白質。不過我不吃豆泥的形式，因為可能添加太多脂肪。

墨西哥沙拉

另一道理想菜色。我會把平常的白飯底層換成生菜葉或糙米飯。

墨西哥捲餅

如果要吃捲餅，去掉米飯，因為它不會增添風味，而餅皮本身已經擁有足夠的碳水化合物了。

混醬雞

混醬（mole）的成分有辣椒、辛香料、種子、巧克力，因此美味無比，而且有滿滿的抗氧化物。別忘了用蔬菜當配菜。

薯條加酪梨醬

我超愛這道前菜，酪梨擁有健康脂肪，薯條只准吃兩把。

墨西哥烤肉

我喜歡的烤肉是搭配甜椒和洋蔥的那種。但是不要把餐盤裡的東西吃個精光：分量太多會讓熱量暴增。

玉米餅

餡料有很多種，烤雞、烤魚或豆子都是好選擇，我會要求醬汁不要淋上去，放在旁邊，需要的時候只沾一點就好。

水果酒

嗯，抗氧化物。喝一杯就好，然後吃裡面的水果，補充纖維帶來的益處。

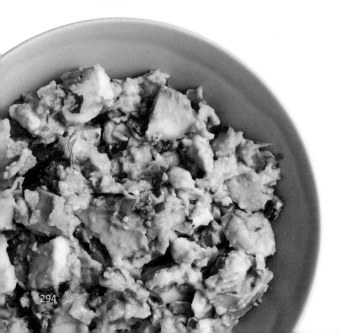

沙拉吧

底層

綜合綠色葉菜：永遠都是好選擇，熱量接近零。

紫高麗菜：雖然紫紅色的葉子聽起來沒有「綠色葉菜」那麼優越，其實它的紫色是有益心臟的化合物。準備沙拉材料時，紫色高麗菜特別好用，因為它質地堅實，不像其他打底的蔬菜那麼容易潮溼萎軟。

菠菜或羽衣甘藍：這兩種是我的沙拉底層首選。它們有非常多營養素，熱量趨近於零，我會選擇顏色最深的綠色葉菜，因為它們含有最多抗氧化物。

蛋白質

鷹嘴豆：好滋味的植物性蛋白質。

雞蛋：新的科學證據顯示，煮熟的雞蛋和生的蔬菜一起食用，可以幫助我們吸收更多植物營養素。

烤雞：烘烤會增添風味，卻不會增加熱量。

頂層

橄欖：充滿健康脂肪，只要少少幾顆，就會替沙拉增添豐富的滋味。

核桃：每一道沙拉，我都會放一些堅果和種子，以增加脆脆的口感。核桃是我非常喜歡的一種，它有滿滿的 omega-3 脂肪，對心臟健康很有幫助。一份核桃重 1 盎司（28.3g），大約是 1/4 杯。

蔬菜

紅蘿蔔：它富含的類蘿蔔素可以抵抗多種疾病（橘色的甜椒也一樣）。

紅洋蔥：滋味濃郁，幾乎零熱量，永遠是個好選擇。

番茄：我喜愛紅番茄的原因，是它含有很多茄紅素，可以降低罹患心臟疾病和若干癌症的風險。

黃甜椒：擁有大量抗氧化物，這一點與其他黃色和橘黃色蔬菜一樣。

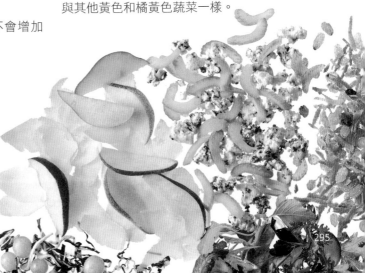

三明治專賣店

配料

酪梨：口感軟滑，對心臟極有好處。

美乃滋：加 1 大匙並不打緊。它的基本成分是雞蛋、油脂、檸檬汁。另外我贊同的配料還有：油脂、醋和各種芥末醬。

肉類和起司

選擇烤肉：以烤的方式烹調的肉類，遠勝於加工的冷食肉類，後者有不健康的添加物，含鈉量也太高。所以我總是選擇烤牛肉，而不是燻製的香腸。雞肉和火雞肉也是我常選擇的種類。

減少熱量的訣竅：肉類、起司只選擇其中一項，不要兩樣都加。大部分起司的營養都大同小異，只要選自己最喜歡的一種，而且分量不超過兩片。

我喜愛的三種組合

A.C.L.T.：主要食材是酪梨、烤雞、生菜、番茄，用芥末醬、鹽、胡椒調味。

蔬菜潛水艇堡：甜椒、香蕉、墨西哥青辣椒的組合。還可加小黃瓜、番茄、紅洋蔥、波羅弗洛起司（provolone）、油脂、醋等等。

健康肉丸子：含肉丸子、番茄醬汁、甜椒、橄欖、菠菜、義大利綜合香料。

蔬菜

生鮮蔬菜：越多越好。

選綠色就對了：生菜很棒，菠菜更好。不論你選擇用哪一種綠色蔬菜當三明治的餡料，再多加一倍最好。

辣椒：辣椒為食物增加萬千滋味，而且熱量不高。不過醃漬的辣椒可能含有很多鈉，所以堅持只選一種就好。

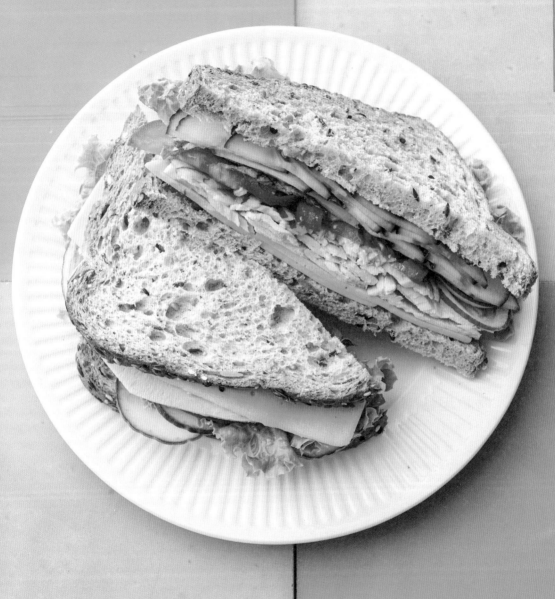

出門吃海鮮

香煎鯰魚

點這道菜很明智，既健康又美味。它含有健康脂肪、維生素和大量讓人飽足的蛋白質。

當日現撈

哪一種魚不重要，比較重要的是烹調方式。如果這道魚是烤的，那就是菜單上最健康的菜色之一了。

蟹腳

一隻蟹腳的蛋白質就高達 25g 左右，何況它還有重要營養素，例如鋅和硒。

龍蝦堡

沒錯，龍蝦沙拉裡面有美乃滋或奶油，但是不太可能會讓熱量爆表。某家連鎖餐廳的龍蝦堡熱量是 320 卡。

曼哈坦蛤蜊濃湯

一杯濃湯可以幫助你填飽肚子。我選擇曼哈坦風格的濃湯，它比新英格蘭風格的鮮奶油濃湯少了 1/3 的熱量。

牡蠣

牡蠣含有豐富的鐵和鋅。最好點生鮮的或燒烤的。炙燒的牡蠣多半會加很多奶油和油脂，若是油炸的，熱量更是驚人。避免油炸食物是一概適用的通則，某家大型連鎖餐廳供應的炸魚和薯條，熱量高達 1,990 卡，真讓人怵目驚心。

鮮蝦沙拉

令人毫無罪惡感的美食犒賞，6 尾大蝦的熱量只有 60 卡。淋一些檸檬汁更添風味。

清蒸蛤蜊

一份健康的小蛤蜊（10 顆左右），就含有身體每日所需鐵質的 130％，另外還有相當多的維生素 B12。

清蒸龍蝦

開動吧！就算沾醬是奶油做的，一份 1 又 1/4 磅重（568g）的龍蝦，熱量仍然不超過 550 卡。

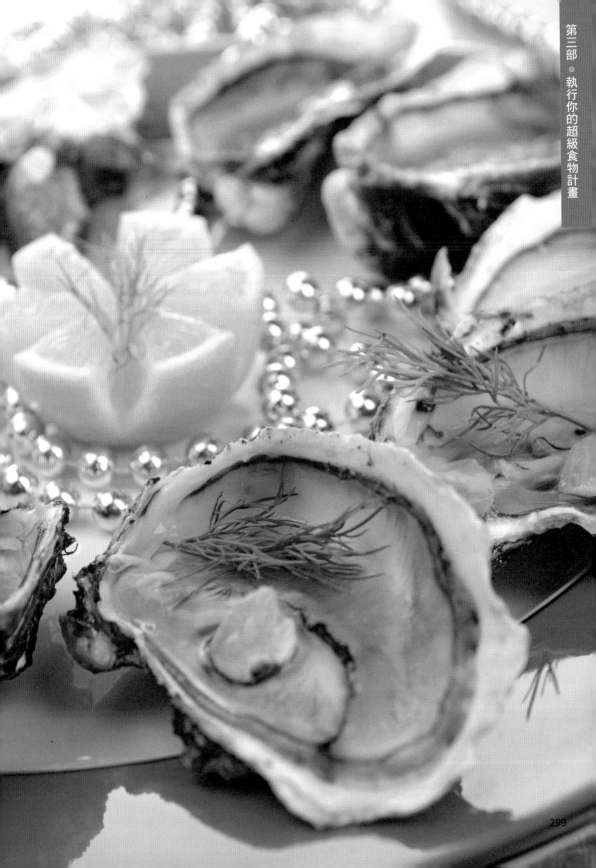

湯品專賣店

黑豆湯

溫暖入人心。它的熱量低，含有大量纖
維和蛋白質。

我也很喜愛美味的扁豆湯，這兩種豆子
算是表親。

義式雜菜湯

這道湯品熱量低、纖維高，融合蔬菜、
義式麵食和豆子。

此外，它還有相當豐富的維生素A。

番茄湯

裡面有很多抗氧化物，例如抗癌的茄紅
素。我把這道湯品當作一頓飯裡蔬菜的
一部分，和蛋白質、澱粉搭配成一餐。

法式蔬菜濃湯

點這道湯品之前，最好問問裡面有哪些
食材。

加鮮奶油的濃湯本身就可當作一頓飯來
吃，因為熱量相當高。

如果是蔬菜泥的形式，就比較像開胃菜。

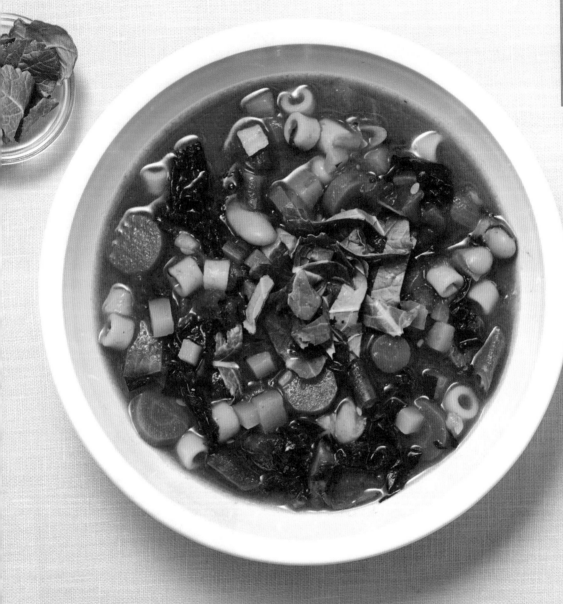

果汁和冰沙吧

甜菜汁：這種蔬菜的根部充滿葉酸，跟煮熟或罐裝的甜菜相比，生的甜菜含有更多葉酸。

莓果優格冰沙：如果裡面的優格是原味的，而莓果是真的水果，那就是很棒的選擇。有些地方用冷凍優格或水果冰代替，就沒有那麼健康了。

紅蘿蔔汁：一小杯紅蘿蔔汁可以滿足你一整週所需的維生素 A。

青菜汁：青菜永遠是營養的動力寶庫，不過為了口感，青菜汁裡經常混入含糖量高的蘋果汁、柳橙汁。假如水果不是主要原料，那就喝吧！

花生醬香蕉冰沙：尋找原料簡單的產品。如果冰沙裡放的只有香蕉、堅果醬，以及一些牛奶或優格，那就放心喝吧！不過若有巧克力、霜凍優格（fro-yo）的成分，那就是告訴你，這種產品與其說是健康的點心或早餐，不如說是甜點更恰當。

配料

奇亞籽：這種超級種子每一份 2 大匙，區區這個分量就擁有 8g 纖維。所以我喜歡在果汁裡加入奇亞籽，因為果汁所含的纖維通常都比較少。此外，這麼做也能維持比較久的飽足感。

薑：除了為飲料增添辛辣味之外，薑也有助於降低膽固醇。

綠菜蔬菜：許多冰沙專賣店會在客人點的任何飲料中，丟一、兩把綠色蔬菜進去。這真是物超所值，因為它們的味道調和得很好，而且添加很多營養成分。

小麥草：這種植物界超級巨星擁有豐富的胺基酸、維生素和礦物質。

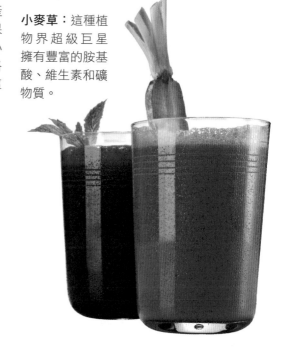

咖啡店

在咖啡店點咖啡喝，有符合健康的訣竅嗎？有的，那就是點咖啡，普通咖啡。畢竟若是點一杯爪哇咖啡，再加一點牛奶，是不可能出錯的。嘗試加肉桂粉而不要加糖，這樣咖啡的熱量就少了 25 卡左右。萬一你需要糖，也不是世界末日。就算加兩小包糖，這杯飲料的熱量仍然只有 50 卡上下。

別喝拿鐵。哪怕是「低脂」的拿鐵也不行，雖然加的肯定是脫脂牛奶，但是加的分量非常多。
大連鎖咖啡店販賣的一杯 16 盎司（474ml）低脂拿鐵，熱量就高達 120 卡。因此你應該點的是咖啡牛奶，也就是一半咖啡、一半牛奶，熱量只有大約 60 卡。

卡布奇諾咖啡是用奶泡而不是熱牛奶做的，所以喝起來更清淡，熱量也比較低。一杯 8 盎司（237ml）的卡布奇諾咖啡加了乳脂 2% 的牛奶，熱量大約 80 卡。

避開調味糖漿。某家連鎖咖啡店提供的糖漿，每按一下就噴出 20 卡熱量，積少成多。

不要放鮮奶油。一球打發的鮮奶油至少含有 70 卡熱量和 8g 脂肪，比奧利奧巧克力餅乾還多。

早餐非得匆忙打發嗎？選擇早餐三明治。大部分連鎖咖啡店提供熱量不超過 300 卡的各式三明治。你所選的三明治若是以雞蛋為蛋白質來源，那就對了。

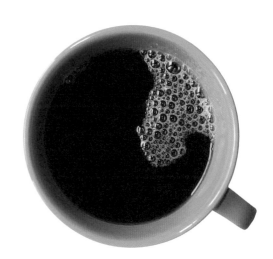

雞尾酒派對

自助式雞尾酒派對上，那些鑲蘑菇和鮭魚泡芙看起來小小一個，多拿幾個也不起眼，然而累加起來還是很可觀。不妨按照我的祕訣，就算在派對上也可以聰明用餐。

以下這些都可以吃：

加料烤麵包（bruschetta）：橄欖油和番茄是威力雙雄，但吃無妨，不過要注意麵包大小，如果是開放式三明治的尺寸，我只會吃一片。

綜合起司：吃一點點沒關係，但是只能吃一塊或兩塊。若是起司盤中也放了葡萄，趕緊拿來吃，別管它是不是盤飾，對你身體好就行。

雞肉串：好吃又填得飽肚子，一份雞肉的分量相當於一個手掌大小。

裹巧克力的草莓：每一顆只有 50 卡。

蔬菜沙拉：從放蔬菜的托盤裡舀出 1 大匙來，也沒有人會大驚小怪。蔬菜串和橄欖也很棒。如果旁邊附沾醬，我只會取 2 大匙。

魔鬼蛋（Deviled eggs）：它們的熱量確實比普通水煮蛋更高，不過仍是優質蛋白質，並且含有重要營養素膽鹼，對大腦健康有幫助。魔鬼蛋並不是真的邪惡。

迷你法式鹹派：這些點心提供的營養成分來自雞蛋和幾種蔬菜，但是奶油派皮使它們吃起來更像一頓犒賞。

綜合堅果：吃一把，填填肚子。

鮮蝦沙拉：高營養、低熱量。限制自己吃 6 隻蝦子即止，如果還吃別的蛋白質，3 隻蝦子就夠了。

燻鮭魚奶油起司捲：對心臟有益的鮭魚永遠是我餐盤上的寵兒，這兩種食材結合在一起，也是我所愛的。

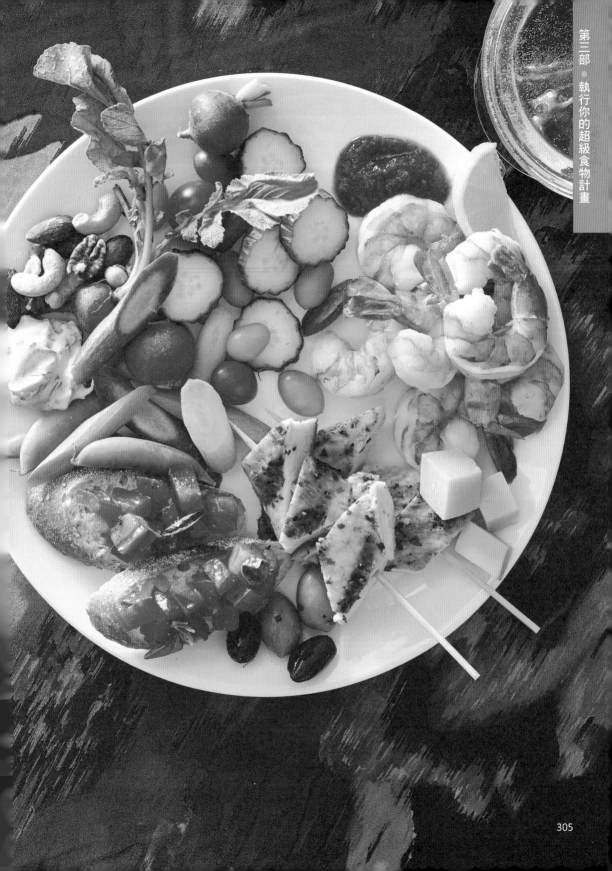

第 17 章
3 日淨食

淨食的目的是給身體一次快速震盪，方法是用大量健康食物、
零垃圾食物餵養器官。

想像自己身在一個乾乾淨淨、剛刷洗過的環境裡，是不是感覺很美好？也許是自家廚房，烹調時四處噴濺的油漬都擦掉了，空氣裡還瀰漫著檸檬香氣；也許是你的車子，亂七八糟的包裝紙、小石頭、垃圾都清理掉了；重新收拾過的櫥櫃，裡面的東西去蕪存菁，該丟的丟、該捐的捐，原本擁擠不堪的空間，現在變得井井有條。

這就是淨食的作用：幫助清除身體內部的渣滓和汙垢，重新啟動所有系統，使你的生活順暢無阻。一旦完成 21 日計畫後，你所修習的每日五大超級食物的課程就結業了，此後你可能覺得須清腸胃，不妨把這樣的清理想成某種飲食臨時工，偶爾來工作個 3天，完成必要任務，然後隔一陣子再來。

我每一年淨食四次，都是在換季的時候進行，這是我重新得到能量、更新營養觀念的方式。你可以選擇兩個月淨食一次（頻率不能比這個更高），或是在飲食放縱幾天之後進行，例如度假、遠行或特別頹廢的週末。

淨食的目的是給身體一次快速震盪，方法是用大量健康食物、零垃圾食物餵養器官，這樣可以限制熱量的攝取，幫胃部了

解它並不需要那麼多食物,由於飲食變潔淨了,你也會「覺得」自己被淨化。換句話說,淨食助你脫離垃圾食物,回到健康飲食的正軌。

執行我的 3 日淨食並不會讓你減去很多體重,但是這項調整將推動你往正確的方向走。我特別規劃這 3 天的飲食內容,不過要先講一些原則:

限制卡路里,但是不要挨餓:這項計畫每天只能攝取 1,250 卡熱量,比我的 21 日計畫少了近 20%。然而和一般以剝奪食物為基礎的淨食不同,並不會阻礙身體攝取營養素;反之,你只會把優質營養傳給身體。這是一套淨食計畫,不是要你餓 3 天肚子,以至於看到咖啡桌都想抱著啃一啃。你會因為有點飢餓而感到不太舒服,但絕不會餓得半死。

嚴格執行:一般來說,我不認為飲食生活應該遵守嚴苛的規矩,可是 72 小時淨食是例外:**不添加糖、不吃過度加工的食物、不飲酒、不喝含咖啡因飲料**(假如你容易出現咖啡因戒斷症候,最好在進行淨食前 3 週就慢慢減量,讓身體做好準備:第 1 週先減25%,第 2 週 50%,第 3 週 75%。這樣一來,等你準備開始淨食時,就可以完全不碰咖啡因了)。想要清理腸胃,這是關鍵的一部分。開始吃潔淨的食材後,你的器官會覺得像是在加勒比海游泳般舒暢。

只喝水和無咖啡因香草茶:這 3 天裡,我要你把補充水分當成要務(氣泡水也可以,如果須添加味道,就擠一點檸檬)。

修復與回春:淨食所用的食物會開始讓你的器官、系統、組織、血流恢復應有功能,也就達到修復與回春的目的。

3日淨食計畫

除了這些食物，每次感到飢餓就喝營養湯，愛喝多少隨你高興。

	第1天	第2天	第3天
早餐			
	炒蛋加水果片 或 柑橘能量冰沙	燕麥粒加蘋果、杏仁 或 蘋果杏仁超級果汁	動力藍莓冰沙
午餐			
	芝麻菜藜麥沙拉 或 菠菜酪梨冰沙	綠花椰菜白豆湯 或 酪梨柑橘堅果羽衣甘藍沙拉	超強綠色蔬菜冰沙
晚餐			
	咖哩紅蘿蔔湯	素食墨西哥辣豆醬佐糙米飯 或 羽衣甘藍和小黃瓜超級果汁	扁豆蔬菜湯
點心			
	任何超快速點心 或 藍莓桃子點心冰沙	任何超快速點心 或 黑莓香瓜點心冰沙	任何超快速點心 或 玫瑰桃紅蘿蔔點心冰沙

以上就是我的 3 日淨食計畫。

淨食食譜

沒有奇怪的食材，不需要新奇的設備——只需要優質、簡單、健康的食物。你有兩種選擇：你可以吃固體和流質食物混合餐，也可選擇全流質淨食。

全流質淨食的好處是減少腸胃負擔，讓它們休息一下。如果聽起來吸引你，就選擇全流質淨食，否則就混合固體和流質食物，一樣可行。

早餐

炒蛋加水果片

食材：1人份

芥花油噴霧罐

1個番茄，切丁

1顆雞蛋

2顆雞蛋的蛋白

鹽

現磨黑胡椒粉

1條小型香蕉，切片

1顆小型柳丁，剝皮
橫切成片

1大匙亞麻仁粉

1/4小匙肉桂粉

做法：

用噴霧罐在小型平底鍋裡噴芥花油，放在爐子上以中火加熱。

加入番茄炒軟，大約 2 分鐘。全蛋和蛋白放入小碗快速攪打，蛋液倒入平底鍋中拌炒。用鹽和胡椒粉調味，盛盤，旁邊擺放香蕉和柳丁，上面撒亞麻仁粉和肉桂粉。

營養：熱量 330 卡，8g 脂肪（2g 飽和脂肪），14g 蛋白質，57g 碳水化合物，35g 糖，10g 纖維，125mg 鈉。

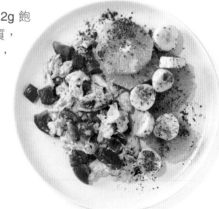

柑橘能量冰沙

做法：

所有食材放入果汁機，加 1/2 杯冰塊，攪打成滑順無顆粒即可。

營養：熱量 295 卡，8g 脂肪，14g 蛋白質，47g 碳水化合物，29g 糖，9g 纖維，220mg 鈉。

食材：1人份

1條小型香蕉，切成四等份

1顆柳丁，剝皮，切成四等份，去籽

1/2小匙肉桂粉

1/2杯原味希臘優格（乳脂2％）

1杯無糖杏仁奶

2小匙亞麻仁粉

燕麥粒加蘋果、杏仁

做法：

煮好的燕麥粒上加入蘋果、奇亞籽、杏仁、肉桂粉即可。

營養：熱量 350 卡，13g 脂肪，10g 蛋白質，57g 碳水化合物，17g 糖，16g 纖維，15mg 鈉。

食材：1人份

1杯燕麥粒

1顆蘋果，去核、切丁

1大匙奇亞籽

1大匙生的杏仁片

1/2小匙肉桂粉

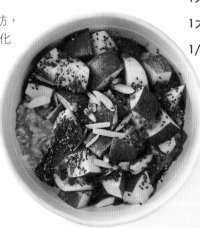

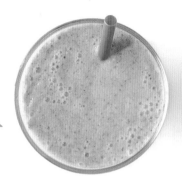

蘋果杏仁超級果汁

食材：1人份

1顆青蘋果，去皮、去核、切丁

1/2條小型香蕉

5顆杏仁

1大匙花生醬

1杯無糖杏仁奶

1大匙奇亞籽

1/2小匙肉桂粉

做法：

所有材料放入果汁機中，加 1/2 杯冰塊，攪打至順滑無顆粒即可。

營養：熱量 347 卡，18g 脂肪，9g 蛋白質，44g 碳水化合物，24g 糖，10g 纖維，251mg 鈉。

動力藍莓冰沙

食材：1人份

1又1/4杯無糖杏仁奶

1杯冷凍藍莓

1/2杯原味希臘優格（乳脂2%）

1大匙奇亞籽

1/4小匙肉桂粉

1/2條中型冷凍香蕉

1/2杯菠菜

做法：

果汁機中混合所有材料，如果喜歡冰多一點的口感，就加二至三塊冰塊，全部攪打至順滑無顆粒即可。

營養：熱量 313 卡，11g 脂肪（2g 飽和脂肪），14g 蛋白質，45g 碳水化合物，25g 糖，11g 纖維，278mg 鈉。

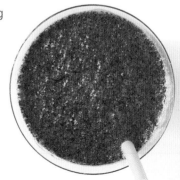

兩餐之間

麗莎的蔬菜飽足湯

當我和麗莎進行只吃流質的淨食時，必須仰仗她做的這道清淡卻飽足的湯，幫我們渡過兩餐之間的難關。這款湯做法簡單，能轉移你的注意力，不至於一直想吃個三明治什麼的。你可以把湯裝在保溫罐中，餓的時候隨時喝一點。

做法：

取大湯鍋，用中火加熱橄欖油，放入韭蔥、紅蘿蔔、西洋芹，翻炒 5 分鐘。加入 1 又 1/2 加侖（約 5.7 公升）的水，然後加入剩下的全部食材。煮到沸騰之後，把火轉小，慢慢滾 2 個半鐘頭。過濾湯汁，丟棄固體物質。將湯冷藏或冷凍，冷凍可以保存 2 至 3 個月。

營養：熱量 55 卡，3.5g 脂肪（1g 飽和脂肪），1g 蛋白質，5g 碳水化合物，2g 糖，0g 纖維，313mg 鈉。

食材：約12杯

2大匙橄欖油

2根韭蔥，洗淨，切碎

2條中型紅蘿蔔，去皮，切碎

2支西洋芹，切碎

1顆馬鈴薯，去皮，切成1吋（2.5公分）立方塊

1盎司（28.3g）乾燥蘑菇，洗淨

1頭大蒜，去皮，切半

1塊長1吋（2.5公分）的薑，去皮，切碎

2大匙新鮮芫荽，切碎

1條長3吋（7.5公分）的萊姆皮

3/4杯淡椰漿

1/3杯白味噌

2大匙低鈉醬油

1/2小匙卡宴辣椒粉（cayenne pepper）

1/2小匙芫荽粉

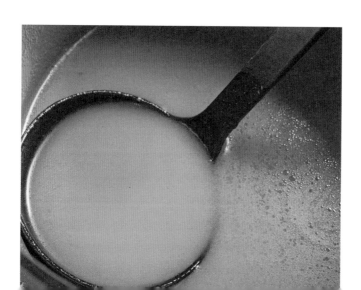

午餐

芝麻菜藜麥沙拉

食材：1人份

3杯芝麻菜嫩葉

1支西洋芹

1條中型紅蘿蔔，去皮，
刨粗絲

1/2杯煮熟的甜菜根，
切碎

1/4杯山羊乳碎起司

1/2杯熟藜麥

1又1/2大匙經典油醋汁
（參考本書第267頁）

做法：

蔬菜、起司、藜麥、油醋汁全部放入大碗中攪拌
均勻即可。

營養：（含油醋汁）熱量 428 卡，9g 脂肪，14g 蛋白質，
40g 碳水化合物，13g 糖，9g 纖維，281mg 鈉。

菠菜酪梨冰沙

食材：1人份

1又1/2杯菠菜

1杯小黃瓜，去皮去籽

15顆杏仁

1/2顆酪梨，去皮去核

1/2杯原味希臘優格
（乳脂2%）

1小匙新鮮檸檬汁

一撮卡宴辣椒粉

做法：

將所有材料放入果汁機，加 1 杯水和四至五顆冰
塊，一起攪打成順滑無顆粒即可。

營養：熱量 368 卡，26g 脂肪（4g
飽和脂肪），17g 蛋白
質，22g 碳水化合物，
8g 糖，11g 纖維，
83mg 鈉。

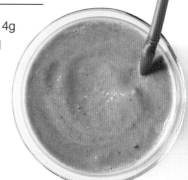

綠花椰菜白豆湯

做法：

取中型湯鍋，加熱橄欖油。放入洋蔥，蓋上鍋蓋，煮至洋蔥變軟，大約 5 至 7 分鐘。加進蒜頭、蔬菜高湯、豆子、綠花椰菜。沸騰後轉成中小火，煮 30 分鐘。用檸檬汁、卡宴辣椒粉、鹽、黑胡椒粉調味。

接著小心的把湯倒進果汁機裡，攪拌至順滑無顆粒為止。與簡單的沙拉一起享用。

營養（不含沙拉）：熱量 290 卡，3.5g 脂肪，21g 蛋白質，49g 碳水化合物，3g 糖，15g 纖維，188mg 鈉。

食材：1人份

1/2小匙橄欖油

1/4杯黃洋蔥，切碎

1瓣蒜頭，切末

1又1/2杯低鈉蔬菜高湯

3/4杯罐頭白腰豆，洗淨後瀝乾

2杯綠花椰菜，切小朵

1又1/2小匙新鮮檸檬汁

一小撮卡宴辣椒粉

一小撮鹽

一小撮現磨黑胡椒粉

配菜沙拉

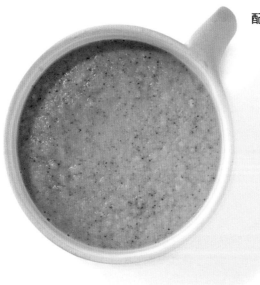

酪梨柑橘堅果羽衣甘藍沙拉

食材：1人份

**3杯羽衣甘藍葉，去
粗梗，切絲**

**1又1/2小匙新鮮檸檬
汁**

1又1/2小匙橄欖油

一小撮粗鹽

一小撮現磨黑胡椒粉

**1/4顆酪梨，去皮、
去核、切小塊**

**1/2顆柑橘類水果
（例如粉紅葡萄柚或
柳丁），剝皮、去籽、
切片**

**1/8杯胡桃，切碎、
烤脆**

做法：

羽衣甘藍、檸檬汁、橄欖油、鹽、胡椒粉放入大
碗中拌勻。用手搓揉羽衣甘藍，使其與調味料混
合並軟化。上面放酪梨、柑橘類水果和胡桃即可。

營養：熱量 358 卡，23g 脂肪（3g 飽和脂肪），9g 蛋白質，
38g 碳水化合物，1g 糖，10g 纖維，206mg 鈉。

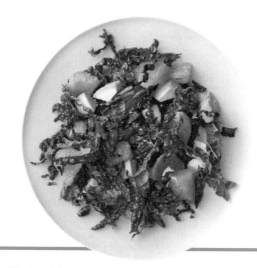

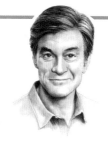

搓揉羽衣甘藍

不必像指壓那麼用力，但是碰到這種堅硬的蔬菜時，確實
要費一點勁。按摩這些纖維豐富的葉子，可以讓它們更易
咀嚼和消化。先除去葉子中間的粗梗，然後加入橄欖油和
檸檬汁，像揉麵團一樣搓揉幾分鐘，直到觸感不再那麼堅
硬，顏色也變得較為鮮亮為止。

超強綠色蔬菜冰沙

做法：

將全部食材放入果汁機中，攪打至順滑無顆粒即可。

營養：熱量 264 卡，8g 脂肪（2g 飽和脂肪），14g 蛋白質，
　　　36g 碳水化合物，9g 糖，8g 纖維，279mg 鈉。

食材：1人份

1/2杯羽衣甘藍葉，去粗梗，切碎

1/2杯菠菜

1杯冷凍鳳梨塊

1又1/4杯無糖杏仁奶

1/2小匙肉桂粉

2小匙奇亞籽

1/2小匙新鮮檸檬汁

1/2杯原味希臘優格
（乳脂2％）

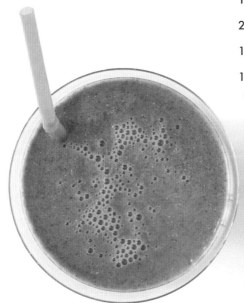

晚餐

咖哩紅蘿蔔湯

食材：1人份

2小匙橄欖油

2瓣蒜頭，切碎

1/2中型黃洋蔥，切碎

1又1/2杯紅蘿蔔，去皮，切碎

1小匙紅咖哩醬

1杯低鈉雞高湯或蔬菜高湯

一小撮鹽

一小撮現磨黑胡椒粉

1/2杯淡椰漿

1/3杯原味希臘優格（乳脂2%）

做法：

取中型單柄湯鍋，以中小火加熱橄欖油，加入蒜頭和洋蔥，炒 2 至 5 分鐘。放入紅蘿蔔、咖哩醬、高湯、鹽、胡椒粉。煮沸後蓋上鍋蓋，轉成中小火，慢慢滾 20 至 25 分鐘。離火，加入椰漿。小心的把湯倒進果汁機中，攪打至順滑無顆粒。上桌前輕輕拌入優格即可。

營養：熱量 300 卡，12g 脂肪，18g 蛋白質，32g 碳水化合物，17g 糖，7g 纖維，190mg 鈉。

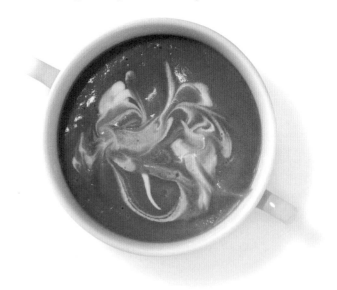

素食墨西哥辣豆醬佐糙米飯

做法：

取中型湯鍋，用中火加熱橄欖油，放入洋蔥、蒜頭、辣椒粉、小茴香粉，翻炒至洋蔥軟化，約 7 分鐘。加入甜椒、豆子、番茄，煮到甜椒變軟。與糙米飯一起盛盤，優格澆在最上面即可。

營養：熱量 456 卡，10g 脂肪（2g 飽和脂肪），19g 蛋白質，74g 碳水化合物，12g 糖，15g 纖維，846mg 鈉。

食材：1人份

1大匙橄欖油

3/4杯黃洋蔥，切碎

1小匙大蒜，切末

1又1/2小匙辣椒粉

1小匙小茴香粉

1個中型紅甜椒，切碎

1罐（15盎司，即425g）紅腰豆，清洗後瀝乾

1罐（15盎司，即425g）番茄丁

1杯糙米飯

2大匙原味希臘優格（乳脂2%）

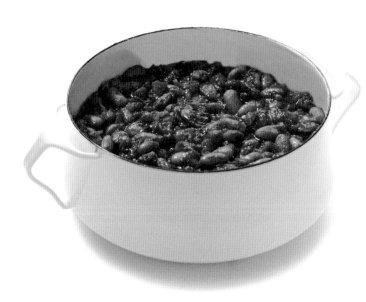

319

羽衣甘藍和小黃瓜超級果汁

食材：1人份

1/2杯羽衣甘藍，切碎

1/4杯紫高麗菜，切碎

1/2顆青蘋果，去核，切碎

1/2杯冷凍藍莓

1/2杯原味希臘優格（乳脂2%）

1/3杯小黃瓜，切碎

2小匙奇亞籽

1/4杯新鮮柳橙汁

做法：

將全部食材放入果汁機中，加 1/2 杯冷水和 1/2 杯冰塊，攪打至順滑無顆粒即可。

小黃瓜這種常備蔬菜，可以做成亞洲風格的沙拉：小黃瓜切片，加一點醬油和白醋，再以紅辣椒末調味。

營養：熱量 234 卡，5g 脂肪（2g 飽和脂肪），13g 蛋白質，37g 碳水化合物，25g 糖，8g纖維，49mg 鈉。

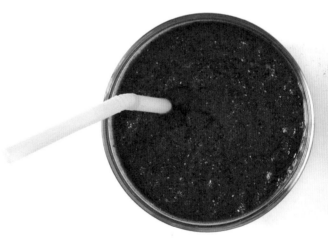

扁豆蔬菜湯

做法：

取中型湯鍋，用中火加熱橄欖油，加入洋蔥、紅蘿蔔、西洋芹，炒 3 至 4 分鐘。加入櫛瓜和四季豆，炒 2 至 3 分鐘，再加入扁豆、所有香草、番茄和蔬菜高湯，煮沸。蓋上鍋蓋，轉中小火，慢慢滾 25 至 30 分鐘，直到扁豆變軟為止。放入瑞士甜菜葉，用鹽和胡椒粉調味。小心的把湯倒入果汁機，攪打至滑順無顆粒即可。

營養：熱量 340 卡，6g 脂肪，17g 蛋白質，56g 碳水化合物，13g 糖，14g 纖維，250mg 鈉。

食材：1人份

1小匙橄欖油

1/4顆黃洋蔥，切碎

1/2條中型紅蘿蔔，去皮，切丁

1/2支西洋芹，切丁

1/2條中型櫛瓜，切丁

4根四季豆，切對半

2又1/2大匙乾的綠扁豆

1/2小匙乾燥羅勒

1/2小匙乾燥百里香

1/2小匙乾燥奧勒岡

1/2罐（15盎司，即425g）番茄，壓碎

1杯低鈉蔬菜高湯

2片瑞士甜菜葉（或是菠菜嫩葉），撕成小片

鹽

現磨黑胡椒粉

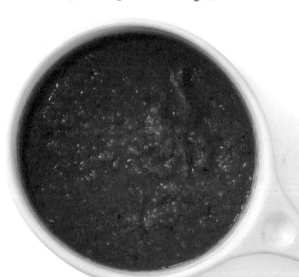

點心冰沙

藍莓桃子點心冰沙

食材：1人份

3/4杯藍莓（新鮮或冷凍皆可）

1/4杯新鮮（或解凍）桃子，切片

1/2杯牛奶（乳脂2%）

1小匙新鮮檸檬汁

做法：

將所有食材放入果汁機中，攪打至滑順即可。

營養：熱量 140 卡，3g 脂肪，5g 蛋白質，26g 碳水化合物，20g 糖，3g 纖維，59mg 鈉。

黑莓香瓜點心冰沙

食材：1人份

3/4杯香瓜

1/2杯黑莓

1/2杯牛奶（乳脂2%）

1小匙新鮮萊姆汁

做法：

將所有食材放入果汁機中，攪打至滑順即可。

營養：熱量 139 卡，3g 脂肪，6g 蛋白質，25g 碳水化合物，20g 糖，5g 纖維，81mg 鈉。

玫瑰桃紅蘿蔔點心冰沙

食材：1人份

1杯玫瑰桃，切片

1/2杯紅蘿蔔，去皮，切片

1/2杯鳳梨，切丁

1/4杯新鮮柳橙汁

1/4杯原味希臘優格（乳脂2%）

1/4小匙薑黃粉

做法：

將所有食材放入果汁機中，攪打至滑順即可。

營養：熱量 196 卡，2g 脂肪，8g 蛋白質，41g 碳水化合物，30g 糖，5g 纖維，62mg 鈉。

第 18 章
五大超級食物果汁

這一章專為果汁機所寫的,你可以挑選自己喜歡的種類。

我們都愛果汁機,丟進一堆食材,按一個鍵,就能得到健康又美味的報酬;成果可以是冰沙、醬汁,也可以是辛香口味的蔬菜汁。

這一章是專為果汁機所寫的,內容陳列各種有用的食材,你可以從中挑選自己喜歡的種類,以及改善個人飲食的品項。

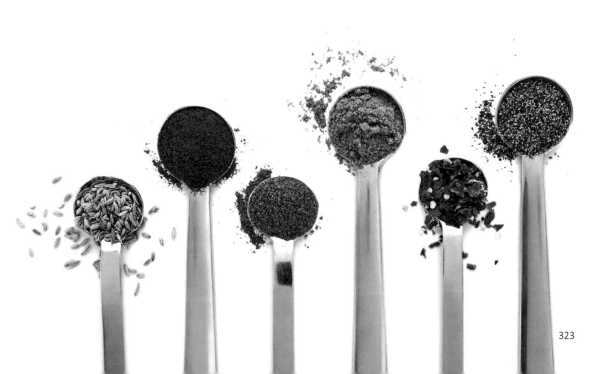

善用辛香料，就不必重油、重鹹或很甜

少了調味料這個神奇法寶，食物儲藏櫃將失色不少，不論如何，切勿讓這些辛香料束之高閣，塞在櫥櫃後方惹塵埃。

用對辛香料可以提升食物的滋味，帶來健康，而且它們幾乎不含熱量。所以下次烹調時，不妨打開這些小瓶子，試試我提供的點子。一開始先確實按照食譜所給的分量，熟悉之後，你就可以隨心所欲加加減減，甚至把食譜完全丟掉，自己創造新口味。

黑胡椒

它不僅是基本調味料，還能擔當明星食材角色。

檸檬胡椒蝦：中大火加熱 2 大匙橄欖油，炒 1 又 1/2 磅（568g）剝殼去腸泥的蝦子、2 小匙蒜末、3/4 小匙現磨黑胡椒粉和 1/2 小匙粗鹽，約 4 分鐘。拌入 1 小匙檸檬皮屑和 1 大匙新鮮檸檬汁。盛盤，和切瓣的檸檬一起享用。4 人份，熱量165卡。

酸辣烤鳳梨：混合 3 大匙純楓糖漿、1/2 小匙現磨黑胡椒粉、1/2 小匙純香草精。四杯 1/2 吋（1.3 公分） 厚的鳳梨片和一半胡椒糖漿混合均勻。烤箱預熱至華氏 450 度（攝氏 230 度），烤 10 分鐘。取出，刷上剩下的一半胡椒糖漿，再烤 10 分鐘。盛盤，佐乳脂 2%的原味希臘優格。4 人份，熱量 142 卡。

肉桂

將這種芬芳的調味粉攪進早晨麥片中，可以帶來額外的健康益處：研究顯示，每天食用肉桂補充品，可以降低血糖。

香蕉椰棗冰沙：果汁機內放入一條大型香蕉、1/2 杯乳脂 2% 的原味希臘優格、1 杯冰塊、2 大匙切碎的椰棗、1 小匙肉桂粉，攪打至順滑即可。2 人份，熱量 129 卡。

藜麥早餐粥：吃剩的熟藜麥重新加熱，拌入乳脂 2% 的牛奶，濃稠度自行調整。撒上肉桂粉和喜歡的水果，再加一些純楓糖漿。

小茴香

小茴香是許多墨西哥辣豆醬的祕密食材，和豆子料理是絕配，也是印度菜或墨西哥菜的好搭檔。

鷹嘴豆和口袋麵包三明治：1 罐 15 盎司（425g）鷹嘴豆清洗後濾乾，放入食物調理機中，另外加入 3 大匙特級初榨橄欖油、2 大匙新鮮檸檬汁、1 小匙小茴香粉、1/2 小匙粗鹽、現磨黑咖啡粉，啟動食物調理機，將全部食材攪打成泥。全麥口袋麵包切成兩半，填入鷹嘴豆泥、番茄和芝麻菜。4 人份，熱量 293 卡。

湯品：在豆類湯品上撒一些小茴香粉。

辛香沙拉醬汁：用橄欖油和萊姆汁製作沙拉醬汁，加一些蜂蜜和小於 1/2 小匙的小茴香粉調味。可作為酪梨或豆子沙拉的醬汁。

茴香籽

有甘草的味道，可以讓所有種類的食物雀躍歡騰。利用刀子的側面壓碎茴香籽。

茴香紅蘿蔔湯：取湯鍋，用中火加熱 2 大匙橄欖油，炒 1 杯切碎的黃洋蔥、1 瓣蒜末、1 又 1/2 小匙壓碎的茴香籽，並加入 1/2 小匙粗鹽和現磨黑胡椒粉，大約 3 分鐘。放入 1 磅重（454g）切成一吋（2.5 公分）長的紅蘿蔔（大約 2 又 1/2 杯）和 2 又 1/2 杯低鈉蔬菜高湯。蓋上鍋蓋，小火慢滾 20 分鐘。小心的倒入果汁機中，攪打至順滑無顆粒。舀一些乳脂 2% 的原味希臘優格放在湯的上面。4 人份，熱量 146 卡。

番茄茴香義式麵食：將 1 又 1/2 小匙壓碎的茴香籽加進義大利紅醬中，與全麥義式麵食、磨碎的帕馬森起司拌勻即可。

茴香醃鮭魚：將 1 又 1/2 小匙茴香籽壓碎，混合橄欖油、檸檬皮屑、粗鹽、現磨黑胡椒粉。將醃料抹在鮭魚排上，放進烤箱烤。

薑

你可能知道薑汁餅乾的神奇辛香料配方就是薑，卻不曉得薑也能讓蔬菜和熱飲增色不少。科學家甚至測試過不同型態的薑，發現它可以代替藥物，用來治療關節痛、經痛和偏頭痛。

辛香料烤南瓜：混合 1 又 1/2 磅（681g）南瓜丁（約 5 杯）、1 又 1/2 大匙橄欖油、1 瓣蒜末、1 小匙薑粉、1/2 小匙小茴香粉、1/2 小匙粗鹽、1/4 小匙肉桂粉、現磨黑胡椒粉。烤箱預熱至華氏 425 度（攝氏220度），烤 30 分鐘，中途取出來翻動一次。4 人份，熱量 107 卡。

薑茶：鍋中放入 2 杯水、1 大匙新鮮檸檬汁、1 大匙蜂蜜、3/4 小匙薑粉、1/4 小匙薑黃粉、一小撮卡宴辣椒粉，煮沸即可。2 人份，熱量 37 卡。

薑味四季豆：四季豆放入水中煮滾，直到變軟但仍帶有脆度。用橄欖油炒香切碎的蒜頭和薑粉，然後加入四季豆，攪拌均勻。撒一撮粗鹽，再擠一點新鮮檸檬汁即可。

荳蔻

不必等到每年一度吃甜蛋酒（eggnog，西方人習慣在聖誕節享用的甜點），平時照樣可用荳蔻來為甜食或鹹點添加風味。

焦糖梨子：2 顆梨子切瓣、去核。鍋子以中大火融化 1 大匙無鹽奶油，同時放入 1 大匙蜂蜜、1 又 1/2 小匙純香草精、1/8 小匙磨碎的荳蔻、1/8 小匙肉桂粉。加入梨子，煮到汁液化為糖漿，大約 7 分鐘。碗中先放乳脂 2% 的原味希臘優格，再將梨子舀入碗中享用。4 人份，熱量 97 卡。

炒菠菜嫩葉：用橄欖油炒香菠菜嫩葉和大蒜，撒一些荳蔻粉和新鮮檸檬汁調味。

辛香味馬鈴薯泥：在壓碎的地瓜泥或馬鈴薯泥上撒荳蔻粉。

乾辣椒末

不只用在披薩上，任何時候想要吃一點辛辣的食物，都可以加乾辣椒末。

辣椒紅蘿蔔：2 磅（908g）紅蘿蔔縱切成兩半，混合 1 又 1/2 大匙橄欖油、1 小匙粗鹽、1/2 小匙乾辣椒末。烤箱預熱至華氏 425 度（攝氏 220 度），烤 30 分鐘。4 人份，熱量 138 卡。

辣味芒果：芒果切塊，上面加上乾辣椒末和萊姆汁。

菲達吐司：全穀物吐司上放置壓碎的菲達起司、乾辣椒末、百里香和蜂蜜。

番紅花

這種小花帶有一點苦味，但味道很好，也是有助於減緩抑鬱症的辛香料，因為它含有抗氧化劑藏紅花素（crocin）。使用時，將番紅花很快在水裡浸泡一下，然後加入鍋子裡烹煮，這樣能夠把味道釋放出來，也會讓米飯看起來黃澄澄的。

番紅花蝦：將 1/4 小匙捏碎的番紅花浸泡在 1 大匙溫水中，泡 3 分鐘。用中大火加熱 2 大匙橄欖油，炒香 1 杯切碎的黃洋蔥和 2 小匙蒜末，加入番紅花水、1/2 小匙粗鹽和現磨黑胡椒粉調味，大約 4 分鐘。放入 1 磅（454g）剝殼、去腸泥的蝦子，再煮 4 分鐘。拌入 2 大匙新鮮萊姆汁。4 人份，熱量 160 卡。

加味米飯：將一至兩小撮捏碎的番紅花浸泡在 1 大匙溫水中，泡 3 分鐘。拌入義式燉飯或其他風格的米飯中。

湯品增色：將一至兩小撮捏碎的番紅花浸泡在 1 大匙溫水中，泡 3 分鐘。拌入番茄湯、鮮魚巧達湯或義式雜菜湯中。

煙燻紅椒粉

這種紅椒粉迷人的煙燻味令人上癮，可以把簡單的菜色變為與眾不同的料理。

辛味地瓜：將1 又 3/4 磅（795g）地瓜（大概 3 條）切成 1/2 吋（1.3 公分）厚的滾刀塊。混合 2 大匙橄欖油、2 小匙煙燻紅椒粉、2 瓣蒜泥、1 小匙粗鹽、1/2 小匙現磨黑胡椒粉，與地瓜攪拌

均勻。放入預熱至華氏 450 度（攝氏 230 度）的烤箱，烤 25 分鐘。4 人份，熱量 219 卡。

紅甜椒醬汁：1 罐 12 盎司（340g）烤紅甜椒瀝乾，放入食物調理機中，同時放入 1/2 杯杏仁片、1/2 杯磨碎帕馬森起司、1 大匙特級初榨橄欖油、1 大匙紅酒醋、1 小匙煙燻紅椒粉、1 瓣蒜泥、2 小匙粗鹽、現磨黑胡椒粉，一起攪打至順滑無顆粒。和烤魚或烤肉一起享用。每 2 大匙熱量 66 卡。

煙燻炒蛋：2 顆雞蛋打散，加 1/8 小匙煙燻紅椒粉、一撮粗鹽和現磨黑胡椒粉，攪拌均勻，下鍋炒熟。

煙燻紅椒烤雞：1 大匙橄欖油、2 小匙煙燻紅椒粉、1 小匙粗鹽、1/2 小匙現磨黑胡椒粉混合均勻，然後用這款醃料準備你喜歡的烤雞料理。

薑黃粉

薑黃是辛香料當中的優等生，充滿抗氧化物薑黃素（curcumin）。根據《分子》（*Molecules*）雜誌 2015 年的一篇回顧研究，薑黃可能是對抗癌症的利器（薑黃素也能夠減緩關節炎的症狀）。薑黃和黑胡椒一起食用，身體將會吸收更多薑黃素的好處。

白花椰菜椰子湯：鍋中放 2 大匙橄欖油，以中大火炒香 3 瓣蒜末、1 小匙薑黃粉、3/4 小匙粗鹽、現磨黑胡椒粉，大約 4 分鐘。拌入 2 杯水、1 又 3/4 磅（795g）切成小朵的白花椰菜（大概 9 杯）、1 杯淡椰子奶。慢慢滾 15 分鐘，小心的倒入果汁機中，攪打至順滑無顆粒即可。4 人份，熱量 173 卡。

辛味炒蛋：2 顆雞蛋打散，拌入 1/4 小匙小茴香粉；1/8 小匙薑黃粉、一撮粗鹽、現磨黑胡椒粉，攪拌均勻，下鍋炒熟。

如何選擇酒精飲料

如果讀者還記得先前提到魯伊吉的故事，以及住在藍區的那些人民，就知道我對飲酒的態度：適度飲酒是好事，也是人們生活享受的一部分，有些酒類甚至還有促進健康與長壽的原料。當然，節制飲酒可能很困難，某些場合更難，尤其是婚宴、歡樂時光、週五的夜生活。許多人飲食控制得宜，卻一直沒辦法減重，其實元凶就是喝太多酒。如果你在社交場合經常多喝幾杯，試試以下訣竅：

- 不要點通寧水（tonic water）調的酒，因為每一份通寧水的熱量高達 62 卡，含糖量 16g，還是用蘇打水調酒為妙。

- 4 盎司（118ml）香檳和氣泡酒的熱量都小於 90 卡，是喜慶場合中不錯的選擇。

- 不論點什麼酒，都另外點一杯水，換不同飲料時喝些水，以免串味。

- 如果點異國風味的調酒，例如瑪格麗特酒或威士忌酸酒，請酒保少放糖漿（含糖量很高），這樣喝起來仍然有甜味，但是熱量會比正常的配方低。

給起司一個機會

素食者喜愛吃起司，仰賴它提供蛋白質和鈣質，而饕客則為起司奶油般的口感陶醉。反觀大部分節食的人卻把起司看作魔鬼，因為它幾乎和所有「對你有害」的食物劃上等號——起司薯條、起司披薩、墨西哥起司餡餅、起司蛋糕……由於起司鈉含量高、熱量高，又含有飽和脂肪，因此減重食譜中鮮少納入起司。

這是不是意味你完全不准碰起司？並非如此，如果你希望偶爾吃一吃，只要節制分量、輪換種類就行了。

- 熱愛起司的人：限制自己每天只吃一份，所以要弄清楚一份是怎麼算的（大部分起司，一份的重量是 1.5 至 2 盎司，也就是 42.5 至 56.6g，看包裝說明就容易判斷）。如果你想在沙拉上撒起司，要確定只是一點點，而不是一大堆。切達起司一份大概是酒瓶軟木塞大小，而菲達起司一份則是兩顆高爾夫球的大小。
- 一般來說，宜選擇質地較軟的起司，例如莫札瑞拉或布里（Brie），因為所含液體較多，熱量較低。
- 起司磨碎使用，少少的量均勻撒開，感覺分量就增加了。其實想要吃到起司風味，所需要的量並不多。
- 茅屋起司富含蛋白質，用途很廣，和水果非常搭。如果當作鹹點，可以加切碎的橄欖和新鮮香草，再灑一些義大利黑醋。

高湯

你當然可以在超級市場買現成的蔬菜高湯，可是自己在家裡做
這幾道高湯一樣容易，而且味道好多了。

麗莎的蔬菜高湯

食材：約10杯

2大匙橄欖油

2根韭蔥，清洗乾淨，
切碎

2條中型紅蘿蔔，去
皮，切碎

2支西洋芹，切碎

1顆馬鈴薯，去皮，切
成1吋（2.5公分）立
方丁

1盎司（28.3g）乾燥
蘑菇，洗淨

1頭大蒜，去外皮，切
對半

8支新鮮平葉洋香菜，
切粗段

1/2小匙乾燥奧勒岡

1/4小匙現磨黑胡椒粉

1片月桂葉

做法：

麗莎每 2 週就會煮一大鍋蔬菜高湯，以替代湯
品、醬汁、全穀物等食物增添味道。你可以把吃
剩的冷凍起來，兩、三個月都不會壞，這樣每次
要用的時候，就可以立刻派上用場。你也可以把
高湯倒進冰塊盒裡，就成了自製的「高湯塊」，
可以加在任何需要蔬菜高湯的菜色中（這道不像
本書第 313 頁的那麼濃郁）。

取大湯鍋，用中火加熱橄欖油，放入韭蔥、紅蘿
蔔、西洋芹翻炒，約 5 分鐘。加入 1 加侖（3.78
公升）的水和剩下的食材。煮沸之後轉小火，慢
慢滾 1 又1/2 小時。過濾高湯，丟棄固體物質。
冷藏或冷凍保存。

營養：每一杯熱量 243 卡，3g 脂肪，0g 蛋白質，2g 碳水
化合物，1g 糖，0g 纖維，10mg 鈉。

奧茲家庭雞湯

做法：

按照包裝的說明煮熟二粒麥，備用。

烤箱預熱至華氏 400 度（攝氏 205 度）。

蒜頭橫切去頂部，露出蒜瓣，放在一大張鋁箔紙上面，淋橄欖油，撒一些鹽。鋁箔紙四邊往內收摺，封住開口，將蒜頭包在裡面。放入烤箱中烤30 分鐘。取出蒜頭，小心打開鋁箔紙，放涼，然後將軟化的蒜瓣擠出來，蒜皮丟棄不用。

烤蒜頭和高湯放入果汁機中攪打均勻，備用。

取大湯鍋，用中火加熱橄欖油，放入洋蔥和紅蘿蔔翻炒至洋蔥變透明，加入青辣椒，再炒 2 分鐘，直到變軟為止。拌入薑末，煮到散發香味即拌入高湯和洋香菜。加入二粒麥、雞絲、檸檬汁。嘗一嘗味道，調整鹹度。趁熱飲用。

食材：4人份

1又1/2杯二粒麥

2頭大蒜

橄欖油

鹽

6杯低鈉雞高湯

1顆中型黃洋蔥，切丁

2條中型紅蘿蔔，去皮，切圓片

1條墨西哥青辣椒，去瓤去籽，切薄片

1塊1吋（2.5公分）長的薑，切末

1/2杯新鮮平葉洋香菜，切碎（可省略）

2杯熟雞胸肉，切絲

一顆檸檬的汁液

營養：熱量 451 卡，11g 脂肪（2g 飽和脂肪），34g 蛋白質，58g 碳水化合物，3g 糖，0.5g 纖維，198mg 鈉。

怎麼切都好

　　假如有一樣食物，是我一再聽見人說「無論如何就是戒不掉」的，那就是披薩。畢竟它是我們追求便利的象徵，訂購容易，適合眾人分享，而且好吃——這點毋庸置疑。

　　話雖如此，我還是喜歡全家人一起做披薩的想法——大家聚在廚房裡，動手做披薩。另外，若是小倆口以美酒和披薩為媒，享受傳統的週五夜時光，更是甜蜜。因為披薩而促進的人情趣味，遠超過它帶來的負面效果。我也認為有些辦法，可以讓大家更常享受一片披薩，而不必犧牲美味。

　　選用全麥的現成餅皮：反正餅皮的味道絕大部分都會被醬汁和餡料壓過去，所以還不如盡可能把這張底層弄得越健康越好。另外，從熱量的角度來看，餅皮越薄越好。

　　重點再複述：蔬菜、蔬菜、更多蔬菜：把披薩想成一個平底盤子，然後在上面堆放甜椒、蘑菇、朝鮮薊芯、菠菜等等。點蔬菜披薩，就能獲得充足的維生素、礦物質、纖維，而且熱量並不高。放上滿滿的蔬菜，如果你還是很渴望臘腸，試試用火雞肉代替，或者煎幾片培根，然後切碎，撒在整張披薩上。

　　選擇低糖番茄醬汁：許多品牌的披薩醬汁含糖量太高，所以選購時要特別注意，不要買到糖分過高的產品。

　　每次吃披薩時，配一份大沙拉：在吃披薩之前先吃沙拉。如此一來，蔬菜就會先填飽你的胃，因此只吃一片披薩就能得到滿足。披薩該多大？大約是把五指伸展開來以後的整個手部大小。

你的私房點心

就是水煮蛋，每一顆水煮蛋都富含胺基酸和高達 6 公克的蛋白質，讓你維持飽足感。大家以前都避免吃蛋，因為誤以為吃雞蛋會使膽固醇升高，可是毋須擔心，因為雞蛋含有鎂，能幫助控制血壓和膽固醇。除此之外，雞蛋本身就容易攜帶，所以你可以帶一顆去上班，放在辦公室的冰箱裡。

也不要怕吃蛋黃，雖然雞蛋的熱量絕大多數來自蛋黃，可是它含有很多重要營養素，包括幫助減少心臟疾病和中風危險的葉酸，以及抗疲勞和記憶損失的維生素 B6 和 B12，另外還有維生素 A、E、K、D，維生素 D 有益骨骼健康，甚至有助於降低高血壓。蛋黃還有膽鹼，是維持大腦與肝臟功能的關鍵；此外它還有幫助眼睛維持健康的葉黃素和玉米黃素。

若想嘗試不同的口味，水煮蛋可以和鷹嘴豆芝麻醬、全穀物鹹餅乾一起食用。水煮蛋也可以加鹽、胡椒、紅椒粉調味，還可以切成丁和蔬菜一起吃，為平凡無奇的配菜增加一點蛋白質和不同的口味。如今在超級市場中，可以找到帶殼水煮蛋、剝殼水煮蛋，以及染色蛋。

看看完美的水煮蛋熟度指南。水燒開之後放入雞蛋，按照你喜歡的熟度，烹煮特定的時間。

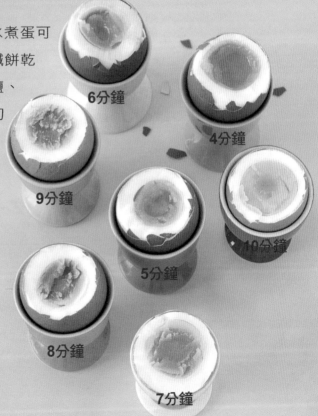

種子對身體的功用

種子只有丁點大，卻飽含蛋白質和健康脂肪，因此是絕佳的零食，也是沙拉的絕妙搭配。你甚至可以在打冰沙時，加一些種子進去，添加額外的營養。以下是我最喜歡的幾種。

亞麻籽：討厭吃魚者的最愛

亞麻籽是原生超級食物，充滿纖維、降低膽固醇的化合物木脂素、健康脂肪 omega-3（和魚身上的脂肪相同）。不妨在優格或雞肉外層裹的脆皮粉中加入亞麻籽。由於亞麻籽的外層很堅硬，如果想獲取所有營養素，建議購買亞麻籽粉。

南瓜籽：抵禦糖尿病最強大

南瓜籽富含鎂（每 1 大匙所含的鎂和一大根香蕉的鎂含量相同），這種礦物質能降低罹患心臟病、中風、糖尿病的風險，但大多數人的攝取量都不夠。

奇亞籽：補充纖維最厲害

奇亞籽的可溶性纖維會在腸子裡膨脹，製造飽足感，免得你忍不住去吃垃圾食物。這些種子原本是堅脆的口感，等到吸飽冰沙、優格等液體，就會變成果凍的質地。

葵瓜子：物美價最廉

葵瓜子價廉物美，是補充維生素 E 的明星食品，只要 1 大匙就滿足每日所需的 1/5。購買的時候要注意選擇「生」瓜子，而不是添加油脂的「烤」瓜子，這樣就不怕吃下太多熱量。

火麻仁籽：補充蛋白質最得力

火麻仁籽帶有堅果的味道，蛋白質和 omega-3 的含量高。不要和它的近親，也就是有麻醉效果的大麻搞混了，火麻仁籽不會讓你醺醺然。建議撒在冰沙和麥片上食用。

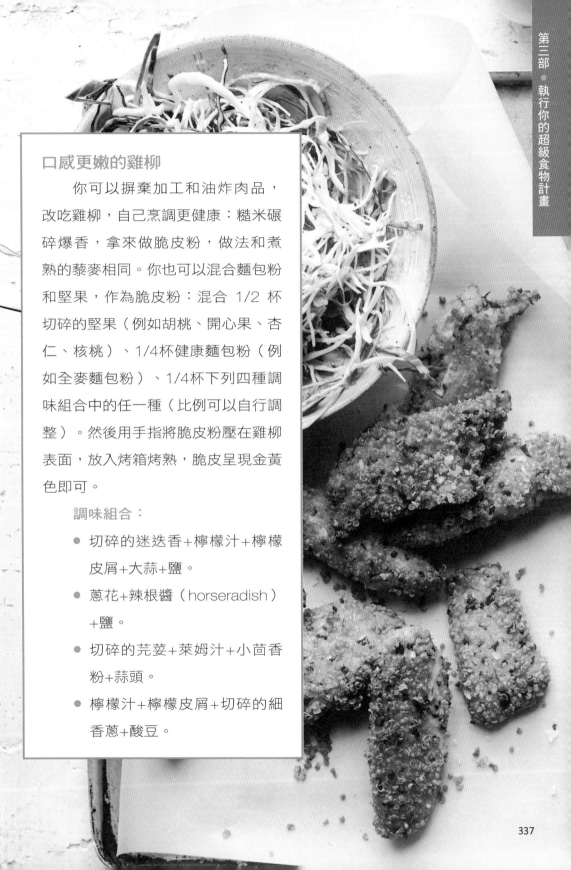

口感更嫩的雞柳

你可以摒棄加工和油炸肉品，改吃雞柳，自己烹調更健康：糙米碾碎爆香，拿來做脆皮粉，做法和煮熟的藜麥相同。你也可以混合麵包粉和堅果，作為脆皮粉：混合 1/2 杯切碎的堅果（例如胡桃、開心果、杏仁、核桃）、1/4杯健康麵包粉（例如全麥麵包粉）、1/4杯下列四種調味組合中的任一種（比例可以自行調整）。然後用手指將脆皮粉壓在雞柳表面，放入烤箱烤熟，脆皮呈現金黃色即可。

調味組合：

- 切碎的迷迭香+檸檬汁+檸檬皮屑+大蒜+鹽。
- 蔥花+辣根醬（horseradish）+鹽。
- 切碎的芫荽+萊姆汁+小茴香粉+蒜頭。
- 檸檬汁+檸檬皮屑+切碎的細香蔥+酸豆。

337

餐盤裡的超級食物

　　蔬菜多多益善，不過餐盤中的超級食物可不只有蔬菜，這裡提供幾種熱量低、體積大的食物，可以幫助你感覺餐點的分量較多。

- 草莓：將草莓切丁，混合墨西哥青辣椒、芫荽、萊姆汁、紅洋蔥、鹽，做成莎莎醬，搭配烤雞肉一起吃，美味絕倫。

- 氣炸式爆米花：把爆米花加入綜合零食中，或是拌入沙拉、湯品，取代原本使用的烤麵包丁和鹹餅乾。

- 爆藜麥花：沒錯，藜麥和玉米一樣可以拿來爆成花，方法一樣，就是將藜麥放在加蓋的乾鍋中，置於爐火上一邊搖晃、一邊加熱。爆好之後放入優格裡，口感就像麥片那樣脆脆的；爆藜麥花撒在烤地瓜上，加上簡單的優格醬汁和新鮮香草；還可撒一把在鷹嘴豆芝麻醬上，增加脆脆的口感。

- 白豆：煮湯的時候，用低脂牛奶取代濃稠的鮮奶油，同時用白豆泥製造濃郁的口感。

冰沙大師

　　冰沙有個絕佳好處：你可以把它做成無比健康、飽足、好喝，而且可以任意選擇食材搭配。不過冰沙也有壞處，那就是一不小心就會把一整天該攝取的熱量，一股腦兒全丟進果汁機裡。只要攪打 45 秒，你就可以幾口消滅一堆食材。所以聰明的話，你該自己打冰沙。這裡提供幾種祕密配方：

　　基底層：低脂優格（最多 1 杯）或嫩豆腐，外加一種液體（3/4 杯），例如低脂牛奶，或蔬果汁（加水稀釋以減少糖分）、堅果、米飯、豆漿、椰子水。

　　水果和蔬菜：想加什麼就加什麼；莓果和芒果的效果很好；加半條香蕉可以增加濃稠度。如果你喜歡順滑的口感，但是覺得冰沙已經夠甜了，那就加半顆酪梨，因為它帶來滑順口感，可是吃起來並不甜，同時還增添了健康脂肪。

　　健康強化劑：撒一些促進健康的食材：亞麻籽粉、奇亞籽、堅果，或一小匙堅果醬。

　　風味增添劑：有些食材能增加甜味或辛辣味，包括薑、肉桂、檸檬或萊姆皮屑、無糖可可粉、蜂蜜、椰棗、薑黃。

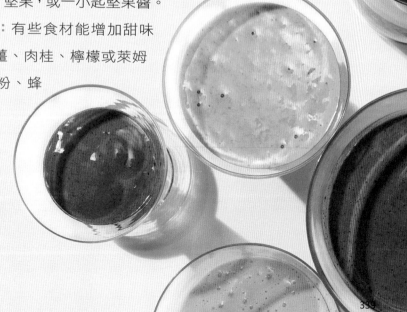

週末早餐食譜

菠菜蘑菇烘蛋

食材：4人份

1大匙橄欖油

1顆小型黃洋蔥，切碎

8盎司（226g）蘑菇，切薄片

2盎司（57g）菠菜嫩葉，洗淨

8顆雞蛋

1/2小匙鹽

4小匙無鹽奶油

1/4小匙粗鹽

1/8小匙現磨黑胡椒粉

做法：

取大型不沾平底鍋，用中火加熱橄欖油，炒洋蔥和蘑菇，直到蘑菇呈棕色，大約 7 分鐘。加入菠菜，煮至葉子萎軟，大約 4 分鐘。用過濾網濾除菠菜上多餘的汁液，備用。將平底鍋擦乾。

中型碗中放入雞蛋、鹽和 1/2 杯水，攪打均勻。平底鍋中加 1 小匙奶油，以中大火加熱。倒入 1/2 杯混合好的蛋液，烘蛋時用鍋鏟輕輕挑起邊緣，同時傾斜鍋子，讓生蛋液流到下面，烘到凝固為止，約 1 分鐘。

用湯匙舀出 1/4 的蘑菇與菠菜，放入烘蛋，然後用鍋鏟翻起一半烘蛋，蓋在另一半上面，之後取出裝到加溫的盤子上。重複融化奶油、加蛋液、加菠菜餡料的過程，總共烘四個蛋餅。最後撒上粗鹽和胡椒粉即可。

營養：每一份熱量 229 卡，17g 脂肪（6g 飽和脂肪），15g 蛋白質，5g 碳水化合物，2g 糖，1g 纖維，523mg 鈉。

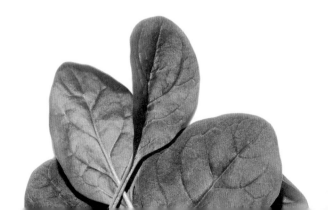

甜椒洋蔥義大利烘蛋

做法：

烤箱預熱至華氏 375 度（攝氏 190 度）。

將雞蛋、蛋白、牛奶、檸檬汁放入中型碗中，快速攪打均勻。取一個直徑 8 吋（20 公分）的耐熱不沾平底鍋，用中大火加熱橄欖油。放入洋蔥、甜椒、鹽、黑胡椒粉，炒到洋蔥變軟，大約 3 分鐘。取出蔬菜，和起司一起拌入蛋液中，然後將蛋液倒入平底鍋。送進烤箱烘至蛋液中央部分凝固、起司也融化為止，大約需要 20 至 25 分鐘。取出放涼 4 至 5 分鐘，然後切塊、盛盤。

營養：每一份熱量 179 卡，10g 脂肪（5g 飽和脂肪），17g 蛋白質，4g 碳水化合物，3g 糖，1g 纖維， 293mg 鈉。

食材：4人份

4顆雞蛋

1杯蛋白（大約8顆雞蛋的蛋白）

2大匙牛奶（乳脂2%）

1/4小匙新鮮檸檬汁

1/8小匙橄欖油

1/2杯紅洋蔥或黃洋蔥，切碎

1/2杯綜合紅黃甜椒丁

一小撮粗鹽

一小撮現磨黑胡椒粉

1/2杯切達起司，磨碎

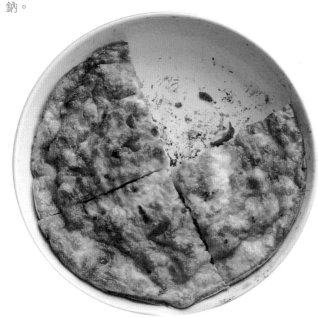

宴客蔬食

當你為節慶宴請賓客時，不妨用最綺麗的方式奉上宴客蔬食。

你一定會愛上這些配菜，甚至想拿它們來當主菜。

烤球芽甘藍與葡萄

食材：8人份

1又1/2磅（681g）球芽甘藍，切對半

3大匙橄欖油

1/2小匙粗鹽

1/4小匙現磨黑胡椒粉

3顆大型紅蔥頭，切成1/4吋（0.6公分）薄片

2杯無籽紅葡萄

1大匙紅酒醋

1/8杯無鹽烤杏仁，切粗粒

做法：

烤箱預熱至華氏 425 度（攝氏 220 度）。

在有邊的烤盤上拌勻球芽甘藍和 2 大匙橄欖油、鹽、胡椒粉。

在另一個有邊的烤盤上拌勻紅蔥頭、葡萄和剩下的 1 大匙橄欖油。將球芽甘藍與葡萄分別放入烤箱，待一邊烤至棕色時，取出轉個方向繼續烤，（球芽甘藍大概要烤 20 分鐘，葡萄 15 分鐘），直到全部食材都呈棕色，總計 25 至 35 分鐘。

混合醋與 1 大匙水，加入盛葡萄的烤盤中。醋水冒蒸氣時，用木製湯匙刮烤盤底部，將所有精華刮上來。把葡萄和球芽甘藍拌合均勻，最後撒上杏仁粒。

營養：每一份熱量 149 卡，8g 脂肪（1g 飽和脂肪），4g 蛋白質，17g 碳水化合物，9g 糖，4g 纖維，142mg 鈉。

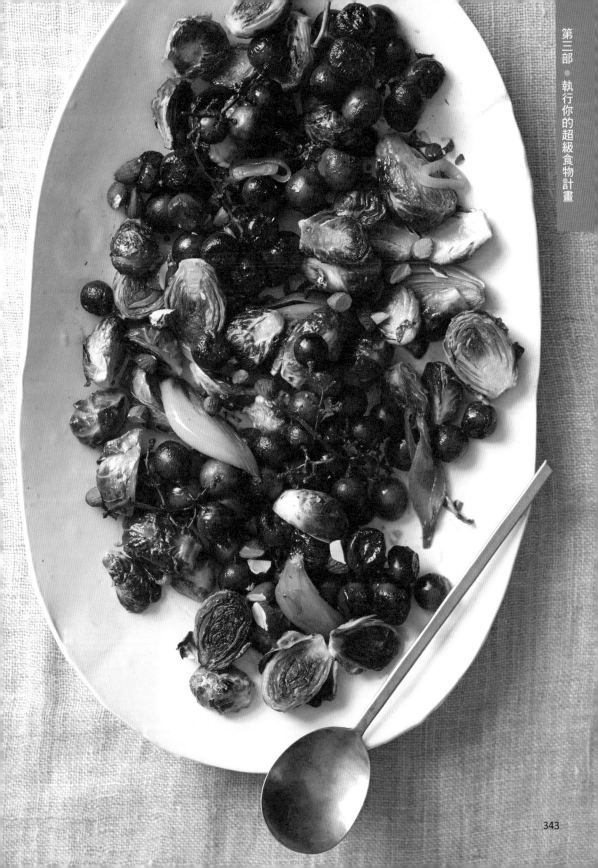

二粒麥鑲橡實南瓜

食材：8人份

5顆橡實南瓜（acorn squash），切對半

2大匙特級初榨橄欖油，另加用作淋油的分量

1小匙粗鹽

1/2小匙現磨黑胡椒粉

4杯白洋菇，切片

1顆大型黃洋蔥，切丁

1大匙新鮮迷迭香，切碎

4杯托斯卡尼種羽衣甘藍葉，去粗梗，切碎

3杯煮熟的二粒麥

1又1/4杯山羊乳碎起司

1大匙新鮮平葉洋香菜，盤飾用

乾辣椒末，盤飾用

做法：

烤箱預熱至華氏375度（攝氏190度）。

將 1 大匙橄欖油淋在南瓜上，並以 1/2 小匙鹽和1/4 小匙黑胡椒粉調味。將南瓜放在兩個有邊的烤盤上，切面朝下，每一個烤盤中倒進 1/4 杯水。送入烤箱，烤到南瓜變軟，大概 25 至 45 分鐘。從烤箱中取出，烤箱不要熄火。南瓜翻面，放涼。取 8 個切半的南瓜，用叉子將瓜肉刮下來放進碗中，南瓜壁的厚度至少保留 1/4 吋（6 公分）。剩下的 2 個切半南瓜，瓜肉全部取下，丟棄外殼。

取大型不沾平底鍋，用中大火加熱剩下的 1 大匙橄欖油。放入蘑菇、洋蔥、迷迭香拌炒，直到洋蔥變軟，大約 6 分鐘。加入羽衣甘藍，煮至萎軟，大約 1 至 2 分鐘。拌入二粒麥和南瓜肉，用剩下的 1/2 小匙鹽和1/4小匙黑胡椒粉調味。離火，把起司拌進去，然後分別鑲入 8 個切半的南瓜殼中。將南瓜放置在有邊的烤盤中，送回烤箱烤到呈金黃色，約 35 至 45 分鐘。取出，淋上橄欖油，再撒上洋香菜和乾辣椒末。

營養：每一份熱量 309 卡，9g 脂肪（4g 飽和脂肪），11g 蛋白質，51g 碳水化合物，1g 糖，8g 纖維，363mg 鈉。

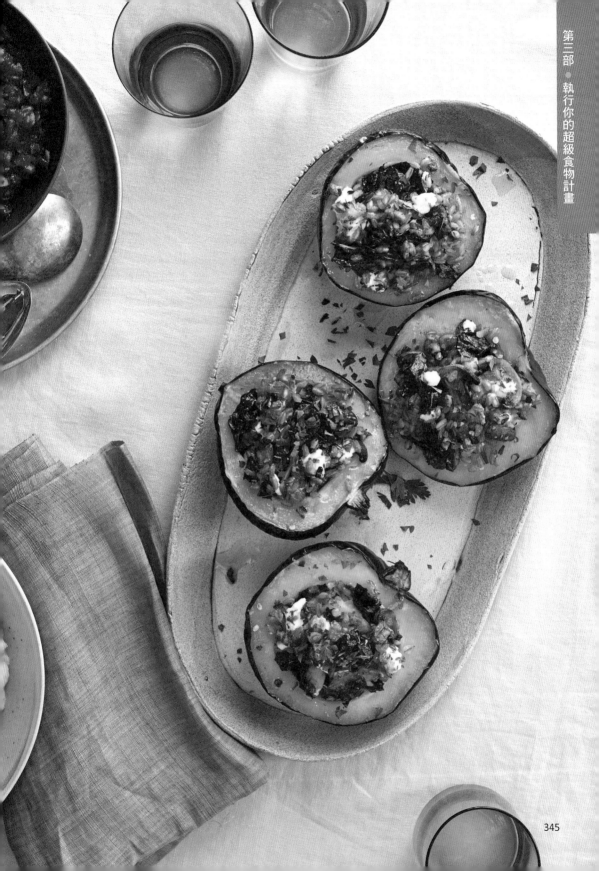

芝麻醬四季豆

食材：8人份

1又1/4磅（568g）四季
豆，除去粗絲

1/4杯芝麻醬

2大匙新鮮檸檬汁

1小瓣大蒜，切末

一小撮卡宴辣椒粉

2大匙特級初榨橄欖油

1/2小匙粗鹽

1/4杯紅酒醋

1顆大型紅蔥頭，切薄片

1/4小匙現磨黑胡椒粉

2大匙新鮮薄荷葉，切碎

1大匙芝麻，烤過

蘿蔔嬰，切片，裝飾用

做法：

煮沸一大湯鍋的水，加入四季豆，煮至顏色變翠
綠，質地變軟但仍保持脆度，大約 2 至 3 分鐘。
將四季豆的水分瀝乾，放入一碗冰水中，水面淹
過豆子。待冷卻之後再次濾乾，用餐巾紙擦乾。

小碗中加入芝麻醬、檸檬汁、大蒜、卡宴辣椒
粉、橄欖油、1/4 小匙鹽和 3 大匙水。

用微波爐加熱紅酒醋，約 20 秒。取出倒在紅
蔥頭上醃漬，靜置待涼，10 分鐘左右，瀝乾紅蔥
頭。混合四季豆與芝麻醬汁、剩餘的 1/4 小匙鹽、
黑胡椒粉、薄荷葉、芝麻。撒上紅蔥頭和蘿蔔嬰。

提示：

煮湯時避免用奶油炒麵糊當作黏稠劑，改用芝麻
醬，不但有增稠效果，還可添加好吃的堅果味。趁
煮湯時加入芝麻醬，每一人份加 1 至 2 匙。

營養：每一份熱量 109 卡，8g 脂肪（1g 飽和脂肪），3g
蛋白質，7g 碳水化合物，3g 糖，2g 纖維，129mg 鈉。

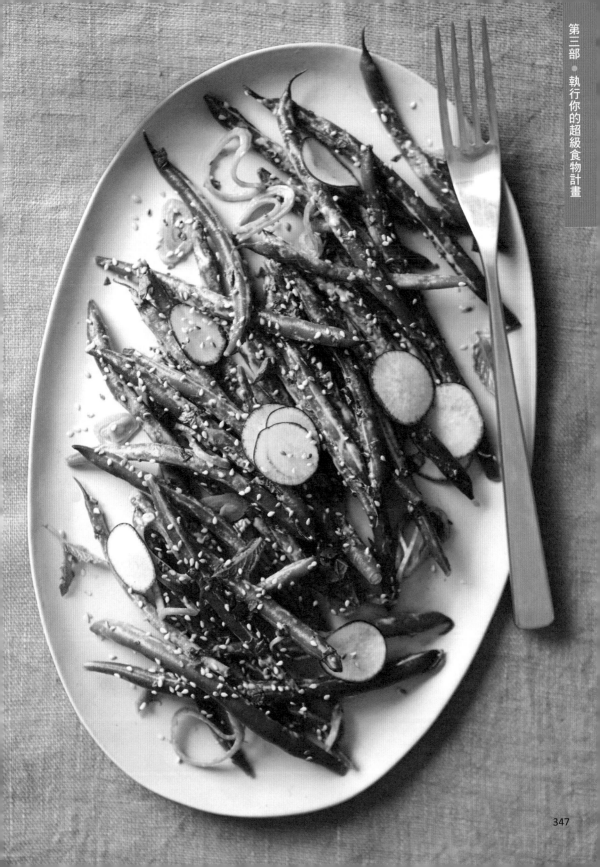

生薑咖哩烤地瓜

食材：8人份

6條中型地瓜，切成1
又1/2吋（3.8公分）
立方塊

1塊3吋（7.6公分）長
的生薑，去皮，切成
火柴棒粗細的長條

1/2杯柳橙汁

2大匙橄欖油

1/2小匙粗鹽

1/4小匙現磨黑胡椒粉

1小匙咖哩粉

1/2杯胡桃

做法：

烤箱預熱至華氏 425 度（攝氏 220 度）。

地瓜、薑、柳橙汁、橄欖油、鹽、胡椒粉、咖哩
粉混合均勻，平鋪在有邊的烤盤上，送進烤箱烤
20 分鐘。取出攪拌，加入胡桃，再放回烤箱烘
烤，時時取出攪拌一下，直到地瓜變軟並呈淺棕
色，大約 20 至 30 分鐘。

營養：每一份熱量 202 卡，8g 脂肪（1g 飽和脂肪），3g
蛋白質，30g 碳水化合物，10g 糖，5g 纖維，201mg
鈉。

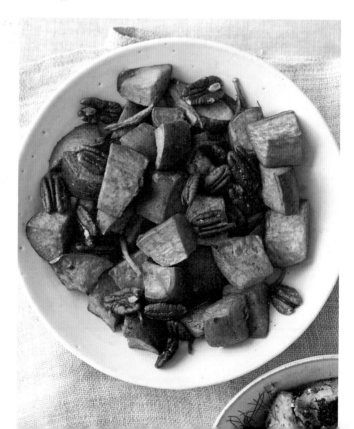

羽衣甘藍蔓越莓榛果沙拉

做法：

果汁機中放入白脫牛奶、優格、茵陳蒿、洋香菜、檸檬汁、蒜頭、一撮鹽、一撮胡椒粉，攪打至順滑為止。清洗羽衣甘藍葉，修去粗硬的梗，用紙巾拍乾之後撕成小塊（總共大約 10 杯）。用長食物夾拌勻甘藍菜和醬汁，放入大餐盤中，再撒上蔓越莓和榛果。

營養：每一份熱量 122 卡，6g 脂肪（2g 飽和脂肪），6g 蛋白質，14g 碳水化合物，7g 糖，3g 纖維，70mg 鈉。

食材：10人份

1/2杯低脂白脫牛奶

1盒（7盎司，即198g）全脂原味希臘優格

1/4杯新鮮茵陳蒿葉

1/4杯新鮮平葉洋香菜

2大匙新鮮檸檬汁

1小瓣蒜頭

粗鹽

現磨黑胡椒粉

2把羽衣甘藍，去粗梗

1/2杯飽滿的蔓越莓乾，切粗粒

1/2杯烘烤過的榛果，切粗粒

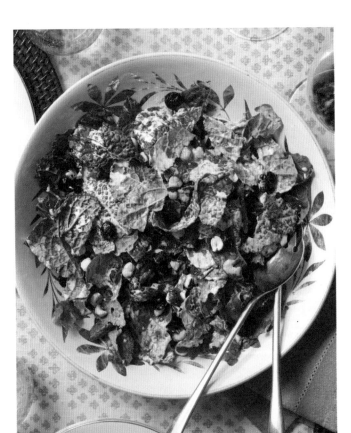

烤蔬菜佐橄欖油醬汁

食材：10人份

2磅（908g）歐洲蘿蔔（parsnip），去皮，切掉頭尾，視厚度而定，縱切成兩半或1/4

5大匙特級初榨橄欖油

2小匙粗鹽

2磅地瓜，去皮，切掉頭尾，縱切成數瓣

1/2杯無子黑橄欖或綠橄欖，略切

3大匙新鮮檸檬汁

1大匙紅蔥頭，切末

1小瓣蒜頭，切末

1/2杯新鮮薄荷葉，略切

1/2杯新鮮芫荽，略切

做法：

烤箱預熱至華氏 375 度（攝氏 190 度）。

取一有邊的烤盤，在盤中混合歐洲蘿蔔、1 大匙橄欖油、1 小匙鹽，鋪平。另取一有邊烤盤，同樣混合地瓜、1 大匙橄欖油、剩下的 1 小匙鹽，鋪平。先將放歐洲蘿蔔的烤盤放進烤箱，烤 10 分鐘，取出稍微攪拌，然後放回烤箱，同時也把放地瓜的烤盤送進烤箱。繼續烘烤，中途拿出來攪拌一下，直到蔬菜都變軟，呈淺褐色為止，大約需要 40 至 50 分鐘。

在此同時，小碗中放入橄欖、剩下的 3 大匙橄欖油、檸檬汁、紅蔥頭、蒜頭，迅速攪打均勻。準備上菜時，把蔬菜移入大餐盤中，再把醬汁淋在上面，最後撒上薄荷和芫荽。趁熱食用或在室溫中放涼食用。

營養：每一份熱量 196 卡，9g 脂肪（1g 飽和脂肪），2g 蛋白質，28g 碳水化合物，8g 糖，6g 纖維，271mg 鈉。

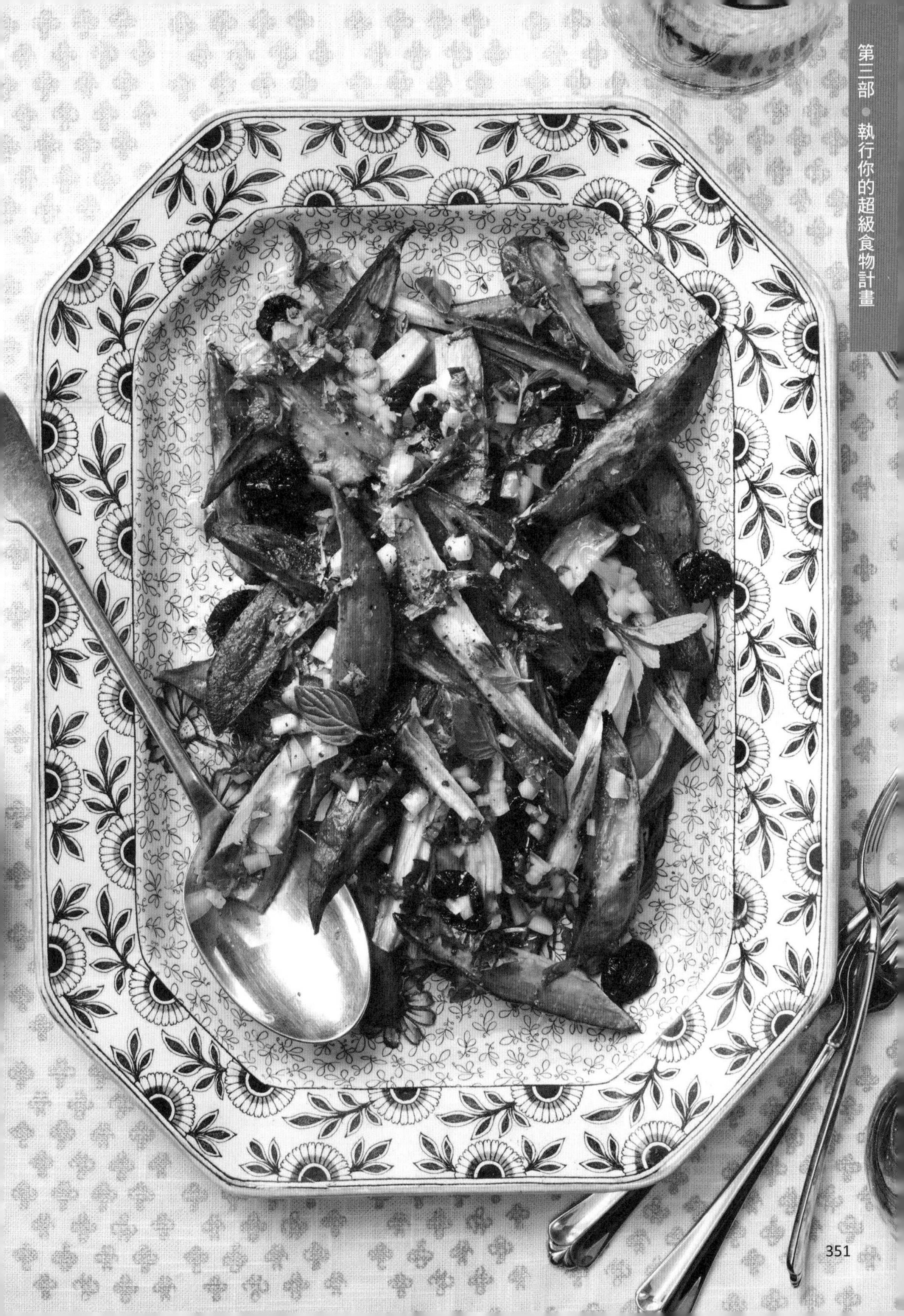

清淡舒心餐

這些經典菜色改走清淡路線之後,變得比較健康,食
材中有很多超級食物。

烤雞白脫牛奶涼拌高麗菜絲

食材:4人份

1/3杯低脂白脫牛奶

3大匙新鮮細香蔥或青
蔥,切碎

1大匙美乃滋

1小匙蜂蜜

1/2小匙第戎芥末醬

1/2小匙粗鹽

1/2小匙現磨黑胡椒粉

1包(8盎司,即226g)
市售切好的高麗菜絲

1又1/2杯煮熟的藜麥

1/4杯另加1又1/2小匙
橄欖油

1小匙帕馬森起司,磨碎

2大匙新鮮平葉洋香菜,
切碎

1磅(454g)雞柳(大
約8條)

1顆雞蛋,打散

做法:

烤箱預熱至華氏 350 度(攝氏 175 度)。將烤
盤紙鋪在一個有邊的烤盤上,備用。

小碗中放入白脫牛奶、細香蔥、美乃滋、蜂蜜、
芥末醬、1/4 小匙鹽、1/4 小匙胡椒粉,快速攪
打均勻。再與高麗菜絲攪拌好,放入冰箱冷藏。

將藜麥和 1 又 1/2 大匙橄欖油拌勻,平鋪在烤盤
上,送入烤箱烤到略為乾燥,呈金黃色,途中經
常拿出來攪拌一下,大約 20 分鐘。取出,烤箱
先別熄火。藜麥冷卻之後,混合起司、洋香菜,
以及剩下的 1/4 小匙鹽、1/4 小匙胡椒粉。

雞柳浸入蛋液中,每次只放一條,取出沾取藜
麥,表面全部要沾滿。逐一完成所有雞柳。取大
型不沾平底鍋,用中大火加熱 1/4 杯橄欖油,放
入雞柳煎成金黃色,每一面煎 2 至 3 分鐘,必要
的話分批下鍋。煎好的雞柳放回烤盤,再次送進
烤箱,烤到熟透為止,大約 3 至 5 分鐘。與高麗
菜絲一起上桌。

營養:每一份熱量 330 卡,15g 脂肪(3g 飽和脂肪),29g
蛋白質,19g 碳水化合物,5g 糖,3g 纖維,413mg
鈉。

胡桃南瓜起司通心粉

做法：

烤箱預熱至華氏 375 度（攝氏 190 度）。取一個容量 2 至 2 又 1/2 夸特（1.89 至 2.37公升）的淺烤盤，塗抹橄欖油防沾。

取大型單柄湯鍋，加水煮沸，放入1小匙鹽和義式麵食，按照包裝的説明煮至彈牙，最後 4 分鐘放入南瓜同煮。保留 1/2 杯煮麵水，將剩下的水倒掉。鍋子擦乾，放置一旁備用。在大型量杯中混合牛奶、保留的煮麵水、麵粉、芥末粉、烏斯特黑醋醬和胡椒粉，快速攪打均勻。

在此同時，擦乾的湯鍋用中火加熱 2 小匙橄欖油，加洋蔥和剩下的 1/2 小匙鹽，拌炒至洋蔥軟化，大約 5 分鐘。

加入牛奶混合液，轉成中大火，煮至醬汁稍微濃稠，大約 2 至 3 分鐘。離火，放入 2 又 1/2 杯起司，攪拌至順滑。在起司醬汁中加入麵食和南瓜，輕輕拌勻，然後舀入烤盤中，撒下剩餘的 1/2 杯起司。送入烤箱，烤至表面金黃、沸騰起泡為止，大約 15 至 20 分鐘。

食材：6人份

1又1/2小匙粗鹽

8盎司（226g）全麥或藜麥義式麵食，選擇通心粉、貝殼或螺絲形狀的麵食

3杯胡桃南瓜（butternut squash），切成1/4吋（0.6公分）立方丁

1又1/2杯牛奶（乳脂2%）

2大匙全麥麵粉

1小匙芥末粉

1小匙烏斯特黑醋醬（Worcestershire sauce）

1/2小匙現磨黑胡椒粉

2小匙橄欖油，另加塗抹烤盤的量

1顆中型黃洋蔥，切碎

3杯長期熟成切達起司，磨碎

營養：每一份熱量 396 卡，18g 脂肪（10g 飽和脂肪），18g 蛋白質，44g 碳水化合物，6g 糖，5g 纖維，518mg 鈉。

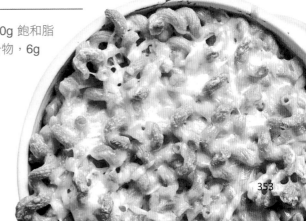

蔥薑雞翅

食材：4人份

2大匙葵花油，另加塗抹
烤盤的量

2磅（908g）三節雞翅，
雞翼部分剪去不用，切
開翅腿和雞翅兩個部分

1又1/4小匙粗鹽

6枝青蔥，切蔥花

1大匙薑末

1/4小匙乾辣椒末

做法：

烤箱預熱至華氏 450 度（攝氏 230 度）。

在有邊的烤盤塗上薄薄一層葵花油，然後把雞翅
平鋪在烤盤上。用 1/4 小匙鹽調味，烤至雞肉呈
金棕色，表皮酥脆，大約 35 分鐘。烤雞翅的同
時，將蔥、薑、剩餘的 1 小匙鹽、乾辣椒末、2
大匙葵花油放入食物調理機，攪打至順滑為止。
雞翅從烤箱中取出，放入大碗中，和打好的醬汁
混合均勻，再移回烤盤上，重新放入烤箱，烤至
醬汁凝固，大約 15 分鐘。

營養：每一份熱量 291 卡，22g 脂肪（5g 飽和脂肪），21g
　　　蛋白質，2g 碳水化合物，1g 糖，1g 纖維，689mg 鈉。

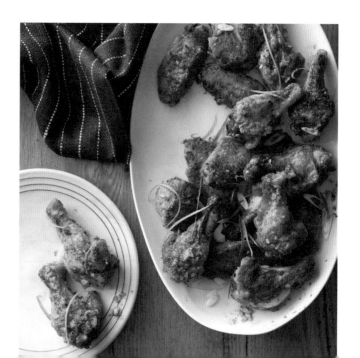

烤薯條

做法：

烤箱預熱至華氏 425 度（攝氏 220 度）。

馬鈴薯切成 1/2 吋（1.3 公分）的寬條，平舖在不沾烤盤上，與橄欖油、迷迭香、鹽混合均勻。送入烤箱，烤到薯條底部呈金棕色，大約 30 至 35 分鐘。取出，將薯條翻面，放回烤箱繼續烤至全部呈金棕色，大約 10 至 15 分鐘。

營養：每一份熱量 389 卡，14g 脂肪（2g 飽和脂肪），7g 蛋白質，62g 碳水化合物，2g 糖，5g 纖維，258mg 鈉。

食材：2人份

2顆大型馬鈴薯（每一顆大約12盎司，即340g）

2大匙橄欖油

1大匙新鮮迷迭香，切碎

1/4小匙粗鹽

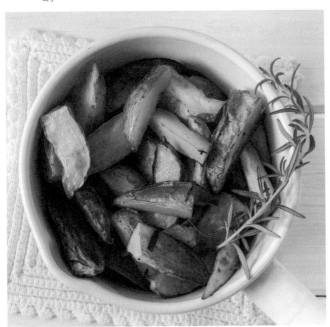

用超級食物做甜點

雖然我很愛拿甜美多汁的蘋果或梨子當甜點，可是有的時候，一塊水果就是沒辦法讓人滿足。因此我設計了以下這些宴客用的甜點，可以讓你心滿意足。它們不但擁有超級食物的營養，也會滿足你對甜食的一絲渴望。

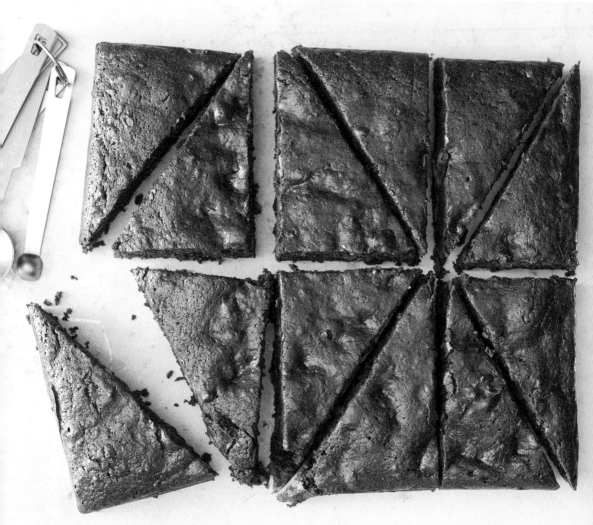

黑巧克力甜菜布朗尼

做法：

烤箱預熱至華氏 350 度（攝氏 175 度）。取邊長 8 吋（20 公分）的正方形玻璃烤盤，表面塗上奶油。

將甜菜根與柳橙汁放入果汁機中 30 秒，打至順滑。中型碗裡混合麵粉、可可粉、泡打粉和鹽，快速攪拌均勻。

取單柄湯鍋，加水煮沸，轉文火，讓水維持滾動。放一個比湯鍋口徑大的不鏽鋼碗（或其他防熱材質的碗）在鍋子上，注意碗的底部不要接觸水面。將奶油和巧克力放在碗中加熱，時時攪拌，直到融化並且滑順，大約 4 至 5 分鐘。將碗從鍋子上拿下來，放入黑糖，快速攪打，然後放入 1 顆雞蛋，迅速攪打，完成之後再放入 1 顆雞蛋攪打，以此類推。等雞蛋與奶油巧克力完全融合之後，拌入甜菜泥和香草精。用刮刀輕輕拌入麵粉和堅果，待食材混合好即停止。

將麵糊倒入準備好的烤盤，送入烤箱，烤到表面稍微鼓起，摸起來感到扎實為止，大約 25 至 30 分鐘。移到鐵絲架上待涼。切成 12 片。

食材：12人份

4盎司（113g）現成的去皮熟甜菜根，切碎

1/3杯柳橙汁

1/2杯全麥麵粉或中筋麵粉

1/4杯無糖可可粉

1小匙泡打粉

1/4小匙細鹽

4大匙（1/2小條）無鹽奶油，另加塗烤盤的量

6盎司（170g）苦甜巧克力（例如含70%可可的巧克力），切碎

1/2杯壓實的黑糖

3顆雞蛋

2小匙純香草精

1杯無鹽核桃或開心果，切碎，烘烤

營養：每一份熱量 191 卡，10g 脂肪（7g 飽和脂肪），3g 蛋白質，24g 碳水化合物，18g 糖，1g 纖維，111mg 鈉。

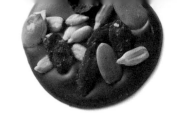

巧克力薄片

食材：16片

4盎司（113g）苦甜巧克力，切碎

1/2小匙芥花油

1大匙無鹽堅果

1大匙石榴籽

1大匙水果乾

1大匙蜜餞薑糖

做法：

將巧克力和芥花油放進耐微波的碗裡，強微波 1 分鐘。攪拌至順滑，放涼。烤盤鋪上不沾紙，以湯匙將巧克力舀入烤盤，一次 1 小匙的量，用湯匙背面將每一匙巧克力抹平成圓形薄片。

小碗中混合堅果、石榴籽，水果乾和薑糖，然後用湯匙舀到巧克力薄片上。放入冰箱冷藏，直到巧克力變硬實，大約 1 個小時。上桌之前從冰箱中取出巧克力薄片即可。

營養：每一份熱量 188 卡，15g 脂肪，4g 蛋白質，19g 碳水化合物，12g 糖，4g 纖維，2mg 鈉。

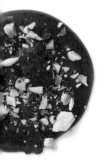

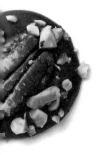

巧克力是超級食物

最近的研究顯示，巧克力含有降低血壓和減少「壞」膽固醇的化合物。專家建議選擇特別黑的巧克力。

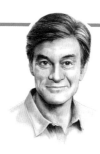

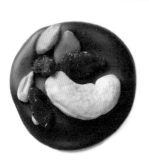

香蕉「冰淇淋」

做法：

用果汁機或食物調理機攪打香蕉，直到順滑為止。放入密封保鮮盒，冷凍至少 1 個小時。舀出即可上桌。

美味更上一層樓：這種單一食材的甜點本身就非常好吃，不過如果你渴望更新奇的甜點，不妨在攪打香蕉時加入冷凍莓果，或是在盛盤時撒上可可粉、肉桂粉，或是淋一些蜂蜜，放一點切碎的堅果。

食材：4人份

4根香蕉，冷凍

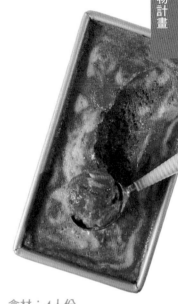

營養：每一份熱量 105 卡，脂肪 <1g，1g 蛋白質，27g 碳水化合物，14g 糖，3g 纖維，1mg 鈉。

橘瓣裹巧克力

做法：

巧克力和芥花油放入耐微波容器中，強微波 45 秒。取出攪拌至順滑。烤盤鋪上不沾紙。小柑橘剝成一瓣瓣，然後逐一浸入巧克力，浸至柑橘的一半即可。接著使柑橘上的巧克力沾滿碎開心果，放入烤盤。冷藏至巧克力凝固，大約 25 分鐘。繼續冷藏，直到準備上桌再從冰箱取出。

食材：4人份

2盎司（57g）苦甜巧克力，切碎

1/2小匙芥花油

4顆克萊門小柑橘（clementines）

2大匙無鹽開心果，去殼，切碎

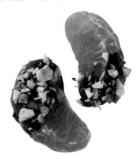

營養：每一份熱量 133 卡，8g 脂肪（4g飽和脂肪），3g 蛋白質，17g 碳水化合物，11g 糖，3g 纖維，1mg 鈉。

加料爆米花

　　替爆米花這種全穀物的點心添加味道。先用噴油罐對 5 杯氣炸式爆米花表面噴油（以便調味料附著在上面），然後再把喜歡的調味料撒上去即可。

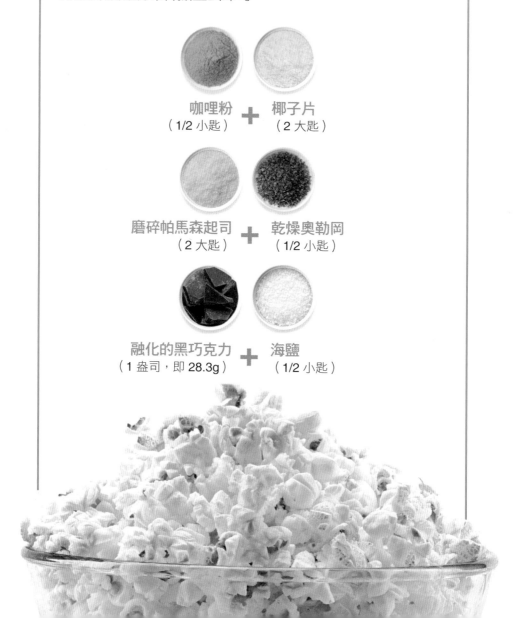

咖哩粉
（1/2 小匙）　＋　椰子片
（2 大匙）

磨碎帕馬森起司
（2 大匙）　＋　乾燥奧勒岡
（1/2 小匙）

融化的黑巧克力
（1 盎司，即 28.3g）　＋　海鹽
（1/2 小匙）

國家圖書館出版品預行編目 (CIP) 資料

修復身體的超級食物：全美知名醫學博士、健康權威教你，
吃什麼可以不藥而癒，修復失衡的身體。／梅默特‧奧茲
（Dr. Mehmet Oz）著；李宛蓉譯. -- 二版. -- 臺北市：大是文
化有限公司，2023.08
368 面；17×23 公分. --（EASY；117）
譯自：Food Can Fix It: The Superfood Switch to Fight Fat,
Defy Aging, and Eat Your Way Healthy
ISBN 978-626-7328-25-5（平裝）

1. CST：健康飲食　2. CST：食療

411.3　　　　　　　　　　　　　　　　　112007995

EASY 117

修復身體的超級食物
全美知名醫學博士、健康權威教你，吃什麼可以不藥而癒，修復失衡的身體。

作　　者／梅默特‧奧茲（Dr. Mehmet Oz）
譯　　者／李宛蓉
美術編輯／林彥君
副 主 編／馬祥芬
副總編輯／顏惠君
總 編 輯／吳依瑋
發 行 人／徐仲秋
會計助理／李秀娟
會　　計／許鳳雪
版權主任／劉宗德
版權經理／郝麗珍
行銷企劃／徐千晴
行銷業務／李秀蕙
業務專員／馬絮盈、留婉茹
業務經理／林裕安
總 經 理／陳絜吾

出 版 者／大是文化有限公司
　　　　　臺北市衡陽路 7 號 8 樓
　　　　　編輯部電話：（02）23757911
　　　　　購書相關資訊請洽：（02）23757911 分機122
　　　　　24小時讀者服務傳真：（02）23756999
　　　　　讀者服務E-mail：dscsms28@gmail.com
　　　　　郵政劃撥帳號：19983366　戶名：大是文化有限公司

法律顧問／永然聯合法律事務所
香港發行／豐達出版發行有限公司
　　　　　Rich Publishing & Distribution Ltd
　　　　　香港柴灣永泰道 70 號柴灣工業城第 2 期 1805 室
　　　　　Unit 1805, Ph.2, Chai Wan Ind City, 70 Wing Tai Rd, Chai Wan, Hong Kong
　　　　　Tel：21726513　Fax：21724355　E-mail：cary@subseasy.com.hk

封面設計／尚宜設計有限公司　　　內頁排版／尚宜設計有限公司、吳思融
印　　刷／緯峰印刷股份有限公司
出版日期／2019 年 6 月　初版
　　　　　2023 年 8 月　二版
定　　價／新臺幣 480 元（缺頁或裝訂錯誤的書，請寄回更換）
I S B N／978-626-7328-25-5
電子書ISBN／9786267328217（PDF）
　　　　　　9786267328224（EPUB）